臨床倫理学入門

編集
福井次矢
聖路加国際病院院長
浅井　篤
東北大学教授・医療倫理学分野
大西基喜
青森県立中央病院救命救急センター長

執筆
（執筆順）
福井次矢
聖路加国際病院院長
浅井　篤
東北大学教授・医療倫理学分野
大西基喜
青森県立中央病院救命救急センター長
板井孝壱郎
宮崎大学教授・生命倫理学分野
新保卓郎
太田西ノ内病院病院長
藤村　聡
京都大学附属病院・総合診療科
大西香代子
園田学園女子大学教授・人間看護学科・成熟看護学
小山　弘
国立病院機構京都医療センター・総合内科診療部長／教育研修部長
金　容壱
聖隷浜松病院・化学療法科部長
武　ユカリ
神戸常盤大学短期大学部講師

医学書院

臨床倫理学入門

発　行	2003年6月1日　第1版第1刷Ⓒ
	2015年5月1日　第1版第7刷

編　者　福井次矢・浅井　篤・大西基喜
　　　　ふくいつぐや　あさいあつし　おおにしもとき

発行者　株式会社　医学書院
　　　　代表取締役　金原　優
　　　　〒113-8719　東京都文京区本郷1-28-23
　　　　電話　03-3817-5600（社内案内）

印刷・製本　双文社印刷

本書の複製権・翻訳権・上映権・譲渡権・公衆送信権（送信可能化権を含む）は（株）医学書院が保有します．

ISBN978-4-260-12706-6

本書を無断で複製する行為（複写，スキャン，デジタルデータ化など）は，「私的使用のための複製」など著作権法上の限られた例外を除き禁じられています．大学，病院，診療所，企業などにおいて，業務上使用する目的（診療，研究活動を含む）で上記の行為を行うことは，その使用範囲が内部的であっても，私的使用には該当せず，違法です．また私的使用に該当する場合であっても，代行業者等の第三者に依頼して上記の行為を行うことは違法となります．

JCOPY〈出版者著作権管理機構　委託出版物〉
本書の無断複製は著作権法上での例外を除き禁じられています．複製される場合は，そのつど事前に，出版者著作権管理機構（電話 03-3513-6969，FAX 03-3513-6979，info@jcopy.or.jp）の許諾を得てください．

私の臨床倫理
—— 序文に代えて

　医学と医療における"倫理"がわれわれ臨床医にとって，本当に身近な問題となった。私が医学部を卒業した1970年代後半は，私自身の未熟さによる感受性の乏しさを差し引いても，"倫理"の問題が現在ほどは臨床の場で強く意識されてはいなかったように思う。個人的には，ニュルンベルグ綱領やヘルシンキ宣言に代表される医学研究の倫理性，公害問題での加害者側の論理の非倫理性などが記憶に残っている程度である。しかし，21世紀初頭の現在，"倫理"をめぐる状況は一変した。遺伝子診断，生殖医療，移植と再生などの最先端医学・医療だけでなく，ターミナル・ケアやインフォームドコンセント，医療経済，判断能力に問題のある患者や性格異常の患者，大学や病院内の倫理委員会の存在など，"倫理"を意識しないで病院業務を終える日はない。

　循環器内科の臨床と研究に約6年間携わった以外，20年間以上，一般内科（General Internal Medicine）の臨床に携わってきた私でさえ，"倫理"を強く意識せざるを得ない診療場面にしばしば遭遇してきた。中でも，1980年代前半，米国の病院の救急室で，宗教的な理由から輸血を拒否し，そのまま亡くなった大動脈瘤破裂の患者さんを診たことは，私にとって大きな衝撃であった。米国ではそれ以外にも，ケアが必要な高齢の患者に胃瘻が安易に造設されている状況や，医療保険のシステムで規定される医療へのアクセスや診療内容の較差など，経済性と"倫理"の問題に直面することが少なくなかった。帰国後も，あらゆる治療を拒否した，高度な大動脈弁狭窄患者や腎不全患者の最期を看取るまでの不安感とその後繰り返し起こる自責の念，癌と診断された患者での病名告知の問題，とくに家族の意向と異なる場合のジレンマなど，悩むことが多かった。

そのような中，米国内科学会が倫理の基本原則をわかりやすくまとめた（American College of Physicians : American College of Physicians Ethics Manual, Part I and II. Ann Intern Med 111 : 245-252, 327-335, 1989）ことは，世界中の多くの内科医にとって，臨床現場で"倫理"に関わる問題を適切に考える上での有用な枠組みを提供したように思う。その基本原則とは，現在でも多くの内科学教科書や診療マニュアルに引用される，自己決定権の尊重（Autonomy），利益優先（Beneficence），危害回避（Nonmalfeasance），インフォームドコンセント（Informed Consent），受託信頼関係（Fiduciary Trust）の5つである。

臨床現場で遭遇する倫理的問題の頻度の高さについては，主観的に述べるだけでなく，客観的に示す必要性を強く感じ，入院患者の25％，外来患者の5％で倫理的な問題を扱っているとの欧州からの報告（Kollemorten I, et al : Ethical aspects of clinical decision-making. Journal of Medical Ethics 7 : 67-69, 1981）に啓発されて，われわれも同様の研究を行ったところである（Asai A, et al : What ethical dilemmas are Japanese physicians faced with? Eubios Journal of Asia and International Bioethics 7 : 162-165, 1997）。その結果，わが国の臨床現場でも，欧州からの報告と同様かそれ以上に高い頻度で倫理的問題を扱っていることが判明した。そのように，頻繁に起こっている倫理的問題を考えるにあたって，私自身，米国内科学会がまとめた5つの基本原則に必ず照らし合わせて考えることができるよう，Autonomy, Beneficence, Nonmalfeasance, Informed Consent, Fiduciary Trustの頭字を組み合わせてABNIFと暗誦する習慣がついたまま現在に至っている。

現在の私にとってしばしば"倫理"を意識するのは，根拠に基づいた医療（Evidence-based Medicine : EBM）の実践に関わる場面である。あらゆる臨床判断は，過去の患者集団での経験（その中で，結論が誤っている

可能性が最も少ないのがランダム化比較試験によるものである），医学生物学の論理，患者の意向・価値観，社会的な理由（法律，倫理，経済）などを根拠に下されるが，EBMとは，それらの根拠（エビデンス）のうち最も信頼性の高いものを知った上で，診療現場の環境（医療者，施設，機器など），患者の病状の個別性や意向・価値観に配慮して決断するための行動指針である。現在のところ，最も信頼性の高いエビデンスは，患者集団を対象にした臨床疫学的研究で得られた数値結果（治療や検査特性の優劣など）であることが多い。しかし，実際の日常診療では，患者の意向・価値観を最大限尊重しようとする患者中心の医療（Patient-centered Medicine）がほぼ無条件に優先されるため，たとえ質の高いエビデンスがあっても，それを希望せず適用されない患者も出てくる。科学的には患者にとって最も利益が大きいと目される臨床決断が，一見，非科学的な患者の論理により覆される状況の"倫理"性は，最近の私にとって大きな悩みである。

ともあれ，"倫理"に関するあらゆる臨床問題に適切に対応することは，21世紀初頭の医療を担うわれわれ臨床医に必須の技量である。医師や看護師，医学生のみでなく，すべての医療者が遭遇する"倫理"の問題を扱う上で有用な知識と論理の枠組みを提供する本書が，わが国の医療を担う多くの方々に活用されることを心から祈念するものである。

平成15年4月

福井次矢

本書で考察する〔ケース〕の一覧

ケース	DNR指示は何を考えて書くべきか	2
ケース	医師からみて不要に思える検査を要求する患者	18
ケース	主治医の説得で帰国したが再入国した外国人エイズ患者	25
ケース	1/14,000のリスクを説明すべきか	34
ケース	癌告知をするべきか	44
ケース	秘密はどの範囲で守るべきか	50
ケース	守秘義務の放棄が許されるのはどのような場合か	56
ケース	患者に「脳死臓器提供のドナー・カード」所持を勧めるべきか	63
ケース	脳死臓器摘出最終決定者は誰か	71
ケース	人工妊娠中絶は許されるべきか	80
ケース	研究倫理は普遍的であるべきか	87
ケース	治療法のない遺伝病の検査を受けるべきか	98
ケース	HIV陽性者の診断を忌避した研修医	107
ケース	医療従事者はどのような人間性を持つべきか	114
ケース	成功率10％のCPRは行われるべきか	126
ケース	患者のQOLをどのように決めるか	172
ケース	知る権利に対して義務を持つのは誰か	179
ケース	患者の希望にしたがって延命治療を差し控えるべきか	197
ケース	患者の希望にしたがって延命治療を中断するべきか	216
ケース	自発的積極的安楽死が許される状況はあるか	222
ケース	不可逆的昏睡状態患者の経管栄養を中断してもよいか	230
ケース	認知症患者に対する医療はどこまで続けるべきか	230
ケース	精神障害のある患者の治療拒否にどう対処するべきか	231
ケース	重度障害新生児に対する医療の方針は誰が決めるべきか	231
ケース	ひとりの患者に高額医療を続けてよいか	244
ケース	看護師は納得できない医師の指示に従うべきか	253
ケース	細菌性肺炎を併発した進行期肺癌の70歳代女性	262

目次

　　私の臨床倫理——序文に代えて　*3*
　　本書で考察するケースの一覧　*6*

第1章　臨床倫理学総論 …………………………………… 1

　　ケース　DNR指示は何を考えて書くべきか　*2*
　1｜本書の目的 —— 2
　2｜臨床倫理学とは何か —— 2
　3｜臨床倫理学の役割と問題へのアプローチ法 —— 5
　4｜〔ケース〕に含まれる倫理的問題 —— 9
　5｜医療現場における倫理的問題の存在 —— 11
　6｜臨床倫理学教育は必要か？ —— 13
　7｜〔ケース〕の問題に対する判断 —— 14
　8｜おわりに —— 14

第2章　ケースで考える臨床現場の基本的な倫理的問題 ……… 17

　1　医師患者関係とパターナリズム ──────────── 18
　　1｜医師患者関係の基盤 —— 18
　　　ケース　医師からみて不要に思える検査を要求する患者　*18*
　　2｜パターナリズムと医師患者関係モデル —— 25
　　　ケース　主治医の説得で帰国したが再入国した外国人エイズ患者　*25*
　2　インフォームド・コンセントと真実告知 ──────── 33
　　1｜インフォームド・コンセント —— 34
　　　ケース　1/14,000のリスクを説明すべきか　*34*
　　2｜真実告知 —— 44
　　　ケース　癌告知をするべきか　*44*
　　3｜おわりに —— 48

3　医療現場における守秘義務と警告義務 ─────── 50
　　1｜プライバシー（privacy）と秘密保持（confidentiality） ─── 50
　　　ケース　秘密はどの範囲で守るべきか　50
　　2｜医療従事者の警告義務：守秘義務の限界 ─── 56
　　　ケース　守秘義務の放棄が許されるのはどのような場合か　56
4　死の定義 ──────────────────────── 63
　　　ケース　患者に「脳死臓器提供のドナー・カード」所持を勧めるべきか　63
　　1｜様々な死の基準 ─── 63
　　2｜死の定義の問題点 ─── 65
　　3｜わが国の現状 ─── 68
　　4｜〔ケース〕の患者にドナー・カードを持つように勧めるべきか
　　　 ─── 69
5　臓器移植 ──────────────────────── 71
　　　ケース　脳死臓器摘出最終決定者は誰か　71
　　1｜はじめに ─── 71
　　2｜脳死臓器移植の問題点 ─── 74
　　3｜〔ケース〕を考えるにあたって ─── 76
　　4｜〔ケース〕における判断 ─── 78
6　人工妊娠中絶に関する倫理的問題 ─────────── 80
　　　ケース　人工妊娠中絶は許されるべきか　80
　　1｜わが国の現状──母体保護法 ─── 80
　　2｜中絶の倫理的許容性に関する様々な議論 ─── 81
　　3｜筆者の立場と〔ケース〕に対する判断 ─── 85
7　医学研究における倫理的問題 ───────────── 87
　　　ケース　研究倫理は普遍的であるべきか　87
　　1｜非倫理的研究の代表的事例と倫理原則 ─── 89
　　2｜〔ケース〕の問題点 ─── 91
　　3｜その他の研究：疫学研究，質問票を用いた研究の問題点 ─── 94
8　遺伝子診断に関する倫理的問題 ──────────── 98
　　　ケース　治療法のない遺伝病の検査を受けるべきか　98
　　1｜遺伝子医学の進歩と遺伝子診断 ─── 98
　　2｜遺伝医学と倫理に関するガイドライン ─── 100
　　3｜遺伝カウンセリングの具体例（Aさんのケース） ─── 101

4｜〔ケース〕における倫理的問題点 ── 104
　　　5｜まとめ（遺伝子診断一般が抱える倫理・社会的問題）── 104
　9　HIV感染症の診察に伴う倫理的問題 ──────────── 107
　　　ケース　HIV陽性者の診察を忌避した研修医　107
　　　1｜はじめに ── 107
　　　2｜臨床倫理学に関連するHIV感染症の特徴 ── 108
　　　3｜臨床倫理的問題 ── 109
　　　4｜どう対応すべきなのか ── 111
　10　医療従事者の持つべき人間性について ──────────── 114
　　　ケース　医療従事者はどのような人間性を持つべきか　114
　　　1｜はじめに ── 115
　　　2｜医療従事者が持つべき人間性 ── 116
　　　3｜〔ケース〕の問題点 ── 118
　　　4｜〔ケース〕における判断 ── 121

第3章　臨床倫理学を考えるための基礎事項　………………… 125

　1　臨床倫理学の基礎理論 ──────────────────── 126
　　　ケース　成功率10％のCPRは行われるべきか　126
　　　1｜倫理学と倫理理論 ── 127
　　　2｜非規範的アプローチ ── 129
　　　3｜メタ倫理的分析のみでは＜どうすべきか＞という行為指針は導き出せない ── 136
　　　4｜臨床上の倫理問題に対応するための「道徳的反省」と「道徳的推論」── 137
　　　5｜規範的アプローチ ── 139
　　　6｜ケース・アプローチによる臨床倫理学の可能性 ── 164
　2　Quality of Lifeに関する倫理的考察：使用上の注意 ── 172
　　　ケース　患者のQOLをどのように決めるか　172
　　　1｜Quality of Life（QOL）の様々な定義 ── 173
　　　2｜誰が患者のQOLを決めるのか ── 174
　　　3｜医学的QOLに対する位置づけ ── 175
　　　4｜QOLと「助ける価値」── 178

3　医療における権利について ―――――――――――――――― 179
　　ケース　知る権利に対して義務を持つのは誰か　179
　　1｜はじめに ――― 179
　　2｜権利の定義 ――― 180
　　3｜権利の種類 ――― 181
　　4｜権利と義務 ――― 182
　　5｜権利に関する問題・〔ケース〕に対する判断 ――― 183
　　6｜おわりに ――― 184

第4章　ケースで考える臨床現場の倫理的ジレンマ ……… 187

1　終末期医療についての倫理的検討 ――――――――――――― 188
　A　はじめに：基本的分類と議論の範囲 ――――――――――― 188
　　1｜終末期医療の問題と複雑さ ――― 188
　　2｜枠組みと組み合わせ ――― 190
　　3｜患者の置かれている状況 ――― 193
　　4｜基本的姿勢 ――― 194
　B　判断能力を有する患者の延命治療に関する判断 ――――――― 196
　　ケース　患者の希望にしたがって延命治療を差し控えるべきか　197
　　1｜医学的判断能力も苦痛や不快を感じる能力もあるが，苦痛や不快
　　　　は改善しえない状況 ――― 197
　C　治療拒否は自殺に当たるのか？ ―――――――――――――― 203
　　1｜自殺と治療拒否 ――― 203
　　2｜治療拒否は自殺ではない――ジャンセンらの立場 ――― 206
　　3｜命を絶つ本人以外の人の積極的行為（作為）は自殺になりうるか？
　　　　――― 208
　D　自殺の倫理的許容性について ――――――――――――――― 209
　　1｜自殺は倫理的に許されないとする立場 ――― 210
　　2｜自殺は倫理的に許されるとする立場 ――― 212
　　3｜自殺は倫理的に許容されるか ――― 213
　E　延命治療の中断と通常治療の中止について ―――――――― 215
　　1｜延命治療の中断について ――― 216
　　　ケース　患者の希望にしたがって延命治療を中断するべきか　216
　　2｜通常治療の差し控え・中断について ――― 219

F　自発的安楽死と医療従事者の良心的拒否について ────── 221
　　　1｜安楽死とは何か ─── 221
　　　　ケース　自発的積極的安楽死が許される状況はあるか　222
　　　2｜〔ケース〕の問題 ─── 223
　　　3｜自発的安楽死反対論 ─── 226
　　　4｜〔ケース〕における判断 ─── 228
　　　5｜おわりに ─── 228
　2　**判断能力に問題がある患者の診療における倫理的問題** ─── 230
　　　　ケース1　不可逆的昏睡状態患者の経管栄養を中断してもよいか　230
　　　　ケース2　認知症患者に対する医療はどこまで続けるべきか　230
　　　　ケース3　精神障害のある患者の治療拒否にどう対処するべきか　231
　　　　ケース4　重度障害新生児に対する医療の方針は誰が決めるべきか　231
　　　1｜分類 ─── 232
　　　2｜判断能力 ─── 233
　　　3｜根本的問題 ─── 234
　　　4｜事前指示の意義と限界 ─── 236
　　　5｜医学的無益性（Medical futility）─── 238
　　　6｜〔ケース〕における判断 ─── 240
　3　**医療資源の配分について** ──────────────── 244
　　　　ケース　ひとりの患者に高額医療を続けてよいか　244
　　　1｜医療の二重の役割のジレンマ ─── 244
　　　2｜効率重視の視点 ─── 245
　　　3｜効率重視，功利主義に対する批判 ─── 246
　　　4｜〔ケース〕に対する見解 ─── 250
　　　5｜参考 ─── 250
　4　**看護の倫理** ──────────────────── 253
　　　　ケース　看護師は納得できない医師の指示に従うべきか　253
　　　1｜看護倫理の歴史的概観 ─── 254
　　　2｜看護業務の特殊性 ─── 255
　　　3｜看護の倫理原則 ─── 256
　　　4｜看護者の実践上のジレンマについて ─── 258
　　　5｜まとめ──〔ケース〕を振り返って ─── 259

第5章　エシックス・ケース・カンファレンス ……………261

ケース 細菌性肺炎を併発した進行期肺癌の70歳代女性　262

資料　病名告知に関するアンケート ——— 284
付録　推薦図書 ——— 287

第 1 章

臨床倫理学総論

> **ケース　DNR指示は何を考えて書くべきか**
>
> 　進行（第4期）肺癌のためにほとんど寝たきりになっている70代の女性が，細菌性肺炎を併発した．長期にわたる抗生物質併用療法にもかかわらず難治性である．意識は清明だが，全身状態はかなり悪化している．痛みは十分にコントロールされており，経鼻カニューレによる酸素補給で会話もできる．食事摂取は可能だが体重は減少してきている．
>
> 　肺炎が悪化して呼吸不全に陥り心肺停止が起きた場合，担当医は心肺蘇生術（CPR）を施行すべきか否かを判断しなくてはならない．CPR施行の是非はどのように決めるべきであろうか．DNR指示（心肺蘇生術を行わないという指示，do-not-resuscitate orders）を出すべきであろうか．

1｜本書の目的

　本書「臨床倫理学入門」では，医療に携わる人々が日常的にしばしば直面する倫理的問題を取り上げ，上記のケースのように医学的知識や経験だけでは対処が難しい問題を，どのように考え，いかに判断を下すべきかについて論ずる．セクションごとに冒頭に倫理的な判断を迫られるケースを取り上げ，どのような選択が最も好ましいかを検討する．そして筆者らが倫理的に適切と考える決断や判断を根拠とともに解説する．臨床倫理学における主要な論文や最新のデータも基本的情報として，必要に応じて提示する予定である．また，歴史的な判断や規範が確立されるきっかけとなった国内外のケースや事例についても紹介する．

2｜臨床倫理学とは何か

　現在，患者診療や臨床研究，生物学的基礎研究の倫理的問題および医療

に関する法律や社会政策を扱う分野などで，生命倫理学（バイオエシックス，bioethics），医学倫理学，医の倫理（medical ethics），または医療倫理学（health care ethicsまたはbiomedical ethics）など様々な名称が使われている。言葉の定義づけは人によって異なっている。

　生命倫理学は一般に生命科学と医療技術の発達がもたらした社会的倫理問題を，学際的に考察する応用倫理学の一分野と定義される。医学倫理（医の倫理）は医師の職業倫理であり，医療が出現して以来存在し，医師が守るべき規範を示すという意味合いが強い。また，医療倫理学を定義するならば，医療全般に関わる倫理的問題を扱うより広い分野，医療にかかわる臨床決断，社会政策，医療従事者の持つべき規範，そして法律などのあり方を倫理的見地から考え総合的に研究する分野と考えることができよう[1]。

　一方，臨床倫理学は臨床現場における倫理的問題を解決することを主目的とし，患者診療で直面する倫理的問題を同定，分析，解決し，医療従事者・医学生に対する倫理学教育，臨床研究などを扱う分野である。臨床倫理学または臨床倫理はclinical ethicsの日本語訳でクリニカル・エシックスと書かれることもある。BMJ Publishing Groupが出版する医学倫理辞典によれば，臨床倫理学とは"A form of applied ethics practiced in the hospital or health care setting and concerned with actual clinical choices"と定義されている[2]。つまり，実際の臨床現場の問題を扱う実践的な応用倫理学ということになる。わが国では藤沼が「ある特定の患者の具体的な臨床場面で，よりよい倫理的意思決定を模索するのが臨床倫理である」と述べている[3]。

　現在，世界的には多くの大学で，名称や重点項目は微妙に異なることはあれ，医療，生命科学に関わる倫理学の大学院レベルの教育が行われている。医学部における卒前教育も多くの施設で行われるようになってきている。生命倫理学が誕生して30年以上，臨床倫理学がその一分野として興ってから20年近く経ち，その基本的内容はかなり定まってきている。こ

表1 臨床倫理学の重要項目[4~11]

- 医療の目的と範囲（scope），医学・医療における倫理教育の必要性
- 医療従事者，患者，家族の好ましい関係と問題点
- 自律と自己決定の概念，インフォームド・コンセント，患者の判断能力判定
- 真実告知
- プライバシー，守秘義務と警告義務
- 治療拒否
- 事前指示（リビング・ウィル）とDNRオーダー（心肺停止時に蘇生をしないという指示）
- 延命治療，自殺幇助，安楽死
- 妊娠，出産に関する倫理
- 重度障害新生児の延命治療，生命の質（QOL）に関する倫理
- 医学的無益性，不可逆的昏睡状態に対する医療の倫理，人格性
- 子供・未成年患者の権利について
- 高齢者の医療
- 精神科医療における倫理的問題と自殺
- 死の定義と臓器移植
- 臨床実験，疫学研究などに関する研究倫理
- 医療制度と医療資源の配分について
- 文化，宗教，伝統と倫理
- 権利，人権概念，公衆衛生における倫理と法的義務
- 法と倫理
- 遺伝と遺伝子の倫理
- 倫理委員会の機能と限界
- 医療過誤への対応
- 医療従事者の自律性と良心的拒否の是非
- 国内・国際的な倫理コード
- 差別と医療者による診療拒否

こでは言葉の定義には拘泥しないが，臨床現場での倫理的問題を考察する分野を臨床倫理学ととらえ，表1に主な項目を挙げる[4~11]。本書の第2章以降でこれらの問題について各々検討する。

3 | 臨床倫理学の役割と問題へのアプローチ法

表2に臨床倫理学の三つの主な役割を提示する[12]。実践,教育,研究が臨床倫理学の基本である。前述したように臨床倫理学は応用倫理学であり,実際に役立つものでなければならない。したがって,症例検討会(カンファレンス)や病棟回診で,患者ケアにおける倫理的問題を医学的問題と同様の重みを持って検討する一助になることが望ましい。また,困難な倫理的ジレンマを,様々な背景を持つ人々が集まって検討する病院倫理委員会(hospital ethics committee)で日常的に検討することも重要であろう。さらに,臨床倫理学の専門家が医療チームの依頼を受けアドバイスをする倫理コンサルテーション(ethics consultation)も,英語圏ではかなり採用されているようである。

医学部における卒前教育と臨床研修施設における卒後教育も,臨床倫理学が担う大きな役割の一つである。法律やガイドラインで一定の行為を禁止することは可能である。しかし,日常臨床におけるすべての行為を法や

表2　臨床倫理学の三つの役割と個々の活動[12]

実践
- 症例検討会(ethical clinical conference)を行う
- 臨床倫理の専門家が医療チームの依頼を受けコンサルテーションを行う (ethics consultation)
- 倫理的問題に主眼をおいた病棟回診(ethics ward rounds)を定期的に行う
- 病院倫理委員会(hospital ethics committee)で症例の問題を議論する

教育
- 学部での倫理教育
- 卒後臨床倫理教育
- 大学院レベルでの生命倫理学・医療倫理学のコースワーク教育

研究
- 記述的研究(研究調査)を行う
- 規範的論説(sounding boardタイプの論文)で議論をする
- 倫理的観点から一つの症例の問題を分析する

取り決めでコントロールすることはできないだろう。教育によって，一人ひとりの医学生や医療従事者が倫理的に考える能力を持ち，倫理的に好ましい行動を自発的にするようになることが必要であろう。また，臨床倫理学領域の教育者は，臨床倫理学，生命倫理学，医療倫理学，道徳哲学などの専門教育を受けていることが望ましい。臨床倫理学領域の研究は医療現場での実態の把握や倫理的問題に対する厳密な議論，症例における倫理的問題の分析検討などを行うことが含まれよう。

　医学生や医療従事者が臨床現場で直面する倫理的問題を解決するために，英語圏，特に米国の臨床倫理学分野では様々な問題解決のフォーマットが考案されている。日常臨床で多忙な医療従事者にとって使いやすく，一定のプロセス（流れ）を提示しているアプローチが適切だと思われる。一般に臨床倫理検討プロセスは，情報の共有と整理，問題点の抽出と対応の検討，そして，合意を目指すコミュニケーションが含まれる[13]。また，判断を妥当なものにするために把握すべき事項は少なくない。表3に筆者が提案する臨床倫理的問題に対するアプローチ法を紹介する[14]。表3に挙げた項目は単純でも短くもないが，十分な情報を得て状況を理解した上で倫理的に適切な判断をするためには，必要欠くべからざるものだと考える。また医療現場を取り巻く状況として認識しておくべき項目もある(表4)[15]。

　倫理的問題を考えるにあたって基本的な指針となる一般原則を表5に紹介する[16]。これらは医療における4大倫理原則とも呼ばれている。他にもプライバシーの保護や守秘義務を守る，約束を守る，患者の生命・生活の質（quality of life, QOL）を常に考える，などが医療従事者に求められよう。医療現場で患者診療に関わっている人々にとって，医療を受ける人々の利益になることを，彼らの希望に沿って可能な限り害が及ばないように，公正，公平な方法で行うことは，言われるまでもなく当然のことであろう。しかし本書の第2章以降で検討するように，これらのそれぞれの原則が相互に対立する場合もあり，そのような状況では「何を行うのが善いことなのか」，「何を一義的な目標（ゴール）にして診療行為を行うべきか」を考

表3 臨床倫理的問題に対するアプローチ法（2002）[14]

1　事実を明確にして整理する
　　1-1　誰がどのような倫理的問題を感じ，また，訴えているか。
　　1-2　医学的状況を可能な限り明確にする（診断，予後，診療行為の医学的適応など）。
　　1-3　患者，患者家族，医療チーム，その他の関係者の診療方針についての見解をはっきりさせる。
　　1-4　誰が関係者に含まれるかをはっきりさせる。
　　1-5　診療方針を考える上で重要な情報が共有（理解）されているか確認する（十分なコミュニケーションが行われているか確かめる）。
2　当該ケースについての関係者の判断を明確にする
　　2-1　関係する個々人の見解，希望，選好（意向）を知る。
　　2-2　各人の見解，希望，選好（意向）の背景にある思いや感情を理解する。
　　2-3　各人の見解，希望，選好（意向）を支える判断能力を把握する。
3　倫理的問題を明確にする
　　3-1　どこに倫理的立場の対立，葛藤が生じているのか（個人の中のジレンマ，医師患者関係における不一致，医療者間の対立など）をはっきりさせる。
　　3-2　具体的問題を一般的な倫理的概念に置き換え，その意義や問題点を考える。
　　3-3　当該ケースに関わる倫理的問題について，今までに行われている様々な議論を理解する（understand the best thinking on the pertinent issues）[9]
4　患者の診療行為のゴールを設定する
　　4-1　医療者と患者・家族が，それぞれの立場から，できるだけ他者の価値観に共感する努力をしつつ話し合い，合意に達する道を探る。
　　4-2　関係者がそれぞれある程度妥協できるゴールを探る（意見調節のプロセス）[13]。
　　4-3　当該ケースを複雑にしている現実的要因（経済的，社会的，法的問題など）を考慮する。
　　4-4　設定されたゴールの倫理的な妥当性を考える。
5　最終的決定者を決め，彼または彼女の決定を実行する
　　5-1　設定されたゴールを実現するための現実的選択肢を考慮する。
　　5-2　一義的な意思決定者（現在の患者の希望と判断能力，事前指示，家族の代理判断，医師の意見などの優先順位）を決定する。
6　反省
　　行われた行為の倫理的妥当性に対する関係者の満足と納得を検討する。

表4 周囲の状況（Contextual Features）[15]

- 1) 治療に影響する家族に関わる問題はあるか？
- 2) 治療に影響する医療従事者の問題はあるか？
- 3) 経済的問題は存在するか？
- 4) 宗教的文化的問題はあるか？
- 5) 守秘義務解除が正当化される状況か？
- 6) 医療資源の配分に関する問題はあるか？
- 7) 治療決定に関する法的問題はあるか？
- 8) 臨床研究や医学教育の問題が関わっているか？
- 9) 医療従事者や施設に関する利害の衝突はあるか？

表5 一般的に受け入れられている医の倫理，生命倫理上の倫理原則[16]

- 自律尊重（respect for autonomy）：
  - 患者の自己決定を尊重する。
  - 患者に真実を知らせる。
  - 患者の秘密・プライバシーを守る。
- 仁恵（beneficence）：患者が最大限の利益を享受できるようにする。
- 無害（non-maleficence）：患者に決して害を与えない。
- 正義（justice）：どの患者に対しても常に公正，公平に接する。

表6 医師の法的義務[17]

- 医師法：
  - 応需義務（診療義務）と診断書などの交付義務
  - 無診療治療等の禁止
  - 異状死体等の届出義務
  - 処方箋の交付義務
  - 療養方法等の指導義務
  - 診療録の記載及び保存義務
- 医療法：説明義務
- 刑法：
  - 守秘義務
  - 真正な診断書を作成する義務

表7 患者の権利（要約）：世界医師会　リスボン宣言（1995）[18]

1) 良質の医療を受ける権利（Right to medical care of good quality）
2) 医療における選択の自由（Right to freedom of choice）
3) 自己決定権（Right to self-determination）
4) 意識不明患者に対する医療における正当な手続き（The unconscious patient）
5) 法的に判断能力を失っている患者に対する医療における正当な手続き（The legally incompetent patient）
6) 患者の意に反する医療行為が許容される条件（Procedure against the patient's will）
7) 情報を得る権利（Right to information）
8) 自己の秘密を保持する権利（Right to confidentiality）
9) 健康教育を受ける権利（Right to health education）
10) 自己の尊厳を守る権利（Right to dignity）
11) 宗教的援助を受ける権利（Right to religious assistance）

える臨床倫理学的な知識と考え方が重要となる。参考までに表6に医師の法的義務[17]を，表7に患者の権利（要約）：世界医師会（リスボン宣言，1995年）[18]を挙げておく。

4 ｜〔ケース〕に含まれる倫理的問題

　さて，ここで冒頭の〔ケース〕について考えてみたい。〔ケース〕の患者に対して適切な診療を行うためにはどのような事項を考える必要があるだろうか。何を根拠にしてCPRを施行するか否かを決定すればよいのであろうか。医療に携わる者としては，まず第一にCPRの医学的適応を考えるべきであろう。成功率が全くない場合には医学的適応はない。医学的効果が全く望めない行為は治療の選択肢には入らない。信頼できる最新の臨床データによれば，70代で寝たきりになった癌患者が心肺停止を起こした場合に，CPRにより一時的にしろ心拍や呼吸が再開する可能性は約

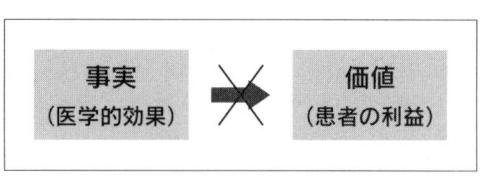

図1　事実（facts）と価値（values）の関係

40％，退院できるまでに回復する可能性は0.7％，つまり約140人に1人である[19]。

　医学を含む科学は事実を明らかにすることを主な目的とする。一方，倫理的考察は事実を評価し，価値判断をする過程である。われわれは「生きて退院できる可能性が0.7％のCPRを患者に行うことは善いことだろうか」と問わねばならない。「何が善いことなのか」も当然問われなければならないだろう。さらに「誰にとって善いことなのか」，「誰にとって善いことが最も大切なのか」も重要な問題である。「40％の患者がCPRで一時的にしろ心拍や呼吸を回復することができる」という事実は自動的に「それを行うべきである」，「その行為に価値がある」という判断を導くとは限らない（図1）。医学的効果が患者の利益に繋がらない場合があることは認識されるべきであろう。

　〔ケース〕でのCPRの適応を判断するためには，少なくとも以下のことを明らかにする必要があるのではないだろうか。なおカッコ内は，それぞれの事項に対応する臨床倫理学上の概念を示している。

❶〔ケース〕の患者は自分の置かれている状況を理解しているのか（真実告知，インフォームド・コンセント，判断能力）

❷患者はCPRを希望しているか（患者の自己決定，事前指示とDo not resuscitate：DNRオーダー）

❸延命効果が期待される治療を差し控えることは許容されるか（作為と不作為の差異，基本的医療と過剰な医療の区別，安楽死，自殺幇助，

自殺，尊厳死）
❹ この患者にCPRを行うことは医学的に有益か無益か（医学的無益性，医療の目的，QOL，医療資源の適切な配分）
❺ 家族の希望に従ってCPRを行ってもよいのだろうか（関係者の希望の優先順位，代理判断の正当性）
❻ 成功率や患者の状態にかかわりなく延命行為を行うべきか（生命至上主義）
❼ 家族や親類に見せるための儀式的なCPRは行うべきか
❽ 患者本人にCPRに関する希望を聞いてもよいか（無害原則と自律尊重原則）
❾ CPRを施行しないというDNRオーダーはどのように伝達されるべきか
❿ DNRオーダーは医療従事者だけで決定してよいか（パターナリズム，インフォームド・コンセント）

筆者らはこれらの事項を考慮した上で，CPRの適応について判断すべきだと考える。そして，上記の ❶〜❿ の問いは明らかに倫理的問題に属する。

5｜医療現場における倫理的問題の存在

前項では〔ケース〕で考えるべき倫理的問題を列挙した。CPRを行うか否かだけについても10項目以上の倫理的問題が考慮されなくてはならないことがわかる．

その他にも，冒頭の〔ケース〕と同様に倫理的考察なしでは結論が出せない例は多数ある。例えば宗教上の理由で輸血を拒否している成人患者に，医学的に有益だからといって輸血するのは本当に議論の余地はないことなのだろうか。90歳の植物状態の患者の肺炎を治療するために，広域スペ

表8　HIV感染者・AIDS患者に対する人権侵害例[20]

医療機関での問題事例
- 自分の了解なく家族へHIV感染を告げられた
- 自分の了解なく仕事先にHIV感染を告げられた
- 検査を受けた病院で手術や分娩などの診療を断られた
- HIV感染症を理由に他の医療機関で診療を断られた
- プライバシーに配慮されないことがあった
- 生活や行動について，必要以上のことを聞かれて，不愉快な思いをした
- 差別的な扱いや偏見ある言葉で不愉快な思いをした
- 必要な情報が得られない

生活の場での問題事例
- 学校による無断・強制検査
- 検査結果による入学拒否や退学処分
- 職場における無断・強制検査
- 検査結果による不採用・配置転換・解雇
- 職場や学校，役所や警察などで不愉快な思いをした

クトラムの抗生物質を無制限に使用することは当然のことだろうか。家族の希望を優先するのが伝統的習慣であるという理由で，真実告知を希望している患者に正確な医療情報を提示しないのは正当な判断だろうか。生物学的医学の知識だけではこれらの問いには答えられない．

　平成12年度の「エイズと人権・社会構造に関する研究報告書」には，感染者が直面している人権に対する侵害を中心とした倫理的問題が報告されている（表8）[20]。この表からもインフォームド・コンセント，医療者の診療拒否，プライバシーや守秘義務の侵害などが臨床現場で大きな問題となり，医療を受ける人々が害や不快感を経験していることがわかる。また，「内科を一人で受診したパラノイア患者に，はっきりと説明せず抗精神病薬を処方してもよいか？」という問題——おそらく読者の多くが現在日常的に経験している，または将来間違いなく経験するであろう問題だろう——に答えるときも，非常に多くのことが考慮，比較考量されなくてはならない（表9）[21]。

表9 内科を一人で受診したパラノイア患者に，はっきりと説明せず抗精神病薬を処方してもよいか？：考えるべき問題点[21]

- 治療の必要性と患者の苦痛の大きさ
- 医師の使命と患者の保護される権利
- 治療的介入による患者の自律性回復と放置した場合の好ましくない転帰
- 判断能力のない患者の治療拒否の有効性
- 医療における患者の自己決定権と自由に対する基本的人権
- 正常と異常の境界
- 悪用，乱用（slippery slope arguments）の恐れ
- 医師の診断能力，判断能力の有無を判定する能力
- 医師の一方的な判断の許容性
- 嘘や欺瞞の非倫理性
- 治療によってもたらされる害，治療効果の不確実性

6｜臨床倫理学教育は必要か？

　臨床倫理学は，個々の症例で最善の結果を出し，必要に応じて医療現場で有用な倫理ガイドラインや社会政策，そして，医療に関する適切な法律を成立させるためにある。筆者らは臨床倫理学を単なる教養やエチケットではなく，医療において最善の結果を出すための必要な手段と考える。今回の〔ケース〕においても，患者の苦痛を最小限にとどめ患者や家族が満足する医療を行うためには，的確に倫理的問題を同定，分析する必要がある。そして，臨床倫理学教育は医療従事者が好ましい判断を行うための知識や選択肢を提供することが期待される。また，様々な問題提示や議論を示すことによって，初めから当たり前のことなどなく，常に「なぜ」を問う姿勢を養うことができよう。議論する前から明らかなことや，習慣や宗教的理由で初めから語られない，触れられないこと（タブー）があってはならないと考える。例えば，過去の歴史や事件のために，安楽死や臓器移植の問題を考えることがタブーとなっている社会が存在する。しかし，どのような問題に関しても苦しんでいる人々が存在する限り，「なぜ，そ

れが起きているのか」,「どうすればよいのか」を考察すべきである。生きていることで苦しんでいる患者がいるならば,「患者が生きていることが本当に善いことなのか」が根本から議論されるべきであろう。

7 | 〔ケース〕の問題に対する判断

今まで論じてきたように,CPR施行の是非は医学的な判断だけでは決定できない。前述したような倫理的問題,特に患者の状態把握と患者のCPRに対する希望をはっきりさせることが重要であろう。そして信頼できる医学的根拠に基づいて倫理的判断を行うべきである。

8 | おわりに

最後に,この総論を読んで「臨床倫理学など本当に必要なのか」,「個人の良心に従っていればよいのではないか」,「何が正しいかなど決められな

表10　臨床倫理学についての10の誤解[12]

1) 医療従事者に禁止事項を押し付けるだけのもの
2) 医療従事者を一方的に批判するもの
3) 単に患者の権利を尊重すること
4) 倫理ガイドラインや倫理委員会の方針に盲目的に従うこと
5) 現場,宗教,文化,西洋哲学など,何らかの既存の権威を無批判に受け入れること
6) 倫理的知識を単に記憶すること
7) 理性や理論,理屈のみに関わるもの
8) 劇的な事柄,先端医療,臨床研究にだけ関わるもの
9) コミュニケーション技術だけで解決できるもの
10) 正しいことなど知りようがなく倫理的に考えても無意味

いのではないか」などの疑惑を抱いた読者も少なくないかもしれない。倫理理論や倫理そのもの（「正しいこととは，善とは何か」）についての細かい議論や説明は本書の第3章に譲るが，第2章で個別の倫理的問題を考える前に臨床倫理学に関する10の一般的な誤解を挙げておきたい（表10)[12]。個々についての説明はここではしないが，各論を読みながらこれらの批判が正しいか否かをそれぞれ考えていただきたい。そして，本書を読み終えたとき各自で答えを出していただきたいと思う。

文献

1) 浅井　篤：医療倫理に関する卒前教育．現代医療 31：183-188, 1999
2) Boyd KM, Higgs R, Pinching AJ (ed)：The New Dictionary of Medical Ethics. p40, BMJ Publishing Group, London, 1997
3) 藤沼康樹：臨終の立ち会い方，臨床倫理．JIM 6：617-618, 1996
4) 浅井　篤, 大西基喜, 服部健司, 他：医療倫理．勁草書房, 2002
5) 浅井　篤, 福井次矢：臨床倫理学教育—枠組みと内容に関する考察．医学教育 30：109-112, 1999
6) 浅井　篤, 大西基喜：疫学研究に要求される倫理についての規範的考察．生命倫理 11：122-128, 2001
7) A Working Group, on behalf of the Association of Teachers of Ethics and Law in Australian and New Zealand Medical Schools (ATEAM)：An Ethics Core Curriculum for Australian Medical Schools. Med J Aust 175：205-210, 2001
8) Consensus statement by teachers of medical ethics and law in UK medical schools：Teaching medical ethics and law within medical education：a model for the UK core curriculum. J Med Ethics 188-192, 1998
9) Lo B：Resolving Ethical Dilemmas：A Guide for Clinicians. 2nd ed. Lippincott Williams & Wilkins, Baltimore, 2000
10) Bioethics for Clinicians. Canadian Medical Association Journal Home Page (http://www.cma.ca/cmaj/series/bioethic.htm)
11) 浅井　篤：医学教育の新しい展開：卒前教育 18. 医学・医療における倫理教育．現代医療 34：133-137, 2002
12) 浅井　篤：「今月の話題」臨床倫理：事例から見るジレンマ克服への挑戦．内科 89：337-342, 2002

13) 清水哲郎：臨床倫理検討シートを使いこなす．臨床倫理学 1：1-20, 2000
14) 浅井　篤：臨床倫理の手法を用いた問題解決法―価値観の違いをどう埋めるのか―「治療」特集：こんなとき先生ならどう対処しますか？ 治療 84：34-38, 2002
15) Jonsen AR, Siegler M, Winslande WJ : Clinical Ethics. 4th ed. p13, McGraw-Hill Health Professions Dibvision, New York, 1997
16) ビーチャム T L, チルドレス J F：生命医学倫理（永安幸正，立木教夫 監訳）．成文堂，1997
17) 大谷　實：医療行為と法 第2版．弘文堂法学選書，1999
18) 世界医師会(World Medical Association)：リスボン宣言(患者の権利に関する世界医師会リスボン宣言)
19) Ebel MH, Becker LA, Barry HC et al : Survival after In Hospital CPR. A meta-analysis. J Gen Intern Med 13：805-816, 1998
20) 今村顕史，大洞知里，樽井正義：HIV感染者・AIDS患者の人権に関わる現状の二次調査，平成12年度厚生科学研究補助金エイズ対策研究事業．エイズと人権・社会構造に関する研究報告書(平成13年3月)，pp1-6
21) Itai K, Asai A : Discussions in Clinical Ethics : Should A Physician Be Allowed to Prescribe Psychotropic Drugs for a Delusional Patient Without Explicit Explanation Regarding Diagnosis and Treatments? Eubios Journal of Asian and International Bioethics 12：21-25, 2002

（浅井　篤）

第 2 章

ケースで考える
臨床現場の基本的な倫理的問題

1
医師患者関係とパターナリズム

1｜医師患者関係の基盤

> **ケース　医師からみて不要に思える検査を要求する患者**
>
> 　T氏は53歳男性，会社役員である．約1年前に昇進してから仕事が忙しくなり，睡眠時間が十分とれなくなった．それとともに腰痛，肩こり，頭痛などがよく起こるようになったという．3日前からまた強い後頭部痛があり，今日はやわらいできたが仕事が休めたので来院した．頭部のCT検査をして欲しいとのことである．N医師は彼を診察し，総合的に筋緊張性の頭痛と診断した．脳の病変から来る頭痛とは全く考えられず，CT検査は診断には無益であると説明したが，せっかく来たので検査を是非やってほしいと繰り返し希望している．N医師は，「またか」と心の内で嘆息した．最近脳腫瘍の患者のドラマが視聴者に受けていて，この種の要求が増えているのだった．

■　「無益」な要求とその応答に含まれる意味

　ここでみられた症例は検査を「要求する患者」で，医師はそれを「無益」として，できればその要求を退けたいと考えている．こうした状況はしばしば認められる．「要求」と「無益」を巡る患者と医師の考え方をまず一望して，医師患者関係を考える導入部としてみたい．

　日常診療においては，患者は必ず何らかの要望をもって受診し，医療者はその要望に応えるべく努力する．なかでも病気を知りたい・症状をとって欲しい，という要望を医師は最も重要な一つとして配慮することだろう．

表1　臨床検査における「無益」

1）その検査が当該の症状と無関係
2）上記関係があっても，診断に付け加えるべき新たな知見が期待できない
3）検査が何らかの診断に寄与しても，それで治療内容の変化する見込みがない
4）検査による利益が，検査の患者への負担を凌駕しない

しかし，実際にはそれ以外にも多様な要望があり，なかには医師にとって「無益（futile）」と思われるものもある。それは特定の検査や特定の薬物・治療法を指定して要求してくる場合に多くみられる。上記はその一例である。この場合，医師は無益（〜「医学的適応がない」）と考えている。そのとき，医師患者間の対話は友好的性格から一転して，緊張をはらんだ交渉的意味合いの強い性格を帯びるかもしれない。

　この状況の問題点を見てみよう。第一に問題となるのは，医療者側つまり医師が「無益」という場合，その表現で何を意味しているのか，ということである。この表現は医師側の一方的表現であることに注意する必要がある。「無益」の語で何が意味されているかを考える一助として，表1に臨床検査において考えられる「無益」の意味を挙げてみた。上記の医師は「無益」の表現で，検査が症状と無関係であると言っているのであろう。しかし，この点はよく考える必要がある。医学は不確定性を常にはらんでいるから，「絶対的」に無関係と主張することは困難である。また，医師の知識の不正確からくる「適応」の間違いもまれではなく，その点にも考慮する必要がある。表1におけるそれ以外の意味の「無益」も，医師の価値観などが入り込みやすい問題をそれなりに含んでおり，詳しく論じる余裕はないが注意が必要である。治療の場合の無益性についてはさらに問題が多いが，今回の主題ではないのでここでは立ち入らない。

　次いで考えなければならないのは，医師が「適応がない」と判断したときの医師患者関係への影響である。「適応がない」と判断した医師とさらに要求する患者では緊張が生じやすい。なぜ緊張を生じやすいのであろう

か？　単純な意見の食い違いからくる感情的対立もあれば，患者側から見た，要求が通らない理不尽感もあるだろう。しかしおそらくここで最も作用するのは，医療者の（と同時に患者側にもある）医師＝「専門家」意識であろう。医師と食い違う患者側の主張は，独占的に医療を占有し，医療すべてにわたる「判断者」としての医師の支配的性格に抵触するのである。患者の「不当（と考える）」な要求に怒る医師はごく普通に存在する。この「専門家支配」[1]としての意識はさまざまな面で医師患者関係を阻害する要因になる。次項で，より広い医師患者関係について考え，最後にもう一度「要求」について考えてみる。

医師患者関係の多面性について

医師患者関係はさまざまな側面を持ち，アプローチの方法も多様である。立場，分野など関係領域が広範囲にわたるため，むしろ錯綜していると言えるかもしれない。ここでの議論は，できるだけ現実の臨床に即して述べてみたい。

医師-患者は，サービス提供者と消費者の関係にあるが，単純なそれにはとどまらない。医師は自らは安全かつ健康の対岸に立って，患者の精神-身体を点検する，あるいは病理を露わにする，あるいは生命維持の方策を示す等々の行為を通じて，患者との関係において根元的な優位性や非対称性（あたかも医師が主で患者が客としての主・客的側面）を有している。その上で医療者は無自覚的に患者の人格をしばしば忘れ去る。その一方で，どの医療行為もひと対ひとの対話の中でのみ実現されるので，その関係には人格対人格の側面（主-主的側面）が大なり小なり反映しており，その意味で二面性を有している。これは職業的関係の一般的な問題でもあるが，医療は消費者の生命が問題になるなど非対称性が際だっており，その両面の差異や食い違いが際だつ傾向がある。言い方を変えれば，それだけ人格への配慮の欲求が強いと考えられる。

関係構築に関する試みには，こうした二面性に対する姿勢をさまざまな

仕方で反映する。例えば，優劣関係から出発してそれにたがをはめる方向がある。この運動主体は主に患者側で，インフォームド・コンセントなどの現代医療の柱とも言うべきさまざまな権利概念に結実した。これらは医師患者関係において大きな規範的あるいは法的側面を形成しつつある。また一方では主に医師側から，人格対人格の応対を臨床の場に滲ませようと，インタビューのスキルが数多く提起されている[2,3]。医師患者関係とは，患者権利やコミュニケーション・スキルまでも含む，さまざまな意思や情緒が上記二面性をベースに複雑な編み目をなしている「場」である。恐らくそこでの主-客と主-主の二面性は全くの二律背反でもなく，また，ただ表面的に糊塗すればよいものでもないだろう。実践的には，医療者がそれらを認知し，自らの行動基準を少しでも自覚することが重要である。

よい医師患者関係とは

もっと具体的に考えてみよう。医師患者関係も他の人間関係同様，「よい」「悪い」があるが，この良悪は職業的関係における良悪である。つまり，何らかの医療目標の共有，到達方法など各種医療過程についての合意，互いへの肯定的感情などが核となった関係であり，その意味での良悪である。互いの意志が確認できない状況（認知症など）の場合は，この良悪概念は曖昧なものにならざるを得ないが，部分的には成り立つ可能性がある。

さて，「よい」医師患者関係は医療において必要なのであろうか。もし，患者の治療を少しでもよくしたい，予後を少しでも改善したい，と考えるなら，その答えは肯定的なものであるようだ。もちろん診断や治療での能力や努力は前提となるが，さまざまな臨床的データは総体としてみれば，上記の意味での「よい」関係が患者の治療や予後に好影響を及ぼす，としている[4]。

そこで良好な医師患者関係構築に関わる因子を考える。「阻害」因子を表2に，また医療者側からの「促進」要件を表3に掲げた。どの項目も検討を要する内容であるが，ここでは詳述はできないので，若干の基本的概

表2　一般診療における医師患者関係の阻害因子

1) 解決・対応が困難な病態例
    - 終末期を含む不治の疾患
    - 慢性の難治性苦痛
    - 原因不明の身体症状や身体化障害
    - 態度変容が困難な問題：タバコ，アルコール，薬物等の嗜癖，肥満
    - 疎通性の障害：使用言語の違い，高度難聴，認知症など
2) 患者側の態度や行動
    - 対応の難しい強い感情表現：怒り，敵対，悲嘆，不安，恐怖など
    - 医療・医師への強い懐疑，不信，否定的態度，無関心
    - 頑なな病状認識：過度に軽くあるいは過度に重く見ようとする
    - 医師を嘘やごまかしで操作しようとする態度
    - 有名，高い社会的地位などを利用しようとする態度
    - 際限のない要求・訴え，頻回の受診，時間外の接触
    - 医師の個人的規範と大きく異なる行為・宗教的信条など
    - 家族の過度または不適切な干渉，あるいは集団的示威
3) 医師側の態度や行動
    - 無関心・無気力な態度
    - 権威志向と高圧的態度・不作法（他の医療者に対しても）
    - 顕著な臓器中心・治療偏重の姿勢（ケアの軽視または無視）
    - 過剰な検査を行うなど，不確実性の極端な忌避
    - 怒りなど感情的になりやすい傾向
    - 自信過剰，自己犠牲，ストイシズムなど自己充足中心姿勢
    - 過剰な危険回避的姿勢および自己責任回避の傾向

念のみを取り上げ注釈を加えておく。

〔情報増加と信頼〕　医療現場では患者は無防備に自分をさらさなければならず，信頼関係がすべての医療行為の基本前提となる。ただし，現代では情報量は急激に増加しつつあり，医療はまさにその影響が著しい領域であろう。例えばインターネットでも医療情報は有り余るほど提供されている。かつては「信頼」は医師の専門性の上に立った盲目的なものであったかもしれないが，現在は，またこれからも，相互の知識・学習を前提に築くべきものとなる。カルテ開示を含む情報提供，セカンド・オピニオン

表3　医療者側における医師患者関係構築の要件

1) 人としての尊重と守るべき節度
   - 無条件に，尊厳ある「ひと」として接する
   - 守秘に十分留意する
   - 患者・医師間の境界を尊重する
2) 理解と肯定的情緒の共有
   - 患者の苦しみの意味を見いだすよう，補助する
   - 患者のもっている病いへの視点を理解し，共感を示す
   - 信頼できてかつ一貫した態度で接する
3) 積極的介入と希望の提示
   - 患者の病いへの積極的感情を引きだし，それに反応する
   - 患者もケアに積極的に関わり，対応するよう助力する
   - 希望を提示し，希望をもつことを支える

の普及などが進むことで，適切な情報に基づいて信頼関係を築くことがますます必要になるだろう。ただそれには，いまだ病名告知など「真実」の共有が不十分であって，この問題が依然として壁になっている。この問題に関する展開は第2章の2「インフォームド・コンセントと真実告知」(33ページ) に譲りたい。

〔理解と共感 (empathy)〕　これらは医師患者関係を考える際の中心的概念であるだろう。病いについては，それを持つ人にとっての意味を自ら了解することによって，その苦しみが軽減する[5]。また一方で，医療者を含む周囲の人々にその苦しみを理解されること，また理解に基づいて対処されることが大きな意味を持つ。その望ましい「理解」には基本的に，「共感」が (暗黙のうちにかもしれないが) 含まれている。共感とは相手の立場に立ち，相手の視点からものごとを見ることであり，またそれが言語的あるいは非言語的に表出されたものを言う。医療者にとっては，そうした患者側からの視点に常に思いを巡らし，尊重し，その内容に対し敬意とコメントを明確に表現することが重要である。

■ T氏にはどう対処するべきか

　T氏は自分の頭痛について，脳病変を最も心配している。その関連には自らの解釈があるだろう。聞いていくと「縁者がくも膜下出血で亡くなった，それが一番心配」とのことである。その考えへの尊重を示し，共感を表明することは不安を解消する第一歩になるかもしれない。その上で，T氏の頭痛が脳病変とは考えられないことを説明する。恐らくT氏は了解するだろう。しかし，了解が不安の解消にならない場合も珍しくはない。臨床的ケアにおいては，医学的適応のみならず患者のQOLや選好（意向），その他の事情なども考慮しなければならない。そのような意味でCTがやはり必要と考えられれば，施行すべきである。「希望があるから不承不承行う」という態度はとるべきではない。頭痛は，脳病変についてT氏が持っている日頃の不安について，解消する契機になる事柄と考えることもできる。検査を意味づけし，それを伝えることも重要である。しかし，別な場合で，より侵襲の大きい検査や薬剤の要求ならどうであろう。すべてを考慮して，要求の受け入れが望ましくない場合も当然ある。そのときは安易に要求通りにすべきではない。その場合でも理解や共感の態度は，患者の不安など心理的負荷の緩和に有効に作用するだろう。

　現代における情報の増大，価値観の多様化，医療の進歩・決断選択肢の複雑化，慢性疾患の増加，社会資源等の圧力などが相まって，医師患者間で共通の価値観をもつことが難しい状況となってきている。そのような中で，医師患者関係は従来の「権威主義に特徴づけられた関係から，パートナーシップの関係とへ変身」[6]することを求められている。目前の患者に対し，さまざまな配慮を必要とする，この傾向はますます顕著になっていくものと思われる。

2 | パターナリズムと医師患者関係モデル

> **ケース　主治医の説得で帰国したが再入国した外国人エイズ患者**
>
> Pさんは日本人を夫にもつ24歳の外国人女性である．2年前に来日し，日本語はほとんど話せない．近医で初出産時にHIV陽性と判明し，治療を開始したが，結局外来通院を中断した．その半年後，頭痛，嘔吐などで受診し入院，トキソプラズマ脳症と判明した．自国語しか話せぬため主治医は電話通訳で，病名告知を含め対話した．治療で全身状態が改善し，病棟内歩行も可能になった．主治医は医療費や環境等から，その後の治療は出身国が適切と考えた．主に夫と相談し乳児は在日中の実妹夫婦に託すこととし，本人の承諾を得て退院，帰国とした．本国では外来通院となった．その4カ月後，驚くべきことに，かなり悪い全身状態で突然主治医の外来を再受診した．主治医は今までの努力を考え動転した．彼女はなぜ日本に戻ったのか？　何が問題だったのだろうか？

▎医療におけるパターナリズム

　パターナリズムは（温情的）父権主義などと訳されるが，医療の上では「医師が患者のために（本人の意思と関わりなく）善かれと思って行う強制的介入」と定義される．患者が意思表示できないような状況で，医療者が患者のためと考えて，実際には患者が本来望んでいない治療を行う場合がままあるが，それはパターナリズムの一例である．この場合のように，パターナリズムは患者の自己決定権に対する侵害的性格によって否定的に扱われることが多い．患者が自己決定権をどこまで要求できるのかは，医療倫理学上の大きな問題である．しかしここではそれを中心課題とせず，パターナリズムの問題に焦点を絞って考えてみたい．

　この患者の問題はパターナリズムとどう関連するのか？　外国人で自国語しか話せない場合は意思の疎通が不十分になりやすい．再受診後に判明したところによると，Pさんは子どもと別れて暮らすことに耐えられなか

ったとのことである。この点で医療者側が主に相談した夫は，妻にとって最善の代理人ではなく，むしろ自分の都合を優先し，利害は対立していたのである。自国へ帰す，という医療者側の行為が本人の意思に最終的にそぐわないものであったため，危険を冒しても日本へ再入国することになったのである。類型的に「自国がよいだろう」と考えたのは紛れもなくパターナリズムである。しかし，一応の本人の確認がある状況で，パターナリズムの"対極"としての"自己決定権（の尊重）"は侵害されたのだろうか？

パターナリズムのさまざまな側面

　パターナリズムはいくつか分類があるが，医療で問題になるのは，介入される本人に判断能力がない場合における介入（「弱い」パターナリズムと言われる），本人に十分な判断能力がある場合の介入（「強い」パターナリズム）の区分である。医療者側から見て，患者に判断能力がない場合，例えば意識障害患者や乳児の場合などでは，本人の最大の利益を考えて医療を行うことになり，基本的にパターナリズムは許容されていると考えるだろう。もちろん医療者のみが判断するのではなく，代理人（家族など）の判断も必要になるとしても。一方で，患者に判断能力があるときに，パターナリズム的介入を行う場合には大きな問題が生じることになるのは誰しも認めることに違いない。ただ問題なのは，実際の臨床では，許容されるパターナリズムと許容されないものとの間に，微妙に強弱の異なる多くのパターナリズム的な判断が存在することである。医療者はこの種の判断が，何に照らして妥当なのか常に問う必要があるだろう。

　また医師のパターナリズムに対する批判は多いが，その批判の対象はいくつかに区分されるだろう（表4）。これらが混在して議論される場合もあり，注意を要する。自己決定権の侵害として医療訴訟上の対象になるのは，当然のことながら，特定の医療行為である〔表4の1）〕。しかしパターナリズムの名の下に批判の対象になっているのは，医師一般であったり，「このような医師が多い」といった一定の医師の権威主義的態度だったり

表4 医師のパターナリズム

```
1) ある医師のある特定の行為
   (例:宗教上輸血を拒否する患者に輸血した)
2) 一定の患者群に限定した行為
   (例:認知症の患者が嚥下障害を起こすと経管栄養する)
3) ある医師が持っている一般的態度
   (例:傲慢な態度を示す)
4) 医師一般が所有しがちな傾向
```

する。

　患者側から見て,パターナリズムを非難するのは容易であるし,確かに非難の根拠は山ほど存在する。ただ,この点も病いの状況によってはむしろ,パターナリズム的な医療スタイル(いわゆる「おまかせ医療」)を選択したい場合があるのも事実であろう。さまざまな臨床的研究から,患者は置かれた状況により医師の指示的姿勢を選択することが知られている。例えば重症疾患の場合,また高齢者や男性の患者はその傾向があるとの指摘もある[7]。

　結局パターナリズムは倫理的な問題でもあるが,医療者側の問題のみならず,病いや病者の社会における意味,医師・医療者・病院などの役割,病者の受療行動等々,医療全般に関わる歴史的,心理・社会的,文化的に深く根ざした問題でもある。しかしながら,現在は,患者の自律性との関係でステレオタイプ的にしか取り上げらない傾向があるように見える。より深く掘り下げた研究,論考が必要だろう。

■ "パターナリズムと自己決定権尊重"から医師患者関係モデルへ

　パターナリズムから自己決定権の重視へ,という潮流の中で,主に意思決定についての医師患者関係に関するモデルがいくつか提起されている。表5に主なものを示した。おおむね一方の極にパターナリズムやそれに類

表5 医師患者関係の代表的モデル

モデル	医師の役割	価値判断とその前提事項
パターナリズム Paternalistic	患者を助けるためになすべきことを伝える；説明より は安心・保証を与えることに重点を置く	医師は患者のためになることをよく知っている；医師と患者は価値を共有することを前提としている
消費者・情報伝達的 Consumer/Informative	患者の自助努力を助ける。医師は専門家として患者に選択肢を提供する；患者が選択	患者は自分自身の価値判断で決定し、そのことを認知している
解釈的 Interpretive	医師はカウンセラーとして患者を患者自身の価値に合う決断に導く	患者は自身の価値判断を明確化するため医師の助けを必要とする。医師は患者の価値判断を変えようとはしない
審議的 Deliberative	患者が自身の価値判断を見極めることができるよう共に話し合う；今後の望ましい行為を示唆する	患者の価値感は誘導されやすい；医師の義務は患者に健康に関する価値判断を受け入れるよう説得（強要でなく）すること
契約・誓約的 Contractual/Covenantal	仁愛的，共感的，協約的で相互に有益な関係を提供する	価値判断はオープンに討議する。道徳的責任は患者と医師の間で分けもたれるが，強さの違いは認識する
強化された自律性 Enhanced autonomy	"関係-中心性"とでもいうべきモデル。知識を提供，積極的に意見交換する。相違点を明確にし，妥協点を見いだす	患者の利益を最大限に引き出すことに価値がある。そのために互いに影響力を行使すべきであり，立場の優劣はない。

似したモデルを置く。その対極には，いくつかのモデルが考えられている。例えばエマニュエル（Emanuel）らによると，あらゆる選択肢を利益・不利益とともに患者に提示し，その選択は患者に任せるconsumerモデル，

患者の価値判断を医学的決断に解釈しなおして提示し，医師自身は価値判断を差し控えるinterpretiveモデル，患者の価値判断を尊重しながら医師が積極的に価値判断にも加わるdeliberativeモデルの三つのモデルが提示されている[8]。彼らは，consumerモデルは責任を回避するだけで真の患者主体のモデルではないとして，積極的に介入しつつ患者の価値観を最終的に取り入れるdeliberativeモデルを推奨する。ビーチ（Veatch）のcontractualモデル[9]，Stewartらのpatient-centeredのアプローチ[10]，クィル（Quill）とブロディ（Brody）の"enhanced autonomy"モデル[11]なども患者の主体性を考慮したものとなっている。ただし明確に区別するのは容易ではない。

とまれ，これらは実際に医師が採りうるいくつかのモデル的医師患者関係を提示するというより，パターナリズムに基づく関係を排し，自分たちの求める理想の関係を提示しようとしたものであると考えられる。一方でEmanuelらがconsumerモデルという極端な患者決断型を，いわば医師の自己防衛型として排しているのは興味深い。彼らは患者の自己決定権の尊重が，それさえあれば理想的医師患者関係が築ける錦の御旗のようなものではないことを明示している。同様に他のモデル構成者も，患者側，医師側のどちら側からにせよ一方向的な関係は棄て，共同作業としての医療をどのように構築すべきなのか様々に模索しているのである。

■ パターナリズムの彼岸は？

モデル構築などの試みを踏まえて，批判される対象としてのパターナリズムを今一度考え直してみよう。パターナリズムとは，定義にあるように，「患者の利益」を考慮したものである。この「利益」とは何であろうか？例えば患者の乳癌手術中にもう一方の乳房にしこりを認めたため切除し，医療訴訟になった例がある[12]。判決では自己決定権を侵害したとされた。この例での「利益」は，「医学的適応」のみを価値基準とした「利益」である。確かにそれは一種の「利益」であるかもしれないが，あくまでも一

面的なものである。一般的に医師が押し付けたがる価値はこの例のように医学的適応（価値）であることが多い。そこに見られるのは，疾病を見て主体としての患者を見ない，医師の傲岸と言える態度である。cureの偏重，臓器中心的姿勢となりやすい現代医学（biomedicine）の問題点がそこに重なる。つまるところ，パターナリズムの名のもとに非難されているのは，医師が，患者の人生における価値観を主に医学的価値観と同等視して，その人を主体として見る観点が欠落してしまっている医療状況である。医学的価値が医師にとって，最も重要な価値の一つであることは論を俟たないが，その医学的価値を過度に重視する姿勢こそ，医療のパターナリズムとして批判されるものの中核をなしてもいるのである。

　そうしてみると，パターナリズムと自己決定権尊重との対比は，患者の権利を主張する観点からは発想しやすいのかもしれないが，実際の臨床では自己決定権は必要条件ではあっても対立概念ととらえるのは不適切のように思われる。つまり，批判対象としてのパターナリズムは医学的適応など医師の価値に合致する，狭い「利益」のみを考えたものであり，そのようなパターナリズムに対置すべきは自己決定権尊重を一部として含むもっと広範な配慮を示す立場であるだろう。臨床的ケアは本来，医学的適応のみならず，QOL，選好（意思），心理・社会的状況等々，きわめて広範な事項を総合的に判断して決められるべきものである。それらすべての事項を視野に入れることこそ真の意味で「利益」を考えることにつながり，そのような態度がパターナリズムの対極に位置するべきであろう。

　それでは，パターナリズムの超克には医師（医療者を代表させて）は人の価値すべてを知る必要があり，それをすべての患者に適応するのはとても無理ではないか，との反論があるかもしれない。しかし，医療は医師が施し患者が受ける，という一方的関係ではない。その一方的関係を想定するところに，そもそも医療者が陥りやすいパターナリズムの罠がある。パターナリズムの超克は，医療が患者との共同作業であることを認めることが出発点となる。医師が耳を傾けること，患者の考えを理解すること，患

者の立場に立って見直そうとすること，つまりいわば患者に患者の価値を語ってもらうこと，逆に患者が医師によって自らの価値を考え直したり，よりよく知ること，このような医師患者間の価値の相補性と相互確認を含む共同作業こそが，パターナリズムを超える道につながるのである．

■［ケース］を振り返って

　前掲のケースは，自己決定権の尊重の"対極としての"パターナリズムと見ると，焦点がやや曖昧なものとなる．彼女にはっきりした主張はなく，また日本を去るとき自分でも自分の気持ちは不分明であったろう．そうであっても，医療者側が彼女と共同作業する姿勢があれば，彼女が自分の気持ちを十分表明できなくても，子どもへの思いを明確に語るのはごく容易であったと思われる．「エイズ」の重み，疎通の悪さ等々が重なったとしても，実際の臨床対応は批判すべきパターナリズムを示している．

　パターナリズムは，それがやむを得ない，あるいは正当である場合も多い．しかし，正当化され得ないパターナリズムも，恐らくそれ以上に多いように思われる．したがって，医師と患者の関係を折につけ，パターナリズムの軸からとらえ直してみるのは有用である．臨床という場では，複雑な条件の下で，種々の複合的な力が医療者の姿勢ベクトルをパターナリズム側に向けるように作用しがちなのである．

文献

1) フリードソン E：医療と専門家支配（新藤雄三，宝月　誠 訳）．恒星社厚生閣，1992
2) 飯島克巳：外来でのコミュニケーション技法．日本醫事新報社，1995
3) Billings JA, Stoeckle JD：The clinical encounter. 2nd ed. Mosby, St. Louis, 1999
4) 大西基喜，福井次矢：一般診療科における医師患者関係．臨床精神医学講座 special issue 第7巻．1999
5) Bass MJ, Buck C, Turner L et al：The physician's actions and the outcome of illness in family practice. J Fam Pract 23：43-47, 1986

6) アナス G J：患者の権利（上原鳴夫，赤津晴子 訳）．日本評論社，1992
7) Savage R, Armstrong D：Effect of a general practitioner's consulting style on patients' satisfaction：a controlled study. BMJ 301：968-970, 1990
8) Emanuel EJ, Emanuel LL：Four models of the physician-patient relationship. JAMA 267：2221-2226, 1992
9) Veatch RM：Models for ethical medicine in a revolutionary age. What physician-patient roles foster the most ethical relationship? Hastings Cent Rep 2：5-7, 1972
10) Stewart M, Weston WW：Introduction. Patient-centered medicine. In；Stewart M, Brown BJ, Weston WW et al(ed)：Transforming the clinical method, pp xv-xxiv, SAGE Publications, Inc, Beverly Hills, Calif, 1995
11) Quill TE, Brody H：Physician recommendations and patient autonomy：finding a balance between physician power and patient choice. Ann Intern Med 125：763-769, 1996
12) 判例タイムズ 965：206, 1998

（大西基喜）

2 インフォームド・コンセントと真実告知

　ここではインフォームド・コンセント（informed consent，以下：IC）と真実告知（truth-telling）について述べる。ICは臨床倫理学上広く受け入れられている倫理的法的概念の一つであり，自律尊重の原則（respect for autonomy），自己決定尊重の原則（respect for self-determination）を実現するための最も重要な概念であり手続きの一つである。ICの概念や制約，問題点についてはすでに多くの優れた論説や解説があるが，本書でもICの全体像と概念を臨床現場での具体例や質問を挙げつつ簡単に解説する。さらに医療従事者にとっては最も重要でありかつ悩ましい，「医療従事者は医学情報について患者にどこまで説明すべきか」というICにおける情報開示基準について考察を行いたい。

　次に真実告知についてもケースを挙げて考えたい。真実告知はわが国でも過去何十年と議論されているがいまだに結論が出ていない問題である。真実告知の問題は今まで，主に癌の告知に関して議論されてきた。しかし今や，HIV抗体検査やハンチントン（Huntington）病をはじめとする遺伝子診断の結果の告知や，アルツハイマー性認知症をはじめとする認知症状態にある患者，または統合失調症と診断された患者に，病名・病状を説明するべきかが大きな問題となってきている。この意味で，真実告知は古くて新しい問題と言えよう。そして，これからも常に問題であり続けるだろう。ICの文脈でも真実告知は「情報開示」という観点で主要問題となる。ある意味では真実告知はICの出発点になるとも言える。したがって，ここではICと真実告知の倫理的問題について続けて考察したい。

1 | インフォームド・コンセント

> **ケース　1/14,000のリスクを説明すべきか**
>
> 　47歳，女性。Wさんは幼少期の外傷のため右眼を失明していた。左眼は全く正常であった。担当眼科医は「手術によって右眼の視力の回復および美容上の改善が期待される」として，右眼の手術を勧めた。Wさんは「右眼に対する手術がもう一方の眼に影響することがあり得るか」について直接的には質問しなかったが，手術によって引き起こされる可能性のある合併症について多くの質問をした。また，正常な左眼への不慮の害も懸念していた。
>
> 　不幸にも右眼に対する手術は失敗した。さらに交感性眼炎（重症破壊性炎症で他眼の損傷または疾患に続発して起こる虹彩毛様体炎の一型）が合併し，両眼の視力を完全に失ってしまった。文献的には交感性眼炎が発生するリスクは1/14,000であった[1]。
>
> 　担当医は交感性眼炎発症のリスクについて言及すべきであっただろうか。

▍インフォームド・コンセントの骨格

　ICの構造を理解するには，表1に挙げた分類がわかりやすい[2]。これに沿って考えるならば，ICとは，判断能力を備えた患者が，誰からも強制されていない状況下で，十分な情報の開示を受け，それを理解した上で，医師が医学的に患者にとって最善と判断し呈示した診療プランに，患者自身が同意することである。そして，医師の診療行為を患者自身が許可する過程と言える。また医師が患者からICを取る義務を免除される四つの状況も理論的には確立されている（表2）。そして，どのようにして患者の判断能力の有無や医療情報についての理解力を判定するのかが，具体的な臨床上の問題点としてしばしば論じられてきたところである。以下に表1の1）〜7）の項目の意義を「　」内の見解，態度，または言明が正しいか否かについて答える形で考えてみよう。

表1　インフォームド・コンセントの構成要素[1]

誰からインフォームド・コンセントを取ることができるのか？
　1）competence（判断能力）
　2）voluntariness（強制されない自発性）
情報に関する因子
　3）disclosure（情報開示）
　4）recommendation（ベストの治療を勧める）
　5）understanding（理解）
同意に関する因子
　6）decision（in favor of a plan）（勧められた治療に沿った意思決定）
　7）authorization（of the chosen plan）（選択されたプランに許可を与える）

表2　インフォームド・コンセントが適応されない状況

　1）緊急に医療を施さなければならないとき
　2）患者に判断能力がないと判断されたとき
　3）患者が医療情報の開示を希望しないとき
　4）開示される医療情報が患者に明らかに有害と考えられる場合

1）「精神障害を持つ患者からはICを取る必要はない」

　例えば医師が「この患者は統合失調症だからICを取る必要はない」と言ったとしたら，これは正しいだろうか．答えは否である．精神障害がある患者＝判断能力（decision making capacityまたはcompetency）を失った患者ではない．もちろん錯乱状態や過度の興奮状態になる患者から十分なICを取ることはできないだろう〔表2の2）参照〕．一方，精神科で統合失調症と診断されている患者が健診で高コレステロール血症を指摘されて受診した場合，患者は高コレステロール血症の状態や治療法の選択肢，副作用などをある程度理解し，自分にとって何が必要か判断することができる可能性が高い．表3[3]に挙げるように，患者の判断能力は患者の疾患や年齢で一概に決定されるべきものではなく，患者の決定，伝達，理解，一貫性などで決定されなくてはならない．また患者の疾患によっては判断能力が変動することもある．したがって，明らかに意識状態の変容や低下

表3　判断能力の判定法（臨床的判断の指標）[3]

1) 決断ができ，そのことを他者に伝達できる
2) 以下の情報が理解できる
   - 医学的状況と予後
   - 医師が勧める治療の本質，内容
   - 他の選択肢について
   - それぞれの選択肢の危険と利益
3) 決断が安定しており一時的でない
4) 患者の決断が患者の価値観や医療や人生における目的と矛盾しない
5) 決断が妄想や幻覚に基づいたものでない

があってコミュニケーションが不可能という場合を除いて，まずはICを試みることが基本的姿勢になる。

2)「担当主治医から〇〇という研究に参加してほしいと依頼された場合，入院患者は簡単に断ることができる」

このような状況はよくある。わが国では医師患者関係は完全に対等と言い難い面があり，患者はしばしば医師からの依頼や医師が勧めた治療方針を断ることに対して抵抗感を感じる。「本当は嫌だけれど断ると申し訳ない」，「医師は患者より偉いから断れない」などと感じることもまれではないと思われる[4]。また生体臓器移植が可能となっている現代では，本当は臓器提供に相当の抵抗感があるにもかかわらず，他の家族の圧力を感じて臓器提供に同意するという場合もあるかもしれない。これらの場合，患者が本当に自発的に同意しているとは言い難く，何らかの強制力が働いている可能性に配慮すべきであろう。したがって，医療従事者は患者が診療方針に同意する場合，本当に個々人の自発性が保障されているかに細心の注意を払う必要がある。そして，医療者が医療を受ける人々に何らかの勧めや依頼をする場合は言葉使いや態度に十分注意すべきであろう。医師の勧めは，患者によってはある種の強制力を持ちかねないことを忘れてはならない。

3)「医師が最善と考える治療法のみを説明すればよい」,「十分な真実告知をしなくても, IC取得は可能である」

これらについては開示基準と真実告知に関するところで詳細に論じる。ここでは, これらの言明がともに間違いであることだけを記しておく。

4)「現代の医療では患者の自己決定が最も重要であり, 医師の主な役割は診療上の選択肢を列挙することである」

このように述べる医師と患者の関係は, 消費者・情報伝達的な医師患者関係になりがちと言えよう（第2章1参照, 28ページ）。この態度は一見正しいように見える。しかし, 医療従事者, 特に医師の使命という観点から言えば, 実は非常に大切な点が抜け落ちている。それは自らの知識と経験に基づいて患者にとって最も利益になることを勧めるということである。もちろん最終的に治療方針を決めるのは患者である。しかし, 医療に関する情報はしばしば理解が困難であり, かつ, 患者は医師に単なる選択肢のリスト以上のものを求めて医療機関を訪ね, 信頼できる医師が勧める診療方針を知りたいと望むことが多い。例えば患者や患者家族は,「あなた（医師）が患者だったらどのような治療を選びますか」,「あなたの家族の一人が同じ病気になった場合どのような治療を勧めますか」などの質問をする。これらの質問は医療を受ける人々が, 医師がどのような治療が最も好ましいと思っているかを知ろうとする試みに他ならない。医療の目的の一つは患者の利益になることを行うことであり, 医師は自分が最善と考える診療方針を勧めることでこの目標を実現しなくてはならない。しかし後述するように, 医師の診療方針の勧めは選択肢の一つとして提示されるべきであり, 医師がベストだと考える検査・治療方法だけを説明すればよいということにはならないことに留意すべきである。

5)「ほとんどの患者は医師の説明を容易に理解できる」

この見解も間違っている。精神疾患や意識状態の有無に関わらず, 医療を受ける人々にとって医学用語や疾患の概念を理解するのは極めて難しい。診療行為の結果の不確実性を理解するのはさらに困難であろう。例え

ば医師はしばしば患者に「肝機能障害があります」と説明するが，この言葉が実際何を意味するかをどれだけの患者が理解できるであろうか。例えば高血圧を主訴に来診した患者がその合併症を理解することは容易ではない。降圧剤を服用して血圧が正常化した患者が「血圧も正常に戻ったし薬をやめてもよいか」と尋ねるのもまれではない。また経験的に言えば，患者の多くは説明された内容の半分は忘れてしまう。もちろん患者の個人差や疾患自体の複雑さにもよるが，一般的に自分（医師）の言葉は相手には簡単に理解されないと思っていて間違いはないだろう。医療者が日常的に使用する言葉や確率論的考え方は，多くの患者にとっては全く馴染みのない外国語のようなものだと思っていたほうがよい。医療従事者の常識は世間では全く通じないとも言える。例えば車に詳しくない医師が，自動車会社のセールスマンから自動車の性能に関して事細かに説明を受けても半分も理解できないのと同じである。したがって，常に自分の言葉は理解されているとは限らないことを認識しつつ，「わかりましたか？」，「何かご質問はありませんか」などと聞きながら丁寧に説明し，十分な理解に基づいたICを取得するように努める必要がある。

6）「ほとんどの患者は医師が最善と考える診療方針に同意する」

この予想も正しくない。第4章の「終末期医療についての倫理的検討」でも述べるように，人それぞれ異なった価値観や死生観を持っている。人生において優先されるものも様々である。日常臨床の様々なレベルで，患者が勧められた診療方針に同意しないことはまれではない。したがって，患者は医師の治療方針に従うという前提を持つべきではない。患者が同意しないからといって，患者の判断能力を疑ってかかったり診療を放棄することも正当化されない。医療従事者として行うべきことは心を尽くしてベストと考えられる診療を勧めることであり，言葉を尽くして説得することである。情報操作や強制ではない。医療行為の結果を引き受けるのは患者であり，患者が最終的な決定者であることは常に心しておく必要がある。

7)「臨床現場で診療行為が実施される許可を与えるのは患者である」

以上の説明で，自分に対して診療行為が行われる許可を与えるのは患者自身であることが理解されるであろう。患者がauthorizeして初めて医師の指示が実行されるのである。したがって，この見解は正しい。

以上，ICの内容について説明した。ICは表2に示したように限定された状況でしか実施できないが，それが可能な場合はすべての患者に対して行われるべきである。研究倫理（第2章7参照，87ページ）ではとりわけICが重要視される。したがって，単に「十分な説明を受けた上での同意」という理解だけでは不十分であることを確認したい。IC実施には，判断能力，自発性，十分な情報開示，理解，最善と判断される診療プランの勧め，患者の許可（同意）が常にキーワードとして留意されなくてはならないだろう。

■ インフォームド・コンセントにおける十分な開示基準について

さて，次に医療従事者は医学情報について患者にどこまで説明すべきか，どのような医療情報が医学的倫理的に患者の意思決定に必要なのかについて考えたい。開示される医学的情報に関する考察はとりわけ重要である。なぜなら，患者の理解すべき事項も患者の診療上の選択肢に関する希望もそして何に同意するかも，すべて何が説明されたかにかかってくるからである。多くの患者にとっては，医師の説明が判断の基礎になる。例えば自分がHIV抗体陽性だと知らされていない患者には，抗ウイルス剤使用についてのどのようなICを与えることも不可能である。ハンチントン病の遺伝子を検査することを開示されていない患者が，その検査を受けるか否かを自分の人生観に照らし合わせて判断することはできない。したがって，開示される情報の量と質は最も重要な考察事項に属する。

一般には，患者とともに検討すべきとされる医療情報は，医師が勧める検査や治療の内容，検査や治療の予想される利益，危険，結果，他の治療法の予想される利益，危険，結果，そして，医師が勧める検査を受けない

ことによる危険性などである[5]。

　情報開示の基準については，ICの概念が誕生し確立した米国では専門家基準と合理的患者基準の二つが主流であるが，個別の患者の情報開示に関する希望と必要性を根拠にする国もある（個別患者基準）。これら三つの開示基準のうち，医療従事者はいずれの基準に照らして自らの説明内容の適切さを判断すべきであろうか。それぞれの開示基準の意味と問題点に触れつつ，冒頭の症例の問いかけに応える形で開示基準の問題について考えてみよう。以下の議論では，あくまでも倫理的正当性について考察する。どのような基準が医療訴訟など法的に用いられるべきかという問題は，本書の目的と範囲を超えるため議論しない。

▎三つの情報開示基準の定義と問題点（表4）

　専門家基準は合理的医師基準や専門的慣行基準などとも呼ばれる。適切な開示は「医師などの専門家の集団における伝統的な慣行によって決定される」と考える基準である。同基準を提唱した1960年の医療裁判では，「医師の開示義務はリーズナブルな医療者が同じ，あるいは似たような状況下で行うであろう開示に限られる」としている[6]。したがって，上記の症例でWさんに，交感性眼炎が発生する1/14,000のリスクを説明すべきかどうかは，この事例が問題になった時期に，その他大勢の眼科医が交感性眼炎について患者に説明していたか否かによることになる。

表4　各情報開示基準の問題点

- 専門家基準
  （パターナリスティック・モデル）
- 合理的患者基準（客観基準）
  （自己決定モデル）
- 個別患者基準（主観基準）
  （自己決定モデル）

しかし，この基準を判断基準とすると以下のような問題が起こる。

❶ 専門家集団の成員による専門的証言のみが判断材料になる可能性がある。

❷ 専門家間で合意が得られていない場合に判断ができなくなる。

そして，おそらく最も大きな問題は，

❸ 専門家の大多数が，不十分な医療情報しか提供していない場合，低い水準の開示基準が認められてしまう点

であろう。例えば，患者に抗ヒスタミン剤を処方するときに，眠気，ふらつき，口渇などほとんど必発の副作用を説明しない医師ばかりであった場合，これらに言及しないことによって正当化される事態が生じることになり，ICの目的である患者の自己決定（自分で考え，自分で決定し，その決定に従って行動し，その責任を取る）や患者の納得と満足を実現することは不可能であろう。

合理的患者基準は客観基準，または理性的人間の基準とも表現される。この基準に従うならば，適切な開示とは「理性的人間が，医療を受けるか否かを決定するときに知る必要があると判断するであろう情報を説明すること」になる[6]。この開示基準を根拠に考えるならば，理性的人間がWさんの立場に立って手術を受けるかどうかを決める際に，1/14,000の交感性眼炎の発生リスクを知ることが必要と考えるかどうかが最も重要な観点となる。しかし，この基準にもいくつか難点がある。

❶ 合理的患者をどう定義するか明確でない。

❷ 抽象的な合理的患者を実例にどう当てはめるか不明で解釈の余地が大きい。

そして，医療現場で起こりうる問題として，

❸ 医師は合理的患者がどのような質と量の情報を希望するかわからないため，あらゆるリスクを羅列し説明する

ことになろう。確かに専門家基準に比べて，一般的な患者の情報開示に対する希望を満たす可能性は高くなる。しかし，たとえ同一の立場に立って

も，人によって，同じ情報に対して価値づけの仕方が異なることが予想される。

例えば，胆嚢炎後に胆嚢摘出術を受けるか否かを決める際に，成功率や予後以上に術後の回復期間がどの程度かかるかについての情報を最も重要と考えた患者がいた。この患者は以前にも開腹手術を受けた経験があり，そのときは術後の痛みや入院期間が長引き，そのような思いだけは二度としたくないということであった。また，一つの医療行為についてあらゆる副作用や結果を説明することは，時間的に言っても不可能である。

第3の判断基準は，主観基準とも呼ばれる個別患者基準である。この基準は，仮定上の合理的患者が一般的にどのように考えるかを想像するのではなく，実際に目の前にいる患者がどのような医学的情報を意思決定に必須と考えるかで開示の適正を判断する。実際は裁判で用いられる基準なので，患者が何を知りたいと考えたか，という考え方になる。人はそれぞれの人生経験や家庭環境，信仰，健康問題などで何に価値を見いだすかが異なっている。したがって，本当に患者の自己決定を促すためには，個々の患者の個人的背景を熟考した上で開示する情報を決めなくてはならないという考えである。冒頭の〔ケース〕でいうと，左眼しか残っていないWさんにとっては1/14,000の可能性であっても交感性眼炎の発症リスクを知りたかったか，その可能性を知ったなら右眼の手術を受けなかったかどうかが問題点となろう。しかし，この個別患者基準も以下のような難点がある。

❶ 医師は通常，個々の患者の背景や価値観を深く知ることはできない
❷ 患者自身も何が最も重要な情報かわからないことがある
❸ 治療結果に満足できない患者が，後になって（特に裁判などで）「これこれを知っていたらそのような診療は受けなかっただろう」という報復的な欺瞞的態度を取ることを可能にする

などである[7]。

しかし，そのような問題点にもかかわらず，倫理的観点からは個別患者

基準が最も好ましいと考えられる。なぜなら臨床現場で医療従事者が接しているのは個々の個人としての患者であり，それぞれの人生と価値観，そして悩みを持って医療機関を訪れるからである。実際の患者がある特定の情報——例えば，1/14,000の失明リスク——を知りたかったと述べているときに，「合理的な人がその立場に立っても，そのようなことは知りたがらなかったであろう」という理由で，リスクの非開示を正当化することはできないであろう。それでは，この個別患者基準を実際にうまく利用するには，どのようにしたらよいであろうか。

医師の思考過程を患者と共有する対話モデル
——〔ケース〕の問いに対する判断

　三つの情報開示基準のうち倫理的に最も好ましい個別患者基準を臨床現場で役立つものにするためには，ブロフィー（Brophy）が述べるように，ICを「医師が自らの医学的考察や利益と危険についての判断の内容を患者と共有し，患者が最大限に意思決定に参加できる対話の過程」ととらえることが大切であろう。ここでは，医師が特定の診療行為を勧める際に，患者になぜその治療を勧めるのかについての根拠を話し，患者は満足がいくまで質問する。つまり，医師は自分の思考過程を「開示（透明化）」することで患者と情報を共有し，患者の質問を促し患者が希望する範囲で治療方針の決定に参加することになる[8]。患者はこの過程で，どの程度意思決定に参加したいのかだけでなく，自分は何を最も知りたいのかを明らかにすることができるであろう。例えば，ある患者にとってはサイアザイド系降圧剤の多くの副作用のなかでインポテンツのリスクを知ることが最も重要かもしれない[9]。

　すでに左眼しか残っていないWさんにとっては，交感性眼炎発症のリスクはどれだけ小さくても知る必要があったと考えられる。したがって，倫理的には，担当医師はこのリスクに言及するべきであった。

2 | 真実告知

> **ケース　癌告知をするべきか**
>
> 他の医療機関で進行性肺癌と診断された70代の女性患者が入院した。前医では病名や予後については説明がされておらず，患者本人に進行癌の診断告知をすべきか否かが病棟カンファレンスで議論になった。一人の医師は「日本では患者本人に対する病名告知は一般的でない。したがって，家族と話し合って治療方針を決めていけばよい」と発言した。一方，米国に留学経験のある別の医師は「日本でも米国なみに告知を行うべきだ」と主張した。担当医は患者本人に癌の告知を行うべきだろうか。何を根拠に判断すべきだろうか。

真実告知は行われるべきか：文化

　まず〔ケース〕に則して真実告知の是非を，よくある文化の差異に依拠した議論に焦点をあてて考えてみる。わが国で臨床倫理の重要性や倫理教育の意義，そして倫理的判断の正しさを考慮する上で必ず問題になるのが文化や伝統の差異だからである。〔ケース〕で言えば，「ここは日本だから患者本人への癌の告知はすべきではない」いう根拠で臨床現場での倫理的判断を下そうとする態度である。このような態度は妥当と言えるだろうか（文化相対主義の解説は第3章1参照，155ページ）。

　確かにわが国においては，伝統的に患者本人に癌の告知をすることは多くなく，まず患者の家族に告知の是非を尋ねることが慣例になっている場合もある。わが国の告知の実態を調べた報告や論文の結果からは，患者本人に癌の告知が行われるのは5人に1～2人程度という結果が出ている。また，臨床倫理学領域の国際比較研究や報告の多くは，社会や文化によって真実告知や延命治療などの実践が大きく異なっていて，英語圏に比較すると日本やアジアでは本人への告知率が低いことを示している[10,11]。しかし，「日本では患者本人への告知はまれ」という「事実」から，「日本では

患者本人への告知はすべきではない」という結論は自動的には出てこない。単に実態や現状を示した記述倫理と，「何がなされるべきか」を考察する規範倫理は混同されてはならない。例えば，患者が告知を強く希望していた場合，「ここは日本だから告知しない」という態度が正当化されるだろうか。状況が変化し，癌の告知率が50％になった場合，どちらが「日本の文化」なのであろうか。非告知によって患者の苦痛が増す場合でも伝統的態度を維持すべきだろうか。さらに患者の希望調査を行うと過半数は告知を希望している[10, 11]。ある意味では癌を告知しないのは，医師という「権威的」な立場にある集団の文化であり，それを患者の希望より優先させる正当な理由はない。同様に「米国ではほぼ100％告知を行っているから」という理由も正当な根拠たり得ない。米国や西洋において確立し使用されている倫理規範や倫理原則が，唯一絶対という証拠はどこにもないのである。したがって自他の区別にかかわらず，盲目的に文化の特性を根拠にした意思決定は適切でないと考えられる。

▍真実告知は行われるべきか：家族，受容能力，希望

今，冒頭のケースでは「文化的事実」を根拠にしても倫理的に何をすべきかは見えてこないと論じた。それでは，担当医師は何を根拠に患者本人への真実告知の倫理的是非を判断すべきであろうか。主に判断の根拠として検討される要素としては，家族（本人以外の人々の希望），受容能力（危害の可能性），患者の希望・意向（自己決定）があると思われる。患者が真実を知ることを希望し，患者には十分につらい真実を知るだけの強さがあり，家族が告知を受けた患者を積極的に支えようとしている場合，真実告知には文字通り何の問題もないであろう。

一方，患者本人が事前に熟考の上で真実を知りたくないという意向（preferences，選好とも訳す）を示した場合，患者の意向に反して真実を知らせることは正しいことだろうか。答えは否である。まず第一に患者の真実告知に関する希望が尊重されるべきだろう。患者への真実告知をそれ

自体として絶対的に正しいもの価値あるものと考えるのではなく，反対に，結果として患者の希望を満足させず，かえって不幸にするような真実告知には価値がないと考えるべきだと思われる．この考え方は告知がほぼ100％行われている米国で発達したICの概念にも共通で，「患者が医療情報の開示を希望しない」〔表2の3）〕場合はICを取る義務が除外されると明記されている点からうかがえる．遺伝子疾患の発症前診断などの文脈では検査を受けない権利や，自分の意に反して自分の病気について知らされない権利が確立している．特に治療法が現時点で存在せず，患者本人が現在そして将来にわたって他の誰にも害を及ぼさないのであれば，患者の「知らずにいたい」という意向が尊重されるべきだと考える．

次に患者が告知を希望していて家族が患者への告知に反対している場合，患者に告知しないことは正当化されるだろうか．このような場合の非告知は正当化されない．なぜなら，医療は一義的に患者の利益のために行われるべきで，家族のためではないからである．例えば，読者がHIV感染症を心配して検査を受けたとしよう．それを家族が知って，結果を自分たちだけが知ってあなたには知らせないことにしたとする．あなたは結果を知らされないことをどう思うだろうか．もちろん，「自分は知りたいが，家族が知らせたくないなら，知らなくてもよい」ことを選ぶならばそれでよいだろう（もちろんこの場合はsafer sexを行う義務が生じる）．以上より，告知の是非を考えるにあたって，問われるべきことは次のような項目だと考えられる．

❶ もし，病気が癌を含む悪性のもの（命にかかわり，治療の難しいもの）であった場合，本当の病名を知りたいか？

❷ もし，病気が悪性のものであった場合，どの程度詳しく病状の説明を希望するか？

❸ もし，悪性疾患の病名を知りたいと希望しているにもかかわらず，家族が病名を告げることに反対しているとき，主治医はどのようにすればよいか？

❹ 本当の病名を患者本人に告げない場合，主治医はその後の治療法や今後の見通し説明，治療方針の話し合いを家族とすることになるが，それでよいか？

そして，患者が真実告知を希望し，かつ家族が反対したとしても病名を自分に説明してほしいと回答した場合には，真実告知は行われるべきである。一方，自分は告知を希望するが家族が望まないなら病名を知らされなくてもよいと回答したならば，告知は行われなくても許されるであろう。患者が告知を希望しているにもかかわらず家族が反対している場合には，患者の記入した回答を家族に見せ患者の家族を説得するように努めることが必要であろう。したがって，今回のケースにおける判断は，患者の希望を明確にしそれを尊重するというものである。

最後に考慮すべきは，表2の4）にもある「開示される医療情報が患者に明らかに有害と考えられる場合」である。わが国ではしばしば「受容能力」と表現される。患者の家族もしばしば「誰某は決して告知には耐えられない」から告知をしてほしくないと医療従事者に要求する。また医師のなかにも「あの患者は精神的に弱く告知には耐えられないだろう」と真しやかに述べることがある。患者が告知を希望せず，患者にいわゆる「受容能力」がない場合問題は起きない。告知はされるべきではない。しかし，患者が告知を希望し，周りの人々が患者に「受容能力はない」と判断した場合はどうだろうか。おそらくこのような場合は患者の希望の安定性や持続性と「受容能力」の正確さの両方が検証されなくてはならないだろう。そして，患者の意向・希望が安定していて真摯なものと判断された場合は，告知することが許容されると考えられる。医療は患者の満足のために行われなくてはならず，かつ，患者の自己決定には自己決定によって引き起こされた結果に対する責任も含まれるからである。もちろん誰がみても重度のうつ病であり，いつ自殺してもおかしくない患者に告知はすべきではない。時期を考慮しない告知は患者に害を与える可能性が大きい。しかし一般的に医師や家族によって使われる「受容能力」には，定まった判定基準

も評価手順もなく，客観的にそのような能力が測定できるかは甚だ疑問である。また「受容能力」には家族や医療者側の知らせたくない，どのように知らせたらよいかわからないという判定者側の心理が入り込む余地があることも忘れてはならない。もし「受容能力」を根拠に真実告知を差し控えるならば，第三者的な立場にいる精神科医による診断が要求されよう。したがって，基本は患者の意向であることを確認すべきである。つまり知りたいと表明する患者には知らせ，知りたくないという患者には知らせないという結論になろう。

3 | おわりに

本項ではICと真実告知について，主に医療従事者，特に医師の立場からどうするべきかについて論じた。しかし，小児科領域での真実告知の問題や，優性遺伝をする遺伝病を持った患者が自分の子供にいつ，何を，どのように伝えるべきかなど，より困難な問題があることを付け加えておきたい[12]。医学が進歩すればするほど，真実告知の問題は拡がっていくと思われる。

文献

1) Skene L : Doctors' duty to inform patients. Bioethics News 12 : 46-48, 1993
2) Beauchamp TL, Childress JF : Principles of Biomedical Ethics. 4th ed. Oxford University Press, New York, 1994
3) Lo B : Resolving ethical dilemmas ; A Guide for clinicians. pp82-89, Williams & Wilkins, Baltimore, 1995
4) Asai A, Ohnishi M, Nishigaki E et al : Attitudes of the Japanese Public and Doctors Towards Use of Archived Information and Samples Without Informed Consent : Preliminary Findings Based on Focus Group Interviews. BMC Medical Ethics 3 : 1, 2002.（http://www.biomedcentral.com/1472-6939/）
5) Lo B : Resolving Ethical Dilemmas : A Guide for Clinicians. pp24-35,

Williams & Wilkins, Baltimore, 1995
6) 長岡成夫：アメリカにおけるインフォームド・コンセント概念. 生命倫理 8：63-68, 1998
7) Beauchamp TL, McCullough LB : The management of medical information : Legal and moral requirements of informed voluntary consent. In ; Edward RB, Graber GC(eds) : Bio-Ethics, pp130-141, Harcourt Brace Jovanovich, San Diego, 1988
8) Brophy H : Transparency : Informed Consent in Primary Care. The Hasting Center Report 19 : 5-9, 1989
9) Arras J : Antihypertensives and the risk of temporary impotence : A case study in informed consent.
10) Asai A : Should physicians tell patients the truth? West J of Med 163 : 36-39, 1995
11) Todd SE, Michael D et al : Responsibility and cancer disclosure in Japan. Soc Sci Med 54 : 281-293, 2002
12) 武藤香織：検体のまま取り残されないために. 現代思想 30：228-245, 2002

〔浅井　篤〕

3
医療現場における守秘義務と警告義務

　守秘義務は医療従事者が守るべき職業上の基本的義務の一つである。言い換えれば，非常に重要な倫理原則の一つである。一方，医療を受ける人々の秘密を守ることによって問題が生じるケースもある。ここでは，なぜ患者の秘密が守られなくてはならないか，現代医療において守秘の範囲をいかに定義すべきか，さらに守秘義務の限界，つまり，どのような状況であれば医療従事者の守秘義務放棄が正当化され得るのかについて倫理的観点から考える。

1｜プライバシー（privacy）と秘密保持（confidentiality）

> **ケース　秘密はどの範囲で守るべきか**
>
> 　ある病院で将来のカルテ制度を検討するための話し合いが持たれた。この病院では長年，各科1カルテ制を取っており，患者が受診している診療科の数のカルテが作られていた。
> 　このような状況下で，ある診療科長が1患者1カルテ制の導入を提案した。患者を一人の個人として全人的医療を行い，かつ，効率よく医療情報を収集，把握するためには必須であるという主張である。これに対してある科の医師は，「1患者1カルテ制を導入すると，患者のプライバシーが侵害される。患者は主治医にのみ個人的な情報を提供している。一つのカルテになったら他の科の医師もそれを見ることになる。特に中絶歴など主治医以外に

知られたくない秘密が，多くの医師たちの目に触れることになる。これでは守秘義務が守れない」と述べ，従来の各科1カルテ制を擁護した。1患者1カルテ制では，患者に対する守秘義務は守られないのであろうか？

守秘義務の重要性

医師を含む医療従事者は診療を行う過程で入手した患者個人に関する秘密を保持する義務がある。この秘密保持の義務は守秘義務と呼ばれ，ヒポクラテスの時代から医師が守るべき倫理原則の一つとされている。なぜ医師は患者から得た医学的または個人的情報の秘密を保持しなくてはならないのであろうか？ いくつかの理由が挙げられている（表1)[1]。

第一に，患者のプライバシーと自律を守ることが挙げられる。個人のプライバシーに対する権利は，日本国憲法でも保証されている基本的人権の一つである。プライバシーは通常「秘密」，「私生活」などと翻訳される。人権や倫理の文脈においては「干渉されないこと」や「いつ，どのように，そして，どの程度，個人や集団に関する情報を他者に知らせるかを決定する権利請求」などと解釈される。一般的に，他者から触れられない自由（身体に関するプライバシー），個人に関する情報の秘密保持と匿名性（情報に関するプライバシー），私生活を形成する個人的な事柄に関する自律的な選択（決定に関するプライバシー）などに大別される[2]。例えば，医師は医療面接を通して患者の中絶歴や精神疾患の既往やHIVや梅毒感染

表1 秘密保持が必要な理由[1]

- 患者のプライバシーを尊重するため
- 患者の自律的判断を尊重するため
- 医学的理由による不当な差別を防止するため
- 医師患者間の信頼関係を築くため
- 患者の秘密を保持するという約束を守るため
- 医療行為の効用を高めるため

の存在など,高度に個人的で誰もが秘密にしておきたい情報を入手することがある。これらが無制限に第三者に知られた場合,個人生活や人間関係の崩壊,失業や差別を受ける危険性がある。個人が他者から不当な介入を受けずに医療や人生における選択を行うためには,これらの個人の秘密は保持されなくてはならない。

　第二に,医師患者関係において相互の信頼を確立,維持するためにも守秘義務の遵守は重要であろう。わが国を含め多くの社会では,ヒポクラテスの時代から,「医師は患者の秘密を許可なく他者に漏らさない」ということが,医師患者関係の基本的な大前提になっている。言い換えれば,医師は個人としても職業集団としても,患者と社会に対して個人の秘密を守ると約束している,と考えられる。そして,約束を守ることは重要な倫理的義務である。また,友人関係や婚姻関係などと同様に医師患者関係においても,秘密の保持の原則がなければ信頼関係を確立できない。

　第三に,医療の効用を最大限に高めるためという結果主義的,功利主義的理由も重要である。患者は,医師は患者の秘密を許可なく他者に漏らさないと信用しているからこそ,通常であれば誰にも言わないような個人に関する事柄を打ち明ける。例えば,医師が守秘義務を守らないかもしれないと考えた場合,患者は自分の性生活や精神疾患に関する情報,結婚生活における配偶者との葛藤などを医師に述べないかもしれない。不完全な情報収集は正確で迅速な診断や治療の妨げになるであろう。また,検査結果が容易に外部に漏れると考えたならば,HIV感染症やその他の性病などを疑っている患者は検査を受けることをためらい治療の機会を逸してしまうかもしれない。したがって,患者が躊躇なく安心して医療機関を利用し,かつ,診療行為の効用を高める意味でも患者の個人情報の秘密保持は重要である。

■ 現代医療における秘密保持

　ヒポクラテスが「患者の秘密を決して他言しない」と誓った時代は,現

表2 論文紹介：医学における秘密保持──老朽化した概念[3]

> 筆者は，伝統的な秘密保持（confidentiality）は役に立たないすたれた概念であると述べる。何十人もの医療従事者が一人の患者の医療にかかわる現代医療では，守秘義務の概念の再定義が必要であり，診療上の必要性（need to know）があって医療記録に接する人々に限って秘密保持の範囲を広げるべきであろうと主張する。
> そして，現代医療における守秘義務のあり方を患者に明確にしておくべきだとする。一方で，以前と同様，軽率な言動で患者の秘密を漏らさないよう留意すべきであると結論する。

代のような専門細分化やチーム医療形態が存在しない，一人の医師と一人の患者が一対一の関係の中で診療行為が行われることが多かった時代と考えられる。一方，数多くの医療従事者（担当医，研修医，医学生，看護師，検査技師，その他の関係者）が一つのチームとして患者の診療に携わることが一般的になっている現状で，特定の医師とその患者の間のみで秘密保持をとらえるならば，医療従事者が守秘義務を遵守することは文字どおり不可能であろう。守秘義務に関する1982年のシーグラー（Siegler）の論文では，一人の患者の診療のために少なくとも75名の人々が患者のカルテに接する正当な必要性と機会があったとし，伝統的な守秘の概念は老朽化し使い物にならないと述べている（表2)[3]。つまり，多くの医療従事者が働いている病院や医療施設では，秘密保持の範囲は個人の医師ではなく患者の診療にかかわる一つのチームと考えるほうが現実的であり適切である。多くの専門科にまたがった診療が必要な場合，精神疾患や薬物使用歴などは，患者の診療にかかわっているすべての医師が把握しておくべき医学的情報であろう。

例えば，各科1カルテ制を続けている大学病院の内科の夜間救急外来に「かぜ」を主訴に患者が受診したとしよう。問診によって慢性的な微熱と右側睾丸痛があり，2週間前には排尿困難を主訴に同病院の泌尿器科に通院していることが明らかになった。診察では，右側睾丸の圧痛と前立腺圧

痛と肥大がみられた。手元には内科のカルテのみで泌尿器科の記録はない。患者が泌尿器科的にどのように診断され治療されているのかは不明で，かつ，患者は自己判断で処方されていた薬を1週間にわたって中断していたため治療の状況が全く把握できなくなっていた。1患者1カルテ制であれば，そのような情報収集が瞬時にして可能である。もちろん各科1カルテ制でも，問題が上気道炎ではなく泌尿器科的であると判明した時点で，診療記録を取り寄せることは可能である。しかし，それに要する時間と人的労力は無視し難いものである。

■ 1患者1カルテ制では患者の秘密は守られないか

　ここでは，まず冒頭の〔ケース〕で言及された1患者1カルテ制の守秘性の問題について考えたい。〔ケース〕で1患者1カルテ制に反対している医師のように，一つの科の情報は他の科の医師に知らせてはならない，見せてはならないという考え方は，少なくともいくつかの点で問題がある。
　まず，自分が診療を行っている科の情報のみが特に「秘密」を要求すると考えることである。確かに違法な薬物使用や精神科入院歴，さらに中絶歴などは高度に個人的で秘密保持が極めて大切であることは論を俟たない。しかし患者にとっては，職業歴や飲酒歴，家族関係なども同様に秘密を要求するものであるかもしれない。医師が医学情報のプライバシーの重要順位を一方的に決めるのは不適切である。
　次に，前述の態度には，「自分，または自分の科の医師は守秘義務をきちんと守るが，他の科の医師はわからない」という他科医師に対する信頼の欠如がある。しかし，ある科の医師が他の科の医師よりも倫理的に厳格であると考えるのは根拠のない態度ではなかろうか。例えば「内科の医師が女性患者の性活動を知ったなら，患者の不利益になるような言動を起こす」理由はないように思われる。どの科の医師であれ，何らかの倫理的に受け入れ難い動機があれば，カルテ制度にかかわらず患者の秘密保持は容易に危険にさらされるであろう。

また，女性のプライバシーに多くかかわることが多い専門科でも，外来担当の主治医のみが一人の患者すべてについて診療方針を決定しているわけではない。医学教育や症例検討会，さらには入院治療などの過程では，やはり多くの人々がチームとして患者の秘密に接することになる。やはりここでも，担当医と患者の一対一の関係の中で秘密保持を行うことは不可能であり，各科1カルテ制でもヒポクラテス時代の絶対的な守秘義務は守られない。反対に医学的な点からいって，医師と患者が閉鎖的な関係で診療を行うことはquality controlの観点からも問題がある。

プライバシーと守秘義務の適応範囲

今まで1患者1カルテ制が，プライバシーと秘密保持の観点から正当化されるかを考察してきた。そして，専門科別の複数カルテ制よりも医療の効率，患者の医学的利益の点で優れていることを述べた。また，倫理的な観点から考えても，医師のカルテに接するときの基本的な意図が倫理的に適切であれば，どちらのカルテ制度でも患者の不利益につながることはないと考える。医師の個人的利益のために患者のカルテを見ることは論外であり，また悪意がなくても，患者の利益になる症例検討会や教育の場以外で，不注意に患者の匿名性が保たれない形で患者についての情報を議論することも好ましくないであろう。誰であれ「自分の秘密が知らないところで人のうわさの種になっている」と思うことは極めて不愉快なことである。

表3 守秘義務の境界が曖昧な領域

- 患者の秘密を患者の許可なく，その家族に知らせてもよいか。
- 患者の遺伝子情報は患者個人に属するのか，家族と共有されるべきものか。
- 未成年患者の親に，患者の個人的情報を知らせることは倫理的に正当化されるか。
- 匿名性が保証された方法によりカルテ調査で研究データを収集する場合，個々の患者の事前の許可が必要か。
- 患者が同定できない状態の検体は研究に使用してよいか。

最後に，患者のプライバシーと守秘義務の範囲について，患者の希望を明らかにしておくことが極めて重要であろう。もし，患者が明確に特定の医師以外の医療従事者にはカルテを見せたくないと希望するならば，可能な範囲で守秘を行うべきであろう。また，表3に問題になる領域について挙げた。

2｜医療従事者の警告義務：守秘義務の限界

> **ケース　守秘義務の放棄が許されるのはどのような場合か**
>
> 　20歳代後半の既婚男性が数日続く倦怠感と微熱を主訴に来院した。問診上，輸血歴や家族歴に特記すべきことはなかったが，数か月前に配偶者以外の女性とコンドームを用いない性交渉があった。身体診察上頸部リンパ節腫大が認められ，患者の同意の上で行われた抗体検査でHIV感染症と診断された。担当医師は患者に診断，病状，予後を説明するとともに性交渉や血液による感染の可能性にも言及し，患者の配偶者も検査を受ける必要があると説明した。しかし，患者はHIV感染の事実を妻に話すのをためらった。担当医師はどうすべきであろうか。

■ 守秘義務は絶対的（absolute）義務か相対的（prima facie）義務か

　医療従事者が守秘義務を放棄しても正当か否かは，守秘義務を絶対的な義務ととらえるか，相対的義務（prima facie，一見自明な，通常は守らなければならないものと意識されるが，他の義務や権利と拮抗した場合，そのうちの一つを個人の判断によって優先させることができる）ととらえるかにかかってくる。換言すれば，患者の秘密保持に対する権利が絶対的なものか否かという問題になる。例えば，国際医学倫理規範では医療従事者の守秘義務は絶対的なものと定めている。また，フランスやベルギーでも，患者自身ですら自分の秘密保持に対する権利を放棄できないと法的に定め

ている[4]。

　ある論者は,「守秘義務は全か無かであり妥協の余地のない絶対的義務である。患者の秘密を守ると宣言しておいて,後になって否定するのは虚偽である。さらに,守秘義務の放棄は確実に患者に害を与えるが,患者の秘密を漏示することで得られる社会の福利や第三者の利益は推定上のものに過ぎない。したがって,守秘義務は絶対的義務として尊重されるべきである」と述べている[5]。冒頭の〔ケース〕について述べるならば,担当医師は患者が同意するか否かにかかわらず,患者以外に患者の秘密――HIV感染症に罹患していること――を話してはならないことになる。しかしながらその結果,患者の配偶者はHIVに感染していないなら夫からの感染を避ける機会を失い,すでに感染しているのであれば迅速で適切なケアを受ける機会を失うことになる。また,表4のタラソフ（Tarasoff）のケースのように,インタビュー中の精神病患者が「特定の個人を殺そうと思っている」と発言しても,その個人に医師は注意を促すべきでないということになる。

　一方,英国や米国,他の英語圏の国々では,医療従事者の守秘義務を相

表4　歴史的症例（Tarasoffのケース）[6]

　1969年8月,Pという精神病患者が大学病院の外来クリニックの担当医に,「ある未婚の女性が外国から帰国したら殺害するつもりだ」と述べた。患者はその女性の具体的な氏名を述べなかったものの,その女性が誰なのかは容易に予想ができた。主治医たちは患者を精神病院で診察するべきだと決定し,大学警察に拘留を依頼した。警察は短期間のみ患者を拘留したが,患者は理性的な状態にあると判断し直ちに釈放した。しかし,当該女性（Tarasoff）が帰国した後,患者は本当に彼女を殺害してしまった。診察にあたった医師たちはある患者が殺意を持っていると彼女に警告していなかったのである。
　この事件で患者の主治医たちは,「危険に曝されている個人に警告をする義務を怠った」と被害者の両親から訴えられた。裁判所はプライバシー保護の重要性を認めつつも,他者の危険を防ぐためには,守秘義務は放棄されなければならなかったと判断した。

表5 守秘義務の放棄が正当化される条件[7]

- 患者の診療のために，他の医療従事者と患者に関する情報を共有する場合
- 患者や患者の法的代理人（legal adviser）が秘密漏示に同意したとき
- 患者の同意が想定される場合（緊急事態）
- 患者本人へではなく親類への情報開示が，患者の利益になると考えられた場合
- 医学教育や倫理委員会で認められた研究目的のため
- 第三者や公衆を身体的被害や犯罪行為から守るため
- 法や裁判所によって命ぜられた場合
 （特定の感染症，中絶に関する報告，薬物中毒，テロ行為に関する情報）

対的（一見自明な義務）と位置づけている。例えば，英国のGeneral Medical Councilのガイドラインには守秘義務の放棄が正当化される諸条件が明示されている（表5）[7]。これに従えば，冒頭の患者がHIVウイルスに感染している事実を配偶者に告げることに同意した場合はもちろん，患者が意識障害に陥っているなどの緊急事態時（このような場合，多くの患者は医療情報を家族に開示することに同意するであろう）には配偶者に患者の病状を説明してよいことになる。さらに，HIVに感染している患者から，配偶者がHIVに感染する可能性があると判断された場合には，たとえ患者が秘密保持の権利を主張しても，患者が感染していることを配偶者に説明することが認められる。

第三者への警告が正当化される条件

上記のように，医療従事者の警告義務が患者のプライバシーや秘密の保持義務より優先されるためにはいくつかの条件が満たされなければならない。つまり，起こり得る第三者への害（harm）が深刻であり，第三者に危険にさらされていることを警告したり被害から守るための方策として，患者の守秘を漏示するしかない場合である。しかも，第三者が危険にさらされていることを知ったなら被害を避けることができ，秘密の漏示によって患者の被る害が最小限度で許容範囲と考えられる場合に限られる（表

表6 Bernard Loによる第三者への警告が正当化される条件[8]

- 特定の第三者に深刻な害(harm)が起こりうる
- 患者の秘密を漏示するしか,第三者を保護する手段がない
- 被害は回避可能なものである
- 秘密の漏示により患者が被る害は最小限度で許容範囲内である

[6)8)]。守秘義務という最も伝統的で広く受け入れられてきた医療従事者の義務であるが,このように非常に厳格な条件を満たした場合には,守秘義務を放棄しても容認されると考えてよいのではないだろうか。〔ケース〕にこれらの条件があてはまるだろうか。この患者の配偶者の置かれた状況を分析してみると,

- HIV感染によって致死的なエイズに罹患するという深刻な害が起こりうる。
- 性交渉や患者の血液が付着した生活用品を共有することで,HIVウイルスに感染するリスクが高まる。
- 夫から感染する可能性があると自覚しない限り,配偶者は感染の機会を完全に避けることはできない。
- 感染する可能性がある期間は性交渉を避けるかコンドームを使用することができる。また,患者の血液が付着したものを避けることができる。
- 配偶者が受診した場合,説明の過程で患者の婚外交渉の事実に触れることになろう。この場合,患者は個人的社会的に大きな害を被り精神的に大きなダメージを受けてしまう。しかし,医療従事者は患者へのこのような害を最小限に止める努力をしつつも,配偶者がHIVに罹患した場合の害(この場合は死)を回避することを優先すべきであろう。

上記のような分析が可能であるが,「深刻さ」,「可能性の高さ」,「患者が被る害の程度」をどのように評価するかで判断が異なることもある。

守秘義務より警告義務を優先した場合の問題点

「守秘義務尊重によって，ある特定の個人や集団に深刻な害が引き起こされる可能性が高い場合は警告義務が優先する」という方針が公な場面で採用された場合，どのような問題が起きるであろうか。例えば，医療従事者が公衆衛生上必要と判断した場合には，患者の秘密は必ずしも守られないと知った性病や感染症の罹患を心配する人々は，どのような受診行動をとるだろうか。恐らくかなりの人々が医療施設を訪れなくなるであろう。また，他の症状で受診した場合にも，性病歴や精神科治療歴などを漏示した場合に社会的差別を引き起こすような病歴を医師に話さなくなる可能性もある。このように患者の側での情報隠蔽は，長期的にみれば性感染症や他の感染症を蔓延させ社会全体の福利を損なう可能性が高い。

純粋な倫理的ジレンマ──〔ケース〕の問題に対する判断

医療従事者の守秘義務と患者の秘密保持の権利を絶対化すれば，危険にさらされている第三者を害から守る機会が失われる。相対化すれば患者のプライバシーは損なわれ，人々は医療機関を避けたり診療や公衆の福利に必要な事実を隠すようになる。つまり，患者の秘密保持の義務と，罪もない人々を医学的危険から救うという基本的な倫理的義務が衝突しており，純粋な倫理的ジレンマに陥っている。しかし医療従事者はいずれかを選択しなければならない。われわれの立場は以下のとおりである。

❶ 基本的原則はあくまでも守秘義務の堅持である。守秘義務は極めて重要な医療従事者の義務である。守秘義務の放棄が正当化される場合でさえ，そうしなくても目的が達せられる場合は，患者の個人的情報の秘密は守られるべきである[9]。

❷ 患者が感染の事実を妻に説明するのをためらった場合には，担当医師は真摯な説得を繰り返し，患者の自己決定で患者自身が配偶者に感染の事実を述べるように努めるべきである。「自分が妻の立場に立

ったらどう思うか」，「自分が愛するものを死に追いやる可能性がある場合，それを知らせる道徳的義務があるのではないか」と問うべきであろう。多くの場合，何らかの感染性疾患に罹った患者は自主的に感染の事実を配偶者やパートナーに告げるものである。根岸らの調査によれば，異性間または同性間性的接触でHIVに感染したと考えられるHIV感染者の80％以上が，現在の性交渉相手に感染の事実を告げている[10]。基本的には患者の人権を擁護しつつ患者の意思決定を尊重する方法を模索すべきであろう。患者が社会的偏見にさらされることの多かった性感染症は，従来の強硬な公衆衛生学的手段によっても制圧できなかったという歴史的事実を認識すべきである[11]。

❸ しかし，患者の同意が得られなかった場合にはいかにすべきか。おそらく，異論の余地のないような絶対的な回答はない。この問題は個々の医療従事者が判断できる範囲を倫理的にも法的にも超えている。刑法第134条でも「正当の理由がないのに業務上知りえた人の秘密を漏らした場合，秘密漏示の罪に問われる」と定められている。〔ケース〕において，患者の配偶者を深刻な害から守ることは「正当

表7　論文紹介：秘密保持（confidentiality）（Raanan Gillon）[4]

Gillonは，守秘義務は絶対的な義務か相対的義務かを問う。そして，それぞれの立場の利点と不利益を紹介し，守秘義務尊重の重要性を強調しつつも，それによって害が引き起こされる場合は放棄されるべきであると論ずる。
　一方，英国で一般医（General Practitioner）として臨床に携わっている立場から，具体的にはどのようにすれば「守秘義務は厳守するがまれに例外もある」という立場を取ることができるかは必ずしも明らかでないと認めている。
　「臨床医として最大限に守秘義務を守るが，社会に対する害を避けるための機会は見逃さない」，「常識を働かせて，患者やその代理人が自分に何を期待しているかを考える」などと述べ，守秘義務と警告義務の対立という純粋なモラルジレンマは容易には解決できないと結論している。

な理由」に当たると考えられる。しかし，個々の医師がそれぞれ判断するのではなく，患者が同定されない形で院内の倫理委員会や司法機関に助言を求めるのが望ましく，そのような体制の確立が待たれる。

最後にラーナン・ギロン(Raanan Gillon)による秘密保持(confidentiality)についての論文を紹介しておく（表7)[4]。

文献

1) Lo B : Resolving Ethical Dilemmas : A Guide for Clinician 2nd ed. pp42-51, Williams & Wilkins, Baltimore, 2000
2) Allen AL : Privacy in Health Care. In ; Reich WT(ed) : Encyclopedia of Bioethics (revised ed). pp2064-2072, Macmillan Library References USA, NewYork, 1995
3) Siegler M : Confidentiality in Medicine—A Decrepit Concept. N Engl J Med 307 : 1518-1521, 1982
4) Gillon R : Confidentiality. In ; Kuhse H, Singer P (eds) : A Companion of Bioethics. pp425-431, Oxford University Press, London, 1998
5) Kottow M : Medical confidentiality : an intransigent and absolute obligation. Journal of Medical Ethics 12 : 117-122, 1986
6) ビーチャムＴＬ，チルドレスＪＦ：生命医学倫理（永安幸正，立木教夫 監訳). pp483-486, 成文堂，1997
7) Hope T, Fulfprd KWM, Yates A : The Oxford Practice Skills Course Ethics, Law, and Communication Skills in Health Care Education. pp39-48, Oxford University Press, Oxford, 1996
8) Lo B : Resolving Ethical Dilemmas : A Guide for Clinicians. pp44-55, Williams & Wilkins, Baltimore, 1995
9) Boyd KM : HIV infection and AIDS : the ethics of medical confidentiality. Journal of Medical Ethics 18 : 173-179, 1992
10) 根岸昌功：HIV感染者のケーストレーシングに関する研究，HIVの疫学と対策に関する研究研究報告書，平成9年度厚生科学研究費エイズ対策研究推進事業．pp472-476, 平成9年3月
11) Kirby M : Human rights and the HIV paradox. Lancet 348 : 1217-1218, 1996

（浅井　篤）

4 死の定義

> **ケース　患者に「脳死臓器提供のドナー・カード」所持を勧めるべきか**
>
> 　10年来，高血圧と高コレステロール血症で通院中の男性患者がある日，脳死とドナー・カードについて担当医に質問をした。ちょうど，わが国における第1回目の脳死患者から臓器移植が行われた直後であった。患者は自分の臓器を難病で困っている人々のために使い，社会に貢献したいと考えていた。自分の家族にはまだ相談しておらず，家族の気持ちもわからないという。
> 　患者は担当医に「ドナー・カードを持つことはよいことか」に関して助言を求めた。担当医はどのような事柄を説明し，ドナー・カードの所持についてどう答えるべきであろうか。

1｜様々な死の基準

　初めに，本項では死の定義や脳死についての議論を中心に論じる。臓器移植にかかわる倫理的問題は「5. 臓器移植」（71ページ）で述べる。

　1997年10月，わが国でも臓器移植法が施行され，1999年2月には脳死患者からの臓器移植が初めて行われた。しかし世界的には，脳死に関する問題は1960年後半から医学的倫理的に注目されていた。1968年8月には，ハーバード脳死委員会が米国医師会雑誌（Journal of American Medical Association；JAMA）に，新しい死の基準を定義することを目的とした報

表1 ハーバード脳死委員会報告書「不可逆的昏睡の定義」——新しい死の基準が必要な二つの理由[1]

1) 蘇生術や生命維持技術の進歩により，絶望的な状態にある患者に対する救命努力がますます行われるようになってきている。これらの救命処置は時として部分的にしか効果がなく，心機能は保たれているが脳は不可逆的に障害されている患者が現れるという結果になった。このような状況は，永久に知性を失った患者とその家族にとっても，医療施設にとっても，そして，これらの昏睡状態患者によって必要な病室をふさがれている患者にとっても，重大な負担になっている。
2) 時代遅れの基準で死を定義することで，移植用の臓器を入手する際に意見の相違に基づく問題を引き起こす恐れがある。

告書「不可逆的昏睡の定義」を発表した[1]。新しい死（脳死）は脳幹を含む全脳機能の不可逆的喪失と定義され，全脳死とも呼ばれている。現在，米国で用いられている脳死基準は，昏睡，運動機能と反射の喪失，そして脳幹機能の消失（無呼吸，瞳孔散大固定）である。脳波検査による脳の電気的活動消失も全脳死を確定するために有用とされているが，必須の検査ではない。わが国で用いられている脳死判定基準（竹内基準）では，繰り返し平坦脳波を確認することが必須とされている。脳死判定から除外されるべき項目も明示されている。

表1に，ハーバード脳死委員会報告書の冒頭で述べられた新しい死の基準が必要になった二つの理由を挙げる。端的にいえば，患者本人，その家族と医療施設が被る負担の軽減，医療資源の有効利用，そして移植臓器の入手を容易にするために，死は再定義された。

ハーバード脳死委員会によって提唱された全脳死は早くから世界的に受け入れられ，多くの国々で脳死を死とし臓器移植が行われている。しかし一方で，普及している全脳死基準の問題点や新たな基準を求める研究者も現れている。今までにさまざまな死の定義が提案されており，心臓死，全脳死，高次脳死（意識の不可逆的喪失），人格の死，そして魂の離脱など

表2　様々な死の定義[2)]

	概念	死の判定の対象になる部位
心臓死	呼吸，循環の不可逆的停止	心肺
全脳死	身体的統合の不可逆的喪失	全脳
高次脳死	不可逆的な意識喪失	大脳
人格死	不可逆的な人格同一性の喪失	大脳
魂の喪失	不可逆的な霊魂の身体からの離脱	松果体（？）

が挙げられる（表2）[2)]。しかし，世界的に公式に用いられている基準は心臓死と全脳死である。

2｜死の定義の問題点

　冒頭の〔ケース〕において，患者の疑問に対して的確な説明をするためには，心臓死，全脳死，高次脳死，それぞれの問題点を理解しなくてはならない。特に1997年10月以降使用されている全脳死基準については十分な考察が必要であろう。以下にそれぞれの死の定義の有用な点と問題点を挙げ，いずれの基準が最も信頼でき有用かを検討したい。

　心臓死は，最も歴史上長く受け入れられてきた死の定義であり，誰にとってもいずれの宗教や文化においても死と認められている。ある意味では，最も議論の余地の少ない，そして合意が得られている定義である。一方，尊厳死や延命治療拒否の権利を，あるいは患者の主体的な quality of life を考慮に入れない生命至上主義的医療を行う場合には，患者本人が利益を享受できない，身体機能だけを維持する高価な医療が継続される可能性がある。さらに，心臓死を死とすることが不都合なのは，移植のために使用できる新鮮な臓器が，脳が機能を停止した時点で摘出できないということであろう。

表3　健常な新生児を出産した脳死状態の妊婦症例[4]

> 1983年6月25日，生来健康な27歳の女性が，悪化する頭痛と嘔吐，そして失見当識を主訴に病院を受診した。妊娠22週であった。受診4時間後に痙攣と呼吸停止を起こした。精査により，第4脳室に腫瘍が見つかり，高度の脳圧亢進状態であった。2日間，集中治療が行われたが，患者はハーバード基準によって脳死（全脳死）と判定された。
> この時点で胎児の状態は安定しており，父親の強い希望で，胎児が出産可能な状態になるまで母体の生命活動を維持していく方針が取られた。入院69日目，帝王切開によって1,440グラムの健常児が生まれた。その後，母体に対する延命が中断され，この脳死患者は心臓死した。

　全脳死基準の利点は，新鮮な移植用の臓器が脳死者から摘出できるということであろう。そして脳死臓器移植を用いてしか救命できない患者を何人も助けることができる。また，全脳機能が停止した時点ですべての延命行為を一律に中断するならば，心臓死になるまでに必要な医療資源を別途に用いることができる。また，意識が不可逆的に喪失した状態で生かされたくないという人々の願いを叶えることにもなるであろう。

　一方，全脳死基準による死の判定にはいくつかの問題点がある。判定基準を満たしている脳死患者の脳の機能は，不可逆的深昏睡であることには間違いないが，必ずしも完全には消失していない場合がある[3]。全脳死基準が使用されはじめた当初の，「全脳死と判定されれば数週間以内には例外なく心臓死を起こす」という前提ももはや正しくない。例えば，数か月間脳死状態で生存し出産した患者の事例が複数報告されている（表3）[4,5]。また全脳死は，心臓死のときのように残された家族が死亡した患者を見て触れて実感できる死ではないかもしれない。さらには，臓器移植にまつわる歴史的事件や根強い医療不信から人々に，「判定基準を満たしていないのに死と判定され臓器を取られる」，「作為的に死亡時間を決められてしまう」，「脳死を導入したら十分な救命処置を行わなくなる」などの不安や恐怖を引き起こす。脳死は単純化されすぎた二元論であり，生命は必ずしも

脳のみに存在するのではないという生命観とも相いれないであろう。心臓死と異なり社会的合意が形成されていないとの反論も考えられる。

　高次脳死基準は全脳死のように，脳に存在する身体全体に対する統合機能が不可逆的に失われていることを要求しない。高次脳死または大脳死は，脳幹は生きていても意識や感情，外界との相互作用を不可逆的に失っている状態を死と定義する。これは現在，遷延性植物状態と呼ばれる状態や無脳児と同様の状態であり，心肺機能は問題なく保たれている。つまり，脳死患者と異なり自発呼吸をしている状態である。

　高次脳死を死としたならば，全脳死基準を用いた場合よりもより多くの移植用臓器を手に入れられることであろう。また，植物状態になったら尊厳死を望む人々の希望が満足される可能性は大きくなるであろう。全脳死のときと同様，看護者，社会全体の精神的経済的負担も軽減されるかもしれない。しかし，一方で，多くの問題点がある。全脳死基準の問題点がすべてあてはまる上に，呼吸をしている人間を死者と分類すること，人格を失った人間を死んでいると考えること，そして，たとえ意識がなくても家族の一員として生きていて欲しいと思う人々の希望を無視することになる，などである。また，遷延性植物状態患者は意識を回復する可能性がわずかながら存在している可能性があることと，意識のない人を死者としたならば，将来的に認知症患者や精神遅滞者までも死んでいると分類されてしまう危惧があることも，高次脳死の問題点と言えよう。

　人格死とは一種の存在論的概念であり，ある人の人格が何らかの原因で失われた場合には，その人はもう死んでいるとする立場である。例えば，Aという人格を持っている人が認知症状態になり，Aという人格との連続性を失った新しい人格Bを持ったとすると，このAという人格を持っていた人は，新しい人格Bを持ち意識を持って活動していたとしても死んでいることになる。また，魂の身体からの離脱は，特定の宗教的立場である。この二つについては詳しく論じないが，臨床現場で有用な基準とは考えられない。

3 | わが国の現状

ここでは，1990年代に国民に対して行われた意識調査の結果を示す（表4）。実際に脳死移植が行われた後の調査で脳死を人の死と考える日本人は約半数であった。現在，ドナー・カードを持っている日本人は14人に1人であり，一方，約4割がドナー・カードを持つ意思がないとしている。1990年の時点で脳死を死とみなしていた人々の約6割が，脳が人間の生命活動の中枢であり，脳死状態になったらその機能は戻らないことを，脳死を死とする根拠に挙げていた。脳死に反対する人々のなかでは，45％が「脳死状態でも脈が触れ暖かい」を，22％が「移植目的で死の判定が早められるかもしれない」を，14％が「本人の意思に反した臓器摘出の恐れがある」を，反対理由に挙げていた[6,7]。

表4 日本人の脳死に対する態度

- 平成3年9月，全国3,000名の一般市民を対象[6]
  - 脳死状態になったら死と認めてよい　45％
  - 脳死状態になっても死と認めない　25％
  - わからない　31％
- 平成9年5月，第2回目の脳死臓器移植後の世論調査[7]
  - 脳死を「人の死」と認める　51％
  - 脳死を「人の死」と認めない　30％
  - その他　18％
  - ドナー・カードを持っている　7％
  - これから持ちたい　37％
  - その気持ちはない　42％

臨時脳死及び臓器移植調査会「脳死および臓器移植についての世論調査」報告書．朝日新聞，1999年4月25日

4 | 〔ケース〕の患者にドナー・カードを持つよう勧めるべきか

筆者は，担当医師が冒頭の〔ケース〕の患者にどのような対応をするかを決定するために次の二つの問いが有用と考える。

❶ 不可逆的昏睡状態にある人を生かし続けることに価値を見いだすか否か。永久に昏睡状態にあっても生命には価値があるのか，それとも意識の場所としてのみ価値があるのか[8]。

❷ 死の定義とは社会的合意の問題なのか，それとも個人（とその家族）による選択の問題なのか。

❶ の問いに関しては，〔ケース〕の患者は，脳死状態で延命されるより，脳死状態で摘出された臓器をそれなしでは生きられない人々に提供することに大きな価値を見いだしている。この患者は意識の場所としての生命にこそ価値があると考えている。

データが示すように，日本人の脳死に対する態度は真っ二つに分かれている。どのような状態が死に値すると考えるかは，様々な問題を検討する上で土台となる価値観であり，倫理的考察の出発点，基本的前提である。したがって，死の定義に関する国民的コンセンサスを達成することは極めて困難であろう。したがって，❷ の問いに関しては，個人（とその家族）による死の定義の選択を尊重するという最低限の社会的合意を得るべきだと考える。個人（とその家族）の選択が他者や社会に害を与えない限り，それを尊重するというものである。脳死と脳死後の臓器移植を希望する患者の死を脳死とし，それを家族が了承している場合，どのような不利益があるだろうか。一方，他の患者や社会全体に対する貢献は計り知れない。われわれは患者の脳死に関する自己決定と希望を尊重したい。したがって，前述の各定義の問題点を踏まえた上で，患者の質問に対してはドナー・カードを持つよう勧めるべきであろう。

文献

1) Report of the Ad Hoc Committee of the Harvard Medical School to Examine the Definition of Brain Death : A definition of Irreversible Coma. JAMA 205 : 85-88, 1968
2) Veatch RM : Death, Dying, and the Biological Revolution New Haven. p53, Yale University Press, 1976
3) Truog RD : Is it time to abandon brain death? Hasting Center Report 27 : 29-37, 1997
4) Field DR, Gates EA, Creasy RK et al : Maternal Brain Death During Pregnancy. JAMA 260 : 816-822, 1988
5) シンガー P：生と死の倫理―伝統的倫理の崩壊（樫　則章 訳）．昭和堂, 1998
6) 臨時脳死及び臓器移植調査会：「脳死および臓器移植についての世論調査」報告書，平成3年11月
7) 朝日新聞による1997年4月14，15日の意識調査結果，および朝日新聞1999年4月25日
8) Glover J : Causing death and saving lives. p45, Penguin Books, London, 1997

（浅井　篤）

5
臓器移植

> **ケース　脳死臓器摘出の最終決定者は誰か**
>
> 　研修医Ａはある日，脳死臓器移植法案改正について若手医療従事者の意見を求める，行政機関主催のアンケートを受け取った。質問には，ドナー・カードのフォーマット，脳死判定を開始する条件や手続き，関係者のプライバシーの保護など様々な問題が含まれていた。なかでも研修医Ａが回答に最も苦慮した質問は，「脳死患者が書面で臓器提供の意思を明確に表示している場合には，患者家族（遺族）が臓器摘出・提供を拒否しても，当該脳死患者から臓器摘出ができるように法改正をすべきだろうか」というものだった。
>
> 　脳死患者の生前の臓器提供に関する意思，突然愛する家族の一員を失った遺族の思いや気持ち，そして，臓器を待っているレシピエント候補たちやその家族の願望など，勘案すべきことは多かった。現行法（2002年10月現在）では，たとえ臨床的に脳死状態に陥っていると考えられる患者が書面で臓器提供の意思を表示していても，患者の家族が拒否すれば正式な脳死判定は行えない。脳死患者の臓器はいったい誰のものなのだろうか。そして，誰の希望が最も優先されるべきなのだろうか。研修医Ａはどのように回答するべきだろうか。

1｜はじめに

　一般に臓器移植は脳死臓器移植，生体臓器移植，および心臓死臓器移植

に分類されるが，本項では脳死臓器移植の問題について主に考察し，生体臓器移植に関しては簡単に触れるにとどめる。

現在，世界の多くの国々で脳死臓器移植が行われている。米国では1960年代後半から脳死臓器移植が行われているが，わが国では1997年10月より「臓器の移植に関する法律」が施行された。そして，2003年春までに約20名の脳死患者から臓器が摘出され，移植臓器を必要とするレシピエントに移植されている。わが国の臓器移植の歩みを表1[1]に，わが国の脳死に関する現行法の要点（2002年10月現在）を表2[2]に示す。

移植医療の先進国である米国では，基本的に個人の自律と利他主義に基づいて，自発的な臓器提供システムを取っており，通常ドナー・カードは

表1　わが国の臓器移植の略歴[1]

1968年	日本初の心臓移植（和田心臓移植）
1983年	厚生省「脳死に関する研究班」発足
1989年	日本初の生体肝移植
1990年	脳死臨調設置
1997年	臓器移植法成立，施行
1999年	初の脳死臓器移植実施（2月）
2002年	第19例目の脳死臓器移植実施（1月）

表2　脳死臓器移植に関するわが国の法律の要約（1997年10月施行）[2]

- ドナーの臓器提供に関する意思を尊重すること
- 臓器提供の意思は任意であること
- レシピエントへの臓器移植の機会は公平に与えられること
- 脳死患者が書面で臓器提供の意思を表示し，かつ，家族（遺族）が拒否しない，またはいないとき，脳死患者から臓器摘出ができる
- 脳死判定は，脳死患者が書面で臓器提供の意思を表示し，かつ，家族（遺族）が拒否しない，またはいないときに限り行うことができる
- 脳死判定は臓器移植に関わる医師を除く経験ある2名以上の医師によって，厚生省令で定める規定に従って行われなければならない
- 臓器摘出にあたり，脳死死体は礼意を持って扱われなければならない
- 臓器売買の禁止

表3　各国の脳死状態患者からの臓器摘出の条件[5]

		日本	ドイツ	米国	フランス
本人の書面による承諾		可[#]	可	可	可
本人書面なし	家族による承諾の証言	否	可	可	可
	家族による推定・同意	否	可	可	可[$]
	家族による反対の証言	否	否	否	否
本人の書面による反対		否	否	否	否

[#]家族が臓器摘出を拒否しない場合に限る。[$]本人が明確に反対しない限り摘出できる。
〔樽井正義：臓器提供者の意思，家族の意思，社会の意思．生命倫理8：43，表1，1998を一部改変して引用〕

運転免許証に添付されている．しかし，最近の調査では，米国人の13〜28％がドナー・カードにサインしているに過ぎないという．また，本人のドナー・カードによる明確な臓器提供の意思表示がない場合は，脳死患者の遺族から臓器提供の許可が求められるが，臓器提供に同意する遺族は約半数と報告されている[3]．さらに，米国では以前は完全にドナーの自発的意思に基づいた臓器摘出を行っていたが，最近は家族からの同意も取ることが義務づけられ（required request law），その結果脳死患者からの臓器摘出の割合は減少している[4]．

各国の脳死状態患者からの臓器摘出の条件の例を表3に提示する[5]．表3からも明らかなように，他の国では脳死患者の生前の意思が明確でなくても，家族の証言や患者の同意意思の推定に基づいた臓器摘出が可能である．フランス，ベルギー，オーストリアなどでは，脳死患者が生前に明確に臓器提供を拒否していない場合，または家族が明確に臓器摘出に反対しない限り，臓器摘出が法的に許可されるという推定同意（presumed consent）に基づくシステムを採用している[4]．つまり，拒否していなければ同意とみなされるわけである．一方，わが国の現行法では，脳死患者が書面で臓器提供の意思を表示していても，患者の家族が拒否すれば正式

な脳死判定は行えないという厳格な手続きを採用している。この場合，患者の死は心臓死を待って判定されることになり，脳死状態からの臓器摘出は許されない。

2｜脳死臓器移植の問題点

　臓器移植は医療の中心的な目的を成就させる。つまり，生命を保持し，苦痛を緩和し，疾患を治癒させ，そして，機能を回復させることができる[4]。一人の脳死ドナーの善意と利他主義から，多くの人々が救命されている。一方，臓器移植，特に脳死臓器移植は様々な倫理的問題をはらんでいる。

　脳死臓器移植の倫理的問題は，臓器摘出に関わるものと臓器配分（レシピエント選択）に関わるものの二つに大別される（表4）[1,6]。前者では前項でも考察した死の定義の問題，脳死患者からの臓器摘出に関して誰が最終的な決定権を持つか（ドナー，患者遺族，または社会）という問題が主なものであり，後者では一般的な稀少資源の公正な配分問題に加え，臓器移植に独特な問題がある。ちなみに米国では1998年には2万1千人以上の患者が固形臓器の移植を受けたが，移植待ちのリストには6万人以上が登録されており，毎年4千人以上の患者が移植を待っている間に亡くなるという[3]。このようにいかに臓器を配分しレシピエントを選択するかは，移植を必要とする患者の生命に関わる極めて重大な問題である。また，わが国では脳死臓器移植より生体臓器移植のほうが盛んであるが，これについてもいくつかの問題がある（表5）。特に臓器売買の是非と健常ドナーの臓器摘出に関する同意は真に自発的なものかという問題は大きい。各々の問題が重大でありすべてについて慎重かつ厳密な考察が必要だが，紙幅の関係でここでは〔ケース〕で問題になっている問いについて倫理的観点から考えたい。表4に挙げた医療資源の配分に関する問題は第4章3（244ペ

表4　臓器移植に関わる倫理的問題[1,6]

臓器摘出に関する問題
- 国家・政府が強制的に脳死患者の全臓器を医療資源とするのは許されるか
- 脳死患者がドナー・カードで脳死臓器移植を希望しているが，ドナーの家族が臓器摘出に反対するときにはどうすべきか
- 臓器移植についての同意はドナー・カードによる積極的な同意が必要か，それとも明確に臓器提供を拒否しない限り，同意したとみなして脳死状態で臓器を摘出してよいか
- 現行の脳死の定義は受け入れられるか
- 脳死患者からの臓器摘出数を増やすために死の定義を変えてよいか

臓器配分に関する問題
- 脳死患者から摘出された臓器は公共物なのか，それともドナー（臓器提供者）本人，またはドナーの家族のものか
- 2回目の臓器移植を受ける患者の優先順位はどうするべきか，まだ1回も移植を受けていない人を優先すべきなのか
- 自国の脳死患者の臓器を，他の国からきた人々に提供してよいか
- アルコール中毒による末期肝疾患者への肝移植に対する優先順位は，他の原因によって肝不全になった患者よりも低くするべきか（自己責任の問題）
- 臓器の公平な配分法（レシピエントの選択法）とはどのようなものか
    - 待ち時間の長さ
    - 医学的緊急性（必要性）
    - 移植の成功率
    - 支払い能力
    - 社会的価値
    - ドナー家族の指定
    - 地理的条件

表5　生体臓器移植のはらむ倫理的問題

- 臓器売買は許されるべきか
- どのような臓器なら生存しているドナーから摘出してよいか
- 未成年者や精神疾患を持つ人々からの生体臓器移植が許される状況はあるか
- 健康な人に対して臓器摘出術を行うにあたって，リスクの大きさがどの程度なら許容されるのか
- 生存しているドナーは臓器摘出に関して本当に自発的な同意を与えることができるか

ージ）で触れたい。

3｜〔ケース〕を考えるにあたって

　「脳死患者が書面で臓器提供の意思を明確に表示している場合には，患者家族（遺族）が臓器摘出・提供を拒否しても，当該脳死患者から臓器摘出ができるように法改正をすべきだろうか」という問いに対して，研修医Aを含め我々はどのように答えるべきだろうか。少なくとも次の事項を考慮しなくてはならない。
　第一に，臓器の提供は行わなければ非難されるような義務ではなく，行えば感謝され賞賛されるべき行為であることは確認されなければならないだろう[5]。もし，これを国民の義務とするならば，国家・政府による強制的な脳死患者から臓器摘出が認められてしまう。前項でも述べたようにわが国の脳死についての国民の態度は文字通り二分されており，このような強制的な手段は社会的不安を引き起こし多くの人々を不幸にするため倫理的に許容されることではないだろう。したがって，国家や政府による強制的介入は避けなくてはならない。
　第二に，個人の自己決定の尊重が，脳死臓器提供の原則になっていることをしっかりと認識しなくてはならない。表3からもわかるように，脳死患者個人が生前に書面で臓器提供の意思を示していれば臓器摘出が行われてもよいし，臓器提供を拒否していれば臓器摘出は許されない。また第4章2（230ページ）でも触れるように事前指示（リビング・ウィル）に従った尊厳死は，様々な問題を抱えているにしろ基本的に倫理的に正当なものだといえる。ドナー・カードを法的効力を持つリビング・ウィルの一種と考えるならば，これは法的にも倫理的にも尊重されなければならないだろう。人々がドナー・カードにサインするのは，生半可な気持ちでできるものではない。自分が脳死になったら，できるだけ多くの人々の役に立ち

たいという賞賛すべき利他主義的な決心の現れだと思われる。したがって，ドナー・カードに明示された意思を尊重するのが基本原則になるべきだろう。ドナー・カードに明示された脳死臓器移植の意思は，書面によって社会に示された個人の公的な意思である[5)]。

　第三に，一般的な延命治療拒否による尊厳死と脳死臓器移植に関する生前の意思の違いは重要である。前者は患者個人のみの治療や生死に関わる個人の人生において完結することだが，後者では数多くの移植を必要とする患者の命がかかっていることを忘れてはならない。家族が脳死状態で臓器提供の意思を明示していた患者の臓器摘出を拒否すれば，結果的には，その家族の拒否によって，かなり高い確率で救命されていたかもしれない何名かの命が失われることになる。もちろん臓器移植は義務ではなく，臓器移植を待っている患者はその切実な必要性にも関わらず，他者からの臓器提供を要求できる立場にはないと思われる。そして，潜在的なレシピエントの死に対して，脳死患者の遺族には何ら責任はなく，全く責められることではないのは当然である。

　第四に考えなくてはならないことは，家族の気持ちである。特に脳死を死と認めていない人々の思いであろう。脳死状態の患者は暖かく，そして，脈打っている。人工呼吸器の働きによっているとしても呼吸をしている。このような状態の患者を死んでいるとみなすことは心情的に極めて困難であろう。とりわけ脳死という概念を理解できない人々——そして，脳死の概念を理解するのは非常に難しい——にとっては，心臓が動いている家族の一員から，心臓を取り出すなど考えることもできないことだろう。また伝統的宗教的に死体に傷をつけることを極度に忌諱する人々も存在するだろう。同時に医師に対する不信感や非現実的な回復への期待も，臓器摘出を拒否する一因になっているかもしれない。

4 │ 〔ケース〕における判断

　筆者は少なくとも臨床的に脳死が疑われる患者に対しては，公式な脳死判定を可能にすべきではないかと考える。そして，遺族に対して，患者は脳死状態にあり近い将来に非常に高い確率で死亡すること，昏睡状態から回復する望みは皆無であること，脳死した患者からの臓器移植で多くの貴重な人命が救われることを説明すべきであろう。その上でなおかつ遺族が臓器摘出を拒否するのであれば，これを覆す権利を持つものは誰もいない。また，表6の調査結果を見てもわかるように，現在，わが国の医師は十分に信頼されているとは言い難い[7]。脳死判定・摘出は事が重大なだけに，医療者の言葉や行為が完全に信頼されることが法改正の前提条件になるであろう。

表6　脳死臓器移植に関する大学生の意識の変化：1992年と1997年の比較[7]

	賛成の割合（％）	
	1992年 （385名）	1997年 （262名）
あなたは脳死臓器提供（心臓）をしてもよいと思いますか	62	67
あなたは自分の家族が存命中に臓器提供を行う意思を示していた場合，家族からの臓器摘出を受け入れられますか	－	78
心臓移植しか助かる見込みがない場合，あなたは心臓移植手術を受けますか	55	67
脳死臓器移植は著しい科学の進歩だ	18	13
脳死判定に不安がある	42	45
移植を待っている患者に朗報だ	26	32
あなたは医師を信頼していますか	40	42
医師は診療行為について十分な説明をしていると思いますか	24	21

京都の2大学の文科系学生を対象

文献

1) TCNet編集委員会:トランスプラント・コミュニケーション[臓器移植の情報サイト](http://www.medi-net.or.jp/tcnet/DATA/history.htm)
2) 永井憲一,室井 力,利谷信義,他:三省堂 新六法 1999(平成11年版).三省堂,1998
3) Lo B : Resolving Ethical Dilemmas : A Guide for Clinicians. 2nd ed. pp328-336, Lippincott Williams & Wilkins, Baltimore, 2000
4) Rosamond Rhodes : Organ Transplantation. In ; Kuhse H, Singer P (eds) : A Companion of Bioethics. Oxford University Press, London, pp329-340, 1998
5) 樽井正義:臓器提供者の意思,家族の意思,社会の意思.生命倫理 8:41-46,1998
6) 浅井 篤:医療資源の配分について.医療倫理(浅井 篤,服部健司,大西基喜,他).pp229-246,勁草書房,2002
7) 池上順子,広岡博之:脳死と臓器移植に関する大学生の意識調査(1).生命倫理 9:95-100,1999

〔浅井 篤〕

6 人工妊娠中絶に関する倫理的問題

> **ケース　人工妊娠中絶は許されるべきか**
>
> 　総合診療科レジデントのA医師が内科救急外来の当直をしていた夜，20代前半の女性が腎盂腎炎と診断され緊急入院した。
> 　翌朝には状態が安定した。A医師との話し合いの中で，彼女はつい最近月経が遅れ，市販の検査キットで尿を調べたところ妊娠していることがわかったと述べた。A医師は使用薬物や発熱が胎児に及ぼす可能性について説明しようとしたが，患者は「自分は妊娠中絶をするつもりである」という。そして，見舞いに来る親にも自分が妊娠している事実や中絶する意図について黙っていて欲しいとA医師に頼んだ。A医師はどうするべきだろうか？

　人工妊娠中絶（以下，中絶）とは，受精から出生の間の期間に人工的に妊娠を中断し，胎児を死に至らしめることである。中絶に関する倫理的問題は，臨床倫理学・生命倫理学領域で最も議論が分かれている事柄の一つであり，特にキリスト教圏での中絶の議論の激しさは，わが国の現状からは想像できないほどである。本論では中絶が倫理的に許容されるか否かについて考察する。

1｜わが国の現状――母体保護法

　母体保護法は，妊娠中絶を早期中絶（妊娠21週まで：胎児が母体外で

生命を保続できない期間）と後期中絶（それ以降：胎児が母体外で生命を保続できる期間）に分け，早期中絶が法的に許される適応事由を示している。そして，❶身体的または経済的理由により母体の健康を著しく害するおそれがあるときと，❷レイプによる妊娠，の場合には，本人および配偶者の同意を得て，都道府県の区域を単位として設立された医師会の指定する医師によって中絶が行われてもよいとしている。一方，後期中絶は合法化されていない。

中絶に対する法制度は国によって様々である。妊娠10週や12週などの妊娠初期であれば，何ら要件を問うことなく女性の要請だけで中絶が認められる（期間規定）国もある一方，一定の条件を満たさなければ合法的な中絶が受けられない国（適応規定）もある。わが国は後者に当たる。また，母体が妊娠によって危険な状態にならない限り中絶を認めない国家も少なからずある[1,2]。

今回われわれが問題にするケースは，まだ妊娠1～2か月で，法的にいえば中絶しても問題はない。以下ではその倫理的意義について考える。

2｜中絶の倫理的許容性に関する様々な議論

中絶の倫理的許容性に対する議論は，胎児の道徳的地位と将来（胎児とはどのような存在か，胎児の持つ潜在性は重要か）と，女性の生殖に関する自己決定権の二つの観点から行われることが多い。表1に代表的な立場を挙げる。以下にそれぞれの立場を簡単に紹介する[1]。

■ 中絶反対論

中絶に反対する立場で，最も一般的なものは「胎児はわれわれ同様人間であり，生きる権利を持つ，したがって中絶は殺人であり許されない」という主張である。最も保守的な立場を取っているのはカトリック教会であ

表1 人工妊娠中絶に対する賛否両論[1]

中絶に反対する立場
- 胎児はわれわれ同様人間であり，生きる権利を持つ。
- 胎児はまだ人間ではないかもしれないが，われわれ同様の人間になる潜在性を持っている。したがって，潜在的人間の生命を終わらせるのは許されない。
- 中絶が容易に行われるならば，人命は貴重であるという考え方が損なわれる。

中絶を擁護する立場
- 中絶する自由が保障されない場合，女性や子供に深刻な害を与える結果になる。
- 中絶禁止は，女性の生殖に関する自己決定権を無視することになる。

る。胎児（受精卵）は，受精の瞬間から成人と全く変わりのない人間であり，それゆえ，中絶は妊娠のいかなる時期においても倫理的に（法的にも）許されないとする。つまり，成人に対して行うことが許されない行為は胎児に対しても決して許されない。成人を故意に死に至らせれば殺人であるから，胎児を死に至らせる中絶も殺人だと主張する。胎児は発達段階によって異なった道徳的地位を持つという中道的な人々の間では，どのような胎児の特性のために中絶が非倫理的になるか，いつそのような特性を持つかについて一致をみていないのが現状である（表2)[3]。

もう一つは，胎児はまだ人間ではないかもしれないが，われわれ同様の人間になる潜在性を持っているために中絶は許されないとする立場である。つまり，現在生きている人間に対するのと同等の道徳的配慮が必要だとの主張である。また，中絶が，胎児がわれわれ同様に持っている未来（future-like-ours）を奪うがゆえに間違っているという意見もある[5]。

さらに，中絶が容易に行われるならば，貴重な人命という考え方が損なわれるとする立場もある。女性の要請にしたがって中絶が比較的容易に行われるならば，女性は些細な理由で中絶するであろうとの主張である。

中絶擁護論

保守的立場と正反対に，胎児は人間というより人間の体の組織に近い，

表2 胎児にはいつから成人と同じ道徳的配慮が求められるのかに基づく諸説[3]

1) 受精の瞬間から：受精卵を破壊することは殺人であり絶対的に許されない。
2) 15日以降：妊娠15日以降受精卵は決して双子になることがなく，「個人」として確定している。したがって15日目からの受精卵は生きる権利を持つ。
3) 胎動：母親が胎動を感じるようになった時点で胎児は生きる権利を持つ人間であるとする。
4) 約18週目：これ以降，快や苦痛などの感覚を持つ。胎児が感覚を持つようになったら，胎児に苦痛を与えるような行為は行ってはならない。
5) 20週～22週：これ以降，母体外での生存が可能となる（生育能力viabilityを持つようになる）。多くの場合，中絶に関する法律が採用する立場である。
6) 誕生

例えば虫垂のような存在であり，それゆえ，胎児は道徳的重要性をほとんど持たない，または，成人している人間と同じだけの重要性は持たないと主張する人々もいる[4]。

また，胎児は人間（ホモ・サピエンス）であったとしても，人格を持った人（person）ではないとし，人格を持つ存在（母親）のほうが，人格性を持たない存在（胎児）よりも優先的に道徳的配慮を受けるべきだとする立場がある（表3）[6~10]。これらの立場は，人間と人格を持つ人の道徳的権利を全く別なものと考える。

最も強力な立場は，中絶禁止は女性の生殖に関する自己決定権を無視することになるという女性の生殖権（reproductive rights）を尊重する立場であろう。一般的に保守派の中絶反対の論理は，

前提Ⅰ：すべての人は生きる権利を持つ。

前提Ⅱ：人間の胎児は受精の瞬間から人である。

結　論：人間の胎児は生きる権利を持つ。

前提Ⅲ：人（胎児）の生きる権利は，女性が自分の身体をコントロールする権利に優先する。

前提Ⅳ：中絶では，女性が自分の身体をコントロールする権利が人（胎児）の生きる権利より優先される。

表3 人格（person）とは何か？[6〜10]

> - John Rocke：人格とは，理性と反省能力を持ち，異なる時・場所にいても，自分は自分であり同じ思考する存在だとみなすことのできる，思考する知的存在である。
> - Mary Ann Warren：意識，理性，コミュニケーション能力，自己認識（self-awareness）を有した存在。
>
> 〔参考〕
> Michael Tooley：人（人格性を有した人間）だけが生きる権利を持つ。
>
> 　存在は利益を持って初めて権利を持つ。そして，欲望を持って初めて利益を持つ。したがって，欲望を持たない存在には権利はない。もしXを欲する能力がなければ，Xに対する権利はない。つまり，生命に対する権利を持つためには，存在は生命に対する欲望を持たなければならない。そして，生命に対する欲望を持つのは，その継続する存在（its continued existence）が利益となる存在だけである。
> 　胎児は持続的な自己に対する概念を持っていないから，その自己を継続しようとする欲望を持っていない。したがって胎児は生命に対する権利を持たない。

　結　論：したがって，中絶は間違っている。

という構成を取るが，トムソン（Thomson）は「人の生きる権利は，女性が自分の身体をコントロールする権利に優先する」という前提に反論する[3,11]．つまり，胎児は成人と同等の生きる権利を持つ人であるが，それでも中絶が許される状況があろうと主張する。「生きる権利があるからといって，他者にそれを無条件に要求できるわけではない。ある人の生きる権利が，常に他者の自己の身体に対する自己決定権に優先されるわけではない。母体が危険な状態になっている場合，レイプされた場合，避妊に失敗した場合など，母親が胎児に自分の身体の利用を認めないとき，中絶は許される。一方，妊娠7か月のときに海外旅行を楽しむのに不便だからという理由で中絶するのは許されない」と論じている。

　最後に，中絶する自由が保障されない場合，結果的に女性や子どもに深刻な害を与えるという結果主義的立場からの意見もある[1]。どのような避妊法も完全ではない，すべての女性が十分な避妊薬を入手できるとは限らない，レイプや近親相姦による妊娠もあるなどの現状を踏まえ，もし女性

が安全な中絶を受けられないならば，彼女たちは子どもを持つか否か，いつ持つか，そして何人持つかを決めることができなくなる。また，中絶が法的にも倫理的にも認められないような環境では，中絶例が地下に潜り，危険な中絶手術で命を落とす女性も増えることが予想される。

3｜筆者の立場と〔ケース〕に対する判断

　読者の方々は上記のうちのどの立場を取るだろうか？　紙幅の関係でそれぞれについて細かくは言及できないが，筆者はトムソンの中絶擁護の議論が最も適切だと考える。なぜなら，人は自己の身体に起こることを決定する自由権を持っており，それが尊重されなければ基本的なプライバシーを維持できないからである。また，中絶禁止によって起きる害の可能性も強力な中絶擁護の理由になろう。ある調査によると中絶のために毎年500名の女性が亡くなっているという[1]。
　胎児は単なる虫垂のような組織ではないだろう。受精の瞬間から現存する成人まで成長の過程は連続的であり，どこかに線引きをして，それ以前なら中絶は許されるとするのは難しい。しかし，夕暮れ（連続性）があるからといって昼（受精卵）と夜（成人）の違いがわからないことはないし，どんぐり（胎児）はオーク（成人）とは同じではない[11,12]。
　人格性の有無がすべてを決めるとは考えられないが，快や苦痛を経験し未来に対する希望を持つ存在と，自己意識を未だかつて持ったことがなく，おそらく何も経験していない，そして，われわれと同様の未来を持っていてもそのことすら知りようがない存在の利害が対立した場合には，前者の利益が優先されるべきであろう。したがって，受精の瞬間から胎児が人間であっても，女性の生殖の自律性とプライバシーが尊重されるべきだと考える。最後に，女性の要請にしたがって中絶が容易に行われるならば，人命は貴重であるという考え方が損なわれるという主張には，大部分の女性

にとって中絶がいかにつらいことか，どれほど重大な決断なのかについての配慮が欠けている．

したがって，A医師は患者の家族に患者が妊娠していることを告げるべきではない，とわれわれは考える．もちろん医師の守秘義務からだけでもこの判断は導かれよう．しかし，家族に告げないだけでなく，彼女の決断に前向きな理解を示し，不適切な介入は慎むべきであろう．

文献

1) Warren MA : Abortion. In ; Kuhse H, Singer P(eds) : A Companion of Bioethics. pp127-134, Oxford University Press, London, 1998
2) 金城清子：生命誕生をめぐるバイオエシックス．日本評論社，1998
3) Shuklenk U : Question of Life and Death（3, 4, 5 週の資料より），CHB 5102/4102, Masters of Bioethics Course, Centre for Human Bioethics, Monash University, Clayton, Victoria, Australia, 1998
4) Gibson S : Abortion Encyclopedia of Applied Ethics(4 volumes). Ruth Chadwick (editor-in-chief), pp1-8, Academic Press, San Diego, 1998
5) Marquis D : Why abortion is immoral? The Journal of Philosophy 4 : 183-202, 1989
6) 香川知晶：人工妊娠中絶—バイオエシックス入門(第2版)．pp66-81, 東信社，1995
7) Ridley A : Beginning Bioethics, text with integrated readings. pp110-127, St. Martin' Press, New York, 1998
8) Tooley M : Abortion and infanticide. Philosophy and Public Affairs 2 : 37-65, 1972. 加藤尚武，他（編訳）：バイオエシックスの基礎—欧米の生命倫理論，東海大学出版，pp94-110, 1988
9) Singer P：実践の倫理(新版)（山内友三郎 監訳）．昭和社，1999
10) Warren MA : On the moral and legal status of abortion. In ; Beauchamp TL, Walters L(ed) : Contemporary Issues in Bioethics, 1989
11) Thomson JJ : A defense of abortion. Philosophy and Public Affairs 1 : 47-66, 1971. 人工妊娠中絶の擁護．加藤尚武，他（編訳）：バイオエシックスの基礎—欧米の生命倫理論，東海大学出版，pp82-93, 1988
12) DeGrazia D : Advance directives, dementia, and the someone else problem. Bioethics 5 : 373-391, 1999

〔浅井　篤〕

7 医学研究における倫理的問題

> **ケース　研究倫理は普遍的であるべきか**
>
> 　医学研究者Nが，肺癌に対する新しい抗癌剤臨床治験（phase 3）の研究プロトコールを考案中である。プラシーボ単独使用を含む無作為割り付け二重盲検対照試験を発展途上国Aで行いたいと思っている。A国は貧しく，国民の多くは肺癌になっても全く化学療法を受けていなかった。また，今まで他国の研究者によって行われたA国での研究を見てみると，人々の研究参加を含めた多くの重要事項が共同体の長の裁量で決められており，「インフォームド・コンセント」もすばやく取得されていた。さっそくNは研究プロトコールを仕上げにかかった。このようにA国でプラシーボを対照薬とした臨床研究を実施することに倫理的な問題はないだろうか？

　医療の目的は，疾病，傷害の予防と健康の維持促進，苦痛の緩和，寿命の全う，そして，穏やかな死の成就である[1]。しかし，たとえ医療制度が公正で医学教育が優れていても，必ずしもこれらの目標が実現できるとは限らない。基礎研究や動物実験が行われても，それらの結果が患者に有効か否かはわからない。最終的には，ヒト（種としての人間）を対象にした医学的な研究が行われ，新しい知見を生み出すことが必要である。研究はある特定の事柄についての普遍的な知識を得るための体系的な試みであり，ヒトを対象とした研究は得られた知見を将来の医療に生かすためのものである。

　現状では，診療方法に確かな根拠がないことも多く，今後一切ヒトを対

表1　優れた研究目的（research question）の特性：FINER[2]

> Feasible（実行可能性）
> - 十分な参加者数
> - 研究者の十分な専門技能
> - 十分な時間と研究資金
> - 将来にわたって管理可能
>
> Interesting（興味深さ）
> - 研究者にとって興味深いテーマであること
>
> Novel（斬新さ）
> - 既存の知見を確認，または否定する
> - 既存の知見を発展させる
> - 新知見を生み出す
>
> Ethical（倫理的であること）
>
> Relevant（関連性）
> - 科学的知識，臨床や医療政策，将来の研究に関連性が高い

象とした研究が行われなくなれば，医学の進歩は間違いなく停滞するだろう。このように，ヒトに対して行われる医学研究は必須のものではあるが，問題は行うだけの価値がある研究テーマかどうかである。そのためにはいくつかの要件がある（表1)[2]。一方，歴史を振り返ると医学の発展の名の下に多くの医学者，科学者によって倫理的に許容しがたい研究や医療行為が，現在に至るまで行われてきている。本論では非倫理的な医学研究の歴史を簡潔に概観し，多種多様な倫理的問題を指摘・列挙し，今までに確立してきた倫理原則やガイドラインにも言及する。また〔ケース〕での倫理的問題に言及し筆者の考えを述べたい。さらに疫学研究や質問票を用いた研究など，比較的非侵襲的と考えられる研究における倫理的問題についても言及する。

1 │ 非倫理的研究の代表的事例と倫理原則

　歴史を振り返り，医師や医学研究者が行ってきた非倫理的研究の問題点を十分認識することは，われわれ医療従事者が同じ過ちを二度と起こさないために欠かせないことである。ナチス・ドイツの医師による残虐な人体実験はいうまでもなく，わが国の医師たちが数多く参加した関東軍731部隊による人体実験も忘れてはならない。1936〜1945年の間に，推定2〜3千人の無実の人々が日本人医師たちによる細菌兵器の開発実験のために殺害された[3,4]。

　表2に臨床倫理学上，大きな議論の的になった医学研究の事例を挙げる[5〜12]。例えば，1960年代にニュージーランドで行われた子宮頸部癌（carcinoma in situ ; CIS）に関する経過観察研究では，CIS病変を持つ患者に当時の標準的治療を行わず長期にわたる経過観察のみが行われた。しかも，患者たちは研究対象になっていることを全く知らされておらず，何名かの患者が進行癌になったにもかかわらず研究は続行された。そして，何名かの女性はこの研究のために命を落としたと報告されている[5]。

　1990年代前半には，病状が安定している統合失調症患者での症状悪化の予測因子を見いだす目的で，プラシーボ投与または無投薬で年余にわたって経過観察のみを行った研究も行われている。この研究では，有効な治療薬があるにもかかわらずプラシーボを単独で用いたこと，同意書の不備（研究目的や研究参加による病状悪化の危険性が大きいことが明示されていない，研究と治療行為がはっきり区別されていない），患者の同意能力，研究の利益と害の比較考量（「病状悪化の危険」対「不必要な長期投与による遅発性ジスキネジア発症予防」）などが議論の的になった[6]。わが国でも，1990年代後半に検診時に5,000名から集められた検体が無断で遺伝子解析に利用され，大きな議論になっている[7]。これら以外にも，HIV感染者やHIV活動家が実験薬へのアクセスを求めて研究実施の迅速化を促したり，安全性が確立していないHIVウイルスの弱毒生ワクチンの研究

表2 倫理的問題があるとされる医学研究の代表例[5〜12]

1) タスキギー梅毒研究（米国, 1930〜1972年）
   梅毒に感染しているアフリカ系アメリカ人400名の「自然経過」を40年にわたって追跡した研究。患者からの同意は取られておらず，治療法が確立した後も無治療のまま経過観察が続けられた。
2) ウィローブルック州立学校での肝炎研究（米国, 1950年代）
   入所している約800名の精神遅滞児に肝炎ウイルスを人工的に感染させた研究。対象児の親たちが，本当に自発的に研究参加に同意したかも問題になった。
3) Henry K. Beecherによって報告された22例の研究（米国, 1960年代）
   1966年，当時Harvard大学医学部教授だった筆者が，米国で最も権威ある医学雑誌New England Journal of Medicineに，1950〜60年代に行われていた非倫理的研究を報告した。
4) ユダヤ人慢性疾患病院事件（米国, 1960年代）
   22人の入院患者に他の患者の生きた癌組織の懸濁液を注射した研究。患者からの同意は全く取られていなかった。
5) 子宮頸部癌（CIS）経過観察研究（ニュージーランド, 1960年代）
   （本文中に紹介）
6) 統合失調症患者を対象とした治療薬中断研究（米国, 1990年代）
   （本文中に紹介）
7) 発展途上国における抗HIV薬母子感染予防研究（米国, 1990年代）
   AZTがHIVの母子垂直感染を防ぐことが明らかになった（米国, 1994年）後に，発展途上国において妊婦を対象にした，プラシーボ単独使用を含むRCTが行われた。
8) 5,000名の検診検体無断遺伝子解析（日本, 1990年代）
   （本文中に紹介）
9) HIVウイルス弱毒生ワクチン投与研究（米国, 1990年代）
   米国のHIV活動家でHIV診療の専門医師十数名が，安全性の確立していないHIVウイルス弱毒生ワクチンの投与を受ける提案をしている。

参加者に自主的志願者が出るなど，対象者が害を被る可能性が大きい研究の実施が，対象者の自主的同意があるという理由で正当化されるか否かも議論になっている[8]。

1990年以降研究倫理に関する考察や批判は疫学研究倫理も含み，近年では質問票を用いた研究の倫理的妥当性にまで拡がってきた。わが国でも最近，ある研究グループが切除された大腸の一部を患者に無断で十数人分

採取して遺伝子を解析，正規の手続きを踏んで文書によるICを得て採取されたものと合わせて，解析結果を学会で発表したという事件が起きている。そして，倫理審査委員会には，サンプル採取にあたって全患者から文書によるICを得たとする虚偽の報告書を提出し審査をパスしていた。そして，「研究が遅れてしまう」というのが無断採取分を除かずに解析・発表した理由だと報じられた[13]。また，2000年冬，回答者から事前の同意（署名）を取って行われた質問票を用いた研究に対し，収入，学歴，職業などの質問項目が適切か，研究参加についての回答者の同意が本当に自発的に与えられたかなどの批判と疑問が投げかけられた。この研究では調査実施に自治体が協力しており，「ある種の公的な強制力」が働きかねなかったという見解も示された。

ここまで紹介したような歴史や事例を背景に，研究倫理ガイドラインが成立した。代表的なものとしては，ニュルンベルグ綱領（The Nuremberg Code），ヘルシンキ宣言（World Medical Association Declaration of Helsinki），ベルモントレポート（Belmont Report）などがある。そして，研究を行うにあたっての基本的倫理原則としては，人の尊重（autonomy, respect for persons），利益を与え（beneficence），害を与えない（nonmaleficence），正義（公正，公平，justice）が四つの柱になっていることは記憶すべきことであろう。2000年10月にはヘルシンキ宣言が改訂され，様々な国際団体が倫理的ガイドラインや原則を提唱するに至っている[9]。表3，4に医学研究における倫理原則として一般的に認められている項目を挙げる。

2 ｜〔ケース〕の問題点

上記の〔ケース〕にはどのような倫理的問題があるだろうか。第一に，プラシーボを使用した無作為化臨床試験（RCT）の倫理的問題が挙げら

表3 医学研究における基本的倫理原則

- 完全に自発性が保証された状況でインフォームド・コンセントを取ること
- 研究の利益と負担が，一定の個人や集団に偏らないようにすること
- 判断能力がある患者では研究実施が不可能な場合に限り，判断能力のない研究参加者を対象に研究を行うこと
- 研究参加者の秘密とプライバシーを厳格に守ること
- 予想される利益が危険性よりも大きいこと
- 研究参加者の利益が，常に科学的社会的利益よりも優先されること
- 危険が利益を上回るとわかった場合は，直ちに研究を中止すること
- 研究者とは独立した倫理委員会で，研究プロトコールの審査を受けること
- 研究参加者が，研究結果から高い可能性で利益を得られること
- 新しい実験的手法や薬物については，現行のベストの方法や治療と比較すること

表4 医学研究におけるインフォームド・コンセントと代理合意

- 研究参加を拒否しても，全く不利益を被らないことを明確にすること
- 参加の自由，参加同意を取り消す自由を明確にすること
- 研究参加への危険が無視しうる程度に小さいと判断されても，インフォームド・コンセントを取ること。
- 研究参加者からインフォームド・コンセントを取るにあたっては，研究計画の本質，実際の手順，予想される利益と危険，研究の問題点が説明されること。
- 研究参加者に自己決定能力のないと判断される場合は，患者の代理人から合意を取ること

れる。プラシーボを使用したRCTの倫理的正当性については，わが国でも盛んに議論されている[15]。プラシーボ使用RCTは，研究参加者に「全く効果のない偽薬を飲んでいるかもしれない」という不安を引き起こし，「自主的に研究に参加するなら，たとえ害があっても，少しでも効く可能性がある薬を飲みたい」という研究参加者の願望を満たさないことになる。しかし，プラシーボ使用，無作為割り付け，二重盲検などの手順や予想される利益や害の大きさと確率が，研究参加者に正確かつ理解できる言葉で説明され，その上で各個人から自発的なインフォームド・コンセント（IC）が取得できれば基本的には問題ないであろう。このタイプの研究により，

最も信頼できる医学的証拠が得られるという点も強調されるべきである。また，プラシーボと比較される実験薬は，薬理学的な効果はあっても患者に利益があるか否かは不明であり（臨床的中立性），それゆえに研究実施が必要だという共通認識がなくてはならない[16]。もちろん，十分な数の被験者を確保できなくなることを恐れて，プラシーボ使用や無作為割り付けの事実を隠すことは許されない。そして，新しい実験的手法や薬物は，現行のベストの方法や治療と比較されなければならない[9]。すでに有効な薬があるのに研究目的で患者を無治療状態に置くことは，倫理的には決して許されない。

　日本ではすでに肺癌に有効な抗癌剤が使用されている。日本で研究を行う場合はプラシーボ単独使用ではなく，治験薬と既存薬を比較するequivalency（等価性）研究が行われなければならない。研究者Nは短期間で少ない研究参加者数という条件下では等価性研究によって明確な結果が出せないことを知っており，かつ，日本ではプラシーボ単独使用を含んだRCTが許されないためA国での研究を考えている。これは研究倫理に二重基準——日本では許されないことを他国で行う——を持ち込み，A国の肺癌患者を自分や製薬会社のために利用することになり許されない。医学研究は治療行為とは異なり，研究参加者には直接的な利益を与えない。それゆえに臨床現場よりもいっそう高い倫理的規範が求められる。

　また，A国でのIC取得にも問題がある。たとえA国が共同体主義的な伝統的文化を持ち，個人から同意を取ることが慣習でなかったとしても，医学研究においては研究に参加する個々人からの同意が必要であろう。なぜなら，研究に参加し害を受けるのは個人であり，また，研究参加は誰からも強要されてはならないからである。共同体の長からの「インフォームド・コンセント」はICではない。安易な文化相対主義は退けるべきである。

　医学研究は医学を発展させ，多くの人々を疾病の苦しみから解放するために必須である。だからといって，一人ひとりの患者を不正に扱ってよい

表5　Doyalの言葉[17]

> 害の大小に関係なく，インフォームド・コンセントを取得せずに人を医学研究の対象にするのは人間の尊厳への攻撃である。インフォームド・コンセントを得ようとすると，実りある結果が期待できる研究のいくつかが，研究参加者数不足のために行えないかもしれない。しかし，それはそれでよい。それは，お互いを尊重し人権を真剣に考える道徳的に価値がある社会に生きるために，われわれが払わなければならない代償である[15]。

ことにはならない。個人の自発的な同意は満たすべき最低条件である。最後に，筆者が非常に共感を覚えたドヤル（Doyal）の論文の一部を表5に引用しケースにおける判断の基本的な姿勢としたい[17]。

3 | その他の研究：疫学研究，質問票を用いた研究の問題点

最近は研究参加者や協力者に直接身体的害がない研究や，質問に回答してもらうだけの調査についても様々な倫理的問題，または潜在的な問題点が指摘され始めている。しかし，臨床研究と同様，これらの研究も医学の進歩には重要であり，我々は今まで培ってきた倫理的感性と研究倫理の進歩を適切に使用し，研究促進による医学，医療の進歩と対象者の人権保護の両立を図りながら，これらの研究の倫理的妥当性を考慮すべきであろう。また，医学研究における害や利益の概念を再考察する必要もあると思われる。

表6，7に疫学研究実施にあたって考えなくてはならない倫理的問題[18]，表8に倫理的問題をはらみ得る質問票を用いた研究例を挙げておく[19]。表8の例では，本当に研究参加同意への自発性が保障されたのか，年少者を対象にする場合，親からの代理同意は必要ないのか，心理的に有害な影響

表6 疫学研究における主要な倫理的問題[18]

- 疫学研究においてインフォームド・コンセント取得が不可能な場合は，不可能だからという理由で取らなくてもいいのか？
- 匿名性と個人への遡及不可能性が100％保障されたデータや検体を利用する場合は，自動的にインフォームド・コンセント取得の義務は免除されるか？
- 個人のインフォームド・コンセントを倫理委員会の同意で代用することが，本当に倫理的に正当化される手続きなのか？
- インフォームド・コンセントの必要性の大きさは害の大きさに比例して決まるか？
- 疫学調査（サーヴェイランス）が目的なら，自発的参加によって引き起こされるバイアスを回避するために，匿名で同意のない研究をしてもよいか？
- 個人を同定できる既存検体から個人を同定できる情報（identifier）を取り除くにあたって，その個人から同意を取ることは必要か？

表7 研究目的での個人診療録（カルテ）へのアクセス・閲覧における倫理的問題[18]

- 医療従事者・研究者がカルテや個人データを患者に無断で見てデータを取るのが研究の前提となることについて，どのように考えるか？ 医療への信頼は維持されるか？
- 主治医や当該医療機関が了承すれば，患者のカルテは研究目的で利用されてよいか？
- 「誰のカルテを研究に使用するかを決めるためには，まずカルテを見なければならない」から，初めは無断で見るというのは正当化されるか？
- 医学研究者は本当に守秘義務を守るだろうか？

表8 質問票を用いた研究の潜在的倫理的問題[19]

- 事例：学童の「問題」ある食行動を見るため，小・中学生の生徒を対象に，学校内で，クラス担任に依頼して，無記名自己記入式質問票調査を行った。他に喫煙，飲酒などについての質問もあった。倫理的配慮への言及はあった。（回答者は記入後，回答を密封封筒に入れる，担当教師の机間巡視を禁止したなど）。
- 事例：自殺と家族関係，うつと育児スタイルの関係を見るために，8〜18歳の対象者に学校で，「自分は自殺しようとは考えない」などの言明に関するコメントを求める研究があった。ここでは，未成年への問いかけは侵襲的で害になるかが問題となった[20]。
- 事例：患者の主観的QOLを測定する目的で，患者に「自分は価値のない人間だと思うか」，「将来に希望があるか」，「生まれてきてよかったか」，「今の自分が好きか」，「あなたは生きる目標を持っていますか」などを聞く研究が行われた。

表9 安易に質問されるべきでないと考えられる質問項目例[19]

体重，性感染症の病歴，一般的病歴，大量飲酒，就業状態，性的攻撃の経験，教育程度，収入レベル，嗜好品（喫煙），違法行為（未成年の喫煙，安楽死），育った環境，経済状態，性的経験，出産歴，収入，家族の自殺歴，性的志向，中絶・生殖歴，希死念慮，憎しみ，生きがい，孤独，虐待した・またはされた経験，家族間の親密感，家族間の心理的葛藤，宗教的信念，食行動，家族構成，心理的ストレス，身体的状況，必ずしも違法ではないが社会的に非難されている行為

を与え得る問いかけはないのか，過度にプライバシーに関わる質問を行うことを正当化できる研究の意義とは何なのかが問われる。最後に表9に日常的に質問票調査では質問されているが，安易に興味本位で聞くべきでないと考えられる質問項目を挙げる[19]。

文献

1) The Goals of Medicine Setting New Priorities Hasting Center Report 1996, Nov-Dec (suppl), S1-27, 1996
2) Huley SB, Cummings SR (ed) : Designing Clinical Research-An Epidemiological Approach. Williams & Wilkins, Baltimore, 1988
3) 常石敬一：七三一部隊・生物兵器犯罪の真実．講談社（現代新書），1995
4) 「731部隊」医師ら検証．朝日新聞，2000年9月5日，夕刊
5) Campbell A, Charlesworth M, Gillett G et al : Medical Ethics. 2nd ed. pp168-181, Oxford University Press, Auckland, 1997
6) Appelbaum PS : Drug-Free research in Schizophrenia : An overview of the controversy and Jay Katz : The UCLA schizophrenia relapse study. In ; Arras JD, Steinbock B (eds) : Ethical Issues in Modern Medicine. 5th ed. pp601-613, Mayfield Publishing Company, Mountain View, California, 1998
7) 朝日新聞，2000年2月3日，朝刊
8) Pinching AJ : Live attenuated vaccine trials in medically informed volunteers : a special case? J Med Ethics 26 : 44-46, 2000
9) WORLD MEDICAL ASSOCIATION, ヘルシンキ宣言（2000年10月改訂）日本医師会ホームページ http://www.med.or.jp/
10) フェイドン RR, ビーチャム TL：IC（酒井忠昭，秦　洋一 訳）．みすず書

房，1994
11) Beecher HK : Ethics and clinical research. N Engl J Med 274 : 1354-1360, 1966
12) Lurie P, Wolfe SM : Unethical trials of interventions to reduce perinatal transmission of the HIV in developing countries. N Engl J Med 337 : 853-855, 1997
13) 朝日新聞，平成13年3月28日，朝刊
14) 朝日新聞，平成12年11月22日，朝刊
15) 樫則　章：無作為化臨床試験とIC．加藤尚武，加茂直樹（編）：生命倫理学を学ぶ人のために．pp41-51，世界思想社，1998
16) Freedman B : Equipoise and the ethics of clinical research. N Engl J Med 317 : 141-145, 1987
17) Doyal L : Journals should not publish research to which patients have not given fully informed consent-with three exceptions. BMJ 314 : 1107-1111, 1997
18) 浅井　篤，大西基喜：疫学研究に要求される倫理についての規範的考察．生命倫理 11 : 122-128, 2001
19) 浅井　篤，中山健夫，内藤真理子：質問票を用いた研究についての倫理的考察：問題の整理，厚生科学研究補助金，特定疾患対策研究事業．特定疾患の生活の質（QOL）の判定方法の開発に関する研究班，平成13年度報告書，pp116-123
20) Monash Bioethics Review 19 : 75, 2000のnewsより

（浅井　篤）

8

遺伝子診断に関する倫理的問題
──遺伝性神経難病の遺伝カウンセリングを通じて

> **ケース　治療法のない遺伝病の検査を受けるべきか**
>
> 　18歳の女性Aさんが脊髄小脳変性症の遺伝子検査を受けたいと来院した。Aさんの父は遺伝性脊髄小脳変性症（常染色体優性遺伝，おおむね20歳台以降に発症）と遺伝子診断で確定診断を受け，現在寝たきりの状態であるという。Aさん自身は未発症であるが，この病気が常染色体優性遺伝であることを最近知った。父親の主治医からは「この病気は遺伝性の疾患であるが，必ずしも遺伝しない」と説明を受けているが，自分も保因者ではないかとの心配が募り，父親の入院している施設での遺伝子検査を希望した。いったんは遺伝子診断を行う予定になったが，遺伝カウンセリング制度が整ってないとの理由で，この施設では遺伝子検査はできないと言われた。Aさんは強く遺伝子検査を希望していたが，父親の主治医は未発症で保因者の可能性のある未婚女性に対する遺伝子診断の対応に苦慮し，遺伝カウンセリング体制のある某大学医学部附属病院へ紹介した。このようないったん発症すると治療法のない遺伝性疾患の事例にわれわれ医療従事者はどう対応するべきだろうか？

1｜遺伝子医学の進歩と遺伝子診断

　近年の急速な分子生物学の進歩に伴い，従来，遺伝傾向があると言われたさまざまな疾患の原因遺伝子が特定されている。そのなかには糖尿病や高血圧（これらのほとんどは複数の遺伝子が関与する）など頻度の高いも

表1　遺伝子診断の種類（時期による分類）

1) 出生前診断：羊水検査で行われる胎児の染色体異常の検査などが主。
2) 小児期の遺伝診断：先天異常など小児期発症の疾患に罹患している児および血縁者が対象，次子の妊娠や出産に関する遺伝子診断が多い。
3) 成人期の遺伝子診断
　a) 発症者の遺伝子診断：すでに発症している患者の確定診断のために行う。
　b) 未発症者の遺伝子診断：血縁者が遺伝性疾患に罹患しており，自らも発症の可能性のある人に行われる。

表2　遺伝子診断が可能な疾患と治療，予防の関係

1群　遺伝子診断，遺伝子治療が可能である。
2群　遺伝子治療は不可能だが，発症前診断により予防法や早期発見のプログラムが確立されている。
3群　遺伝子診断が可能でも予防法も治療法もない。

のから，本例のようなまれな神経難病など様々な疾患が含まれている。遺伝子検査は行う時期により表1に示すように分類できる。

　従来の遺伝子検査の主体を成していたのは染色体異常を中心とする出生前診断（羊水診断）であった。しかし今後は頻度が高く主に成人期に発症する，コモンディジーズ（common diseases）や悪性腫瘍の発症に関与する遺伝子が相次いで発見され，これらの発症前診断〔表1の3)-b)〕が大きなウエイトを占めるようになってくると予測される。遺伝子診断がその疾患の治療や予防にどれだけ役立つかという観点から考察すると，表2に示すような分類が可能である。

　現段階では，1群の遺伝子治療が可能なものはほとんどなく，2群の遺伝子診断の結果，保因者と診断された人が早期発見のためのスクリーニングプログラムに参加したり発症予防の投薬を受けたりすることが可能なもの（家族性乳癌，家族性大腸癌等）や特定の薬物の投与を控えることにより発症を予防することができるもの（ゲンタマイシン系の抗生物質による難聴など）はある。これらは個々人の遺伝子に基づいた医療であり，オー

ダーメイド医療とも呼ばれ，21世紀の医療の中心になっていく可能性が高い。その一方，遺伝子は究極のプライバシーとも言われ，個々人の「知る権利」，「知らない権利」また，血縁者のプライバシーの問題など様々な倫理的問題を含んでいる。本稿では提示症例を通じて遺伝子診断に関わる倫理的問題を考えていきたい。

2｜遺伝医学と倫理に関するガイドライン

2000年12月現在，表3に示す遺伝子診断の倫理問題に関するガイドラインが作成されている。

表3　遺伝医学・遺伝医療に関するガイドライン

- 「遺伝カウンセリング・出生前診断に関するガイドライン」
（人類遺伝学会，1994年12月）
- 「遺伝性疾患の遺伝子診断に関するガイドライン」
（人類遺伝学会，1995年9月）
- 「母体血清マーカー検査に関する見解」（人類遺伝学会，1998年）
- 「遺伝医学の倫理的諸問題および遺伝サービスの提供に関するガイドライン」
（WHO，1995年）
- 「家族性腫瘍における遺伝子診断の研究とこれを応用した診療に関するガイドライン」（家族性腫瘍研究会，1998年5月）
- 「ヒトゲノムと人権に関する世界宣言」（ユネスコ，平成9年11月）
- 「遺伝学的検査に関するガイドライン」（日本人類遺伝学会，平成12年）
- 「企業・医療施設による遺伝子検査に関する見解」（日本人類遺伝学会，日本臨床遺伝学会，日本遺伝子診療学会，日本小児遺伝学会，日本先天代謝異常学会，家族性腫瘍研究会，平成12年5月）
- 「遺伝子解析研究に付随する倫理問題等に対応するための指針」（厚生省，平成12年5月）
- 「ヒトゲノム研究に関する基本原則」（科学技術会議，平成12年6月）
- 「ヘルシンキ宣言」（2000年10月，エジンバラ，日本医師会訳）
- 「世界医師会ジュネーブ宣言」（1994年ストックホルム修正，日本医師会訳）

そのなかの代表的なものの一部を紹介する。まずWHO（1995）は「遺伝医学の目標は，遺伝的不利益のある人々とその家族に対し，妊娠，出産，健康について十分知らされた上での選択が可能となるよう支援することや，必要に応じた遺伝サービス（診断，治療，リハビリテーション，予防）や社会支援システムが利用できるよう手助けすること，またこうしたその個性的な状態に適応することを支援し，適切な情報を与えること」と定義している。また「遺伝子解析研究に付随する倫理問題等に対応するための指針」（厚生省，平成12年5月）では，❶ 提供者の自由意志に基づく十分なインフォームド・コンセントが必要である，❷ 実施にあたってはその施設の倫理審査委員会の承認が必要，❸ 解析結果の本人への提示は本人の自由意志を尊重する，❹ 遺伝カウンセリング体制を持つこと，などが定められている。

WHOや厚生省のガイドラインより，われわれ医療従事者の求められている遺伝子診断への倫理的基本方針は「客観的な事実や情報を正確に伝え，その決断は本人に委ねる」ということである。こうした態度を踏まえて遺伝子診断全般にわたる医療行為は最近「遺伝カウンセリング」と呼ばれ，遺伝子診断を行う前には必ず実施することになっている。

3｜遺伝カウンセリングの具体例（Aさんのケース）

脊髄小脳変性症は神経変性疾患の一つで，脊髄，小脳の失調をきたし，歩行障害，嚥下障害，筋の萎縮などを伴う。従来，常染色体優性遺伝するタイプの存在が知られていたが，近年発症に関与する複数の遺伝子が相次いで同定され，発症者のみならず，保因者の発症前診断が可能になっている。またこれらの常染色体優性遺伝するタイプの脊髄小脳変性症は「遺伝性脊髄小脳変性症」と呼ばれるため，患者の家族（特に子供）はこれが遺伝性の疾患であることを知り，自分自身の発症の可能性を知りたいと主治

医に相談するケースが近年増えている。頻度も10万人あたり5～10人と決してまれな疾患ではない。医師の側も正確な病名告知を患者本人にしなければならないこともあり，結果的に家族は「自分も発症の可能性がある」ことを知らされてしまうことがある。また，この疾患は他のいくつかの遺伝性疾患同様，遺伝子検査の結果，発症の可能性を知ることはできるが，現在のところ治療法のない疾患である。本症例を通じて遺伝子検査に関わるさまざまな問題を考えてみよう。

〔Aさんの手記〕
　「私の父は脊髄小脳変性症患者です。最近になって初めて，これが遺伝性の病気であるということを知り動揺しました。父の担当医に遺伝子診断を依頼したのは，漠然と，なんとなく知りたいという思いから，診断を受けてみようと思ったのです。その頃はこれが常染色体優性遺伝の病気であるということは知りませんし，自分には絶対に遺伝しないという確信がありました。しかし，採血の段階になってストップがかかりました。遺伝子診断には複雑な問題が絡むという見解からでした。その頃には，"知りたい"という気持ちが先行していましたから，私は当たり前のように別の施設を探しました。某大学医学部附属病院で初めてカウンセリングを受け，これが50％の確率で遺伝する病気であることを知ったのです。ただ結果だけが知りたくて軽率に診断を受けようとしていたことが急に恐ろしく思え，怖くて怖くてたまらなくなりました。」

　原因遺伝子が確定された疾患に関する遺伝子検査の最大のメリットは「採血ひとつで済む」簡便さで，それは同時に最大のデメリットにもなる。現在の日本では医師であるならば，誰もが遺伝子検査を行うことが可能である。なかにはコマーシャルベースで健康診断の一部として行う施設も出てきた。本例のように，患者の将来の生き方に重要な影響を及ぼすであろ

表4 治療法のない遺伝性疾患の遺伝子検査を行うメリットとデメリット

メリット
1）保因者でないことが判明した場合，発症の不安から解放される。
2）保因者であることが判明した場合，発症までの人生，発症後の人生のライフプランを立てることができる。
3）保因者であることがわかっていた場合，将来遺伝子治療が開発されたときにそれを受けることができる。
デメリット
1）保因者である場合，治療方法のない遺伝性疾患の発症におびえながら日々を送らなければならない。
2）保因者でない場合，保因者である親族との人間関係が疎遠になることがある。

う遺伝性疾患の検査に対して，十分な遺伝カウンセリングを受けずに行われ保因者であることが判明するケースや，疾患自体や遺伝形式も知らずに検査を受けることも珍しくない。さらに，現在の日本の医療機関は遺伝子検査までは行うが，もし陽性であったとき，その後の患者の心の悩み，将来の就職，結婚，妊娠に対するカウンセリング体制が日本国内では十分に備わっていない。ヒトゲノム計画に代表される，急速な科学としての遺伝医学の進歩に対し，臨床現場は患者対応に苦慮しているのが現状である。それは「遺伝医学の進歩の結果，診断が可能になった治療法のない多くの遺伝性疾患に対する遺伝子診断へのジレンマ」である。当然患者の側にも，今までは遺伝するかも知れないと言われてきた身内の遺伝性疾患が自分に遺伝するかどうかを明らかにすることが可能になり「自分に遺伝するか知りたい，だけど知ることは恐ろしい。」というジレンマを突きつけることになった。1回目の面接で，遺伝子検査の意味，メリット・デメリット（表4），疾患の遺伝の可能性について説明を行った後，遺伝子検査を希望していたAさんに，「知る権利」と同時に「知らない権利」があることも説明，2週間後に2回目の面接を行った。Aさんは「知らない権利」を選択した。

4 ｜〔ケース〕における倫理的問題点

　医療従事者に求められる遺伝子診断に関する倫理問題を具体的な症例を通じて考えてみた．〔ケース〕においては，直接的でないにしろ，Aさんは遺伝性疾患の保因者である可能性が知らされてしまった点，疾患に対する正確な知識が伝えられていなかった点などの問題があった．医療従事者は，個々人のプライバシーと自由決定権を尊重し，遺伝子検査の実施の前には，それが倫理的に有益な検査であることを倫理委員会の審査を受け，被検者に対しては客観的かつ正確な知識を伝え，あくまで非指示的で共感と受容的な態度で検査前の遺伝カウンセリングを行う．また，遺伝子検査の結果によってはその人の置かれた状況に対する心理面も含めた支援を与えることが重要であると痛感させられたケースであった．

5 ｜まとめ（遺伝子診断一般が抱える倫理・社会的問題）

　以上，遺伝性の神経難病の症例を通じて遺伝子診断が抱える倫理的問題について考察を加えたが，最後に現在わが国において一般的な遺伝子診断が抱える倫理・社会的問題点を表5に提示する．
　第1番目は提示症例のように一言で遺伝子診断と言っても，すでに発症している人の確定診断のために行われる検査と，未発症の血縁者に行う発

表5　遺伝子診断がかかえる倫理・社会的問題

1）遺伝子診断は多種多様で，確定診断のための遺伝子診断と発症前遺伝子診断では全く意味合いが異なり，一人の遺伝子検査はその血縁者全体の問題となる．
2）発症前遺伝子診断が可能な疾患は実際には少なく，疾患の重症度，治療法，予防法の有無などにより意味合いが異なる．
3）遺伝カウンセリングなどのサポート体制が整っていない．
4）遺伝情報のプライバシーの保護がまだ完全ではない．
5）遺伝子差別をどう防ぐかの議論がなされていない．

症前診断では意味合いが全く異なる点である．本項のケースにおいても，すでに神経難病の症状を呈している父と未発症の娘では遺伝子検査自体の意味合いが異なり，被検者の置かれている立場とその心理状況を的確に判断することが遺伝子診断を行う上で最も重要な点である．また，たとえ発病者の確定診断を目的とする遺伝子検査を行った場合でも，結果が陽性になれば，その人の血縁者に新たに「発症前診断」という問題を投げかけることになり，「個人の遺伝子検査は決して個人の遺伝子検査でない」という点に倫理的な配慮が必要である．

第2番目は，実際に遺伝子検査ができる疾患は限られている点を医療従事者は自覚しなければならない．しばしば「遺伝子検査を行えば自分の遺伝的な体質がわかり将来自分がかかる病気や，癌のなりやすさなどがわかる」と誤解されて遺伝カウンセリングの外来を訪れる患者さんもいる．確かに近年，癌や糖尿病などの生活習慣病をはじめ，様々な疾患の発病に関与する複数の遺伝子が発見されている．さらに単一の遺伝子の異常により発症する疾患は頻度の低いものも含め1,000種類近くにのぼり，われわれ医療従事者も発症前遺伝子診断に過大な期待をもつ傾向にある．しかし悪性腫瘍を例にとっても，発症前遺伝子診断が可能なものは家族性乳癌や家族性大腸癌などごく一部に限られ，糖尿病などの生活習慣病も同様で明らかな遺伝性を示す症例はほんのごく一部に過ぎない．現在，こうした遺伝性が明らかなまれな症例に対して，発症前診断と発症予防のための健診システムや予防投薬の試みがなされている．こうした遺伝情報に基づく医療はオーダーメイド医療として脚光を浴びているが，残念ながらまだ研究段階に過ぎないことを医療従事者は自覚し，遺伝子検査を行う場合十分な医学的根拠の基に行うべきである．

第3番目の問題は遺伝カウンセリング体制の問題である．前述のように遺伝子診断を行うためには，単なる遺伝医学的な説明だけでなく患者の心理面，社会的背景にも十分配慮した遺伝カウンセリングが必要不可欠である．しかし残念ながら，現在の医療保険制度のもとでは遺伝カウンセリン

グは保険点数として認められていない。遺伝カウンセリングは綿密な家系図の作成に始まり，専門的な遺伝医学の情報を正確に伝え，さらにクライアントが抱える心理的な問題のカウンセリングを行い，遺伝子検査が持つメリット，デメリットの説明が必要不可欠で数回の面接が必要になり，初診時には最低1時間の診察時間が必要とされる。遺伝カウンセリングの必要性が叫ばれつつも，それが普及しない一因として健康保険上の問題は否定できない。

第4番目の問題は遺伝情報のプライバシーの保護である。近年，政府は「ヒトゲノム・遺伝子解析研究に関する倫理指針」を発表し，そのなかで，倫理委員会で認められた遺伝子検査についての検体（採血などで得られたヒトの遺伝情報）も連結不可能匿名化（その検体がどの人のものか，つまり具体的な氏名がわからないようにする方法）を提唱している。こうしたプライバシーの保護が，すべての医療機関に行き渡る必要がある。

最後に新たに生じるであろう遺伝子差別の問題がある。以前米国では家族に遺伝性疾患の患者がいる場合，本人の民間の健康保険加入に関して遺伝子検査を受けることを要求される事件があった。これをきっかけに現在，米国のいくつかの州で保険会社が保険の加入希望者に遺伝子検査を行うことを禁止している。その反面，英国ではハンチントン病の遺伝子検査の結果を生命保険会社が利用することを認める委員会報告が発表された例もある。こうした民間の保険の加入に関し遺伝子診断が用いられる事態は，わが国でも近い将来倫理的・社会的な問題になると予測されている。

文献
1) Harper PS : Practical Genetic Counseling. 5th ed. pp135-240, Butterworth-Heinemann, Oxford, 1998
2) 田中克己：結婚の遺伝学．講談社（現代新書），1985
3) 高久史麿：ゲノム医学における倫理的側面．ゲノム医学 1 : 49-52, 2001

（藤村　聡）

9 HIV感染症の診療に伴う倫理的問題

> **ケース　HIV陽性者の診断を忌避した研修医**
>
> HIV陽性者として，外来で経過観察されていたKさん（44歳男性）が吐血した。通院していたA病院はHIV患者を入院させる態勢にないとして，地域のB中核病院に搬送した。そこもHIV感染症は拠点病院に送るのを原則としていたが，Kさんは出血性のショックを起こしているため緊急入院させた。緊急内視鏡はHIV患者には適さないとされ，胃潰瘍の暫定診断で消化器病棟に入院した。Kさんは同性愛者で，1年前にたまたまHIV陽性が判明していた。Y研修医は担当医になるよう指導医から言われたが，どうにも不快な感じを払拭できなかった。漠然と同性愛やそれと関連する感染に嫌悪感を覚え，かつその感染症のために自らの感染の危険まで冒さなければならないことが納得できなかった。結局，自分の気持ちを整理しきれないまま，異例にも，指導医に担当変更を申し入れてしまった。

1｜はじめに

HIV（Human Immunodeficiency Virus）感染症は医学的問題であると同時に，人類に課された大きな社会問題でもある。臨床倫理学の面からも種々の問題が提起されており，日本の医療においてもまだ罹患者の絶対数はそう多くはないといえ，倫理的に問題となる様々な事例が指摘されている。なかでも〔ケース〕に見られるような，診療拒否やたらい回し，感染者への恐怖感や偏見などは例に事欠かない[1]。

ここではHIV感染症に関わる臨床倫理的問題すべてを網羅的に論ずることは到底できないが，主に日本の現状に即した問題を取り上げてみたい。最初に倫理的な基盤としての医学的特徴について述べ，次いで臨床倫理学的問題を概観し，その上で〔ケース〕に即して考察する。

2｜臨床倫理学に関連するHIV感染症の特徴

　エイズは1981年に第一例が報告された新しい感染症で，現在のところHIVが原因ウイルスと考えられている。当初男性同性愛者に多く，ゲイの感染症とみなされたため，そのデビューは心理社会的意味合いからまさに偏見に満ちたものであった。その後HIV感染症は急速に世界的規模で蔓延し，この感染症罹患者は2001年末には世界で推定上4千万人にのぼると考えられている。日本では2002年6月末で累計7,000人ほどが届出されている。

　HIV感染症は新しいとはいえ，その医学的特徴が際立って新しいわけではない。ほとんどの特徴について，人類はHIV以前の感染症ですでに経験済みと言ってもよいかもしれない（表1）。例えばB型肝炎ウイルスは血液を介して伝播するし，梅毒も比較的急速に世界的規模で広まった。エイズは致死的な感染症ではあるが，エボラ出血熱やペストに比べ感染力は非常に弱い（「感染症新法」ではHIV感染症は4類）。しかし，こうした特徴の組み合わせによって，「比較的急速に世界的規模で広まりつつある，青壮年層を緩慢に死に至らしめる性行為感染症」として，HIV感染症は現在，恐るべき感染症としての地歩を十分に固めてしまったのである。

　新しい特徴としては，リンパ球への感染によるとされる宿主の免疫能低下がある。このため，進行すると宿主は様々な感染症や悪性腫瘍等に罹患しやすくなり，それらの診断や治療に専門的知識が必要になる。当然HIV感染症それ自体も治療の対象となり，最新の成果を積極的に取り入れなく

表1　HIV感染症の医学的特徴

- ウイルスによる慢性の持続型感染症である
- 主に性行為・注射針・母子感染を介して感染する
- 感染率は低く予防可能だが，予防には心理・社会的に困難がある
- 宿主への主たる害は免疫能を低下させることである
- 緩徐に進行性で，死亡率が極めて高い
- 予防策や医学的治療・ケアが重要な意義をもつ
- 治療薬・ワクチンの研究が盛んである

てはならない。また多くの研究が常に行われていて，その臨床治験をも視野に入れなければならない。これらの事柄があいまって，エイズ患者の治療にはかなりの専門知識と労力を要し，医療機関によっては対応が困難なことも起こりうる。そのため，エイズ患者の診療は専門家に任せる傾向が強く，その分，HIV感染症への無知・誤解や偏見が払拭されにくい原因ともなっている。その一方では，偏見から来る診療拒否にも「専門機関でない」という弁明の口実を与える，という副次的現象も生じていよう。

3｜臨床倫理的問題

前節で述べた特徴から，いくつかの倫理的問題が生じる（表2）。これもまた全く新しい問題が生じているわけではなく，シュクレンク（Schuklenk）の言うように「AIDSは…むしろ既存の哲学的考え方の一応用事例」[2]なのである。しかしこの圧倒的な疾病を前にして，全体として対応の難しい固有の問題群が形作られている。

まず第一に表1の感染経路・様式についての無知や誤解（に基づく恐怖），偏見，差別（的価値観）からくる強制的検査や診療拒否・ずさん診療などの問題がある。その背景には致死的疾患への恐怖があると考えられるが，この感染症の感染力が低く，二次感染予防が比較的容易であること

表2 診療上の倫理的諸問題
- 医療従事者の二次感染防御と抗体検査
- 診療義務と診療拒否
- 告知とカウンセリング
- 守秘義務
- 感染予防と警告義務,パートナー告知
- 外国人診療にともなう問題
- 治験薬・治験外薬の使用

を考えれば,その恐怖感は医療従事者として正当化される範囲を超えているだろう。また一方では,同性愛や性行為感染症一般への偏見もしばしば認められる。例えば,血友病患者に対して手厚くする一方で,性行為感染者に厳しく対処するなど,患者を差別化する事例も認められる。また,わが国では外国人罹患者も少なくないが(2002年6月で30％強),そうした人々への文化的・民族的な差別も複雑に織り込まれている。

　情報開示の点からも大きな問題がある。抗体検査は一応インフォームド・コンセント(以下IC)が必要とされているが(厚生省通達),現実には検査の十分な説明がなかったり,あってもわかりにくかったりする例は非常に多い[1]。なお,この点に関しては,日本では従前から医療者の二次感染を防ぐ目的で,梅毒や肝炎ウイルスの検査について全く本人の承諾なく行われてきているが,今回のHIV検査問題を契機として,この点についての是非も問われることになろう。このようにして,HIV感染症診療はこれまで暗黙裡に行われてきた医療上の習慣について再検討する機会を提供しているとも言える。さらに,検査結果で陽性の場合,検査を行った医療機関によっては,まったく知らせなかったり,告知も含めて紹介先病院に委託したりする場合がある。検査のICはこのように陽性であった場合の対応も十分に考慮した上で行われる必要があるだろう。

　また医療従事者・保健担当者などの守秘義務が不十分な場合もよく見られる。噂のようなものから,カルテ・レセプトなど構造的に守秘が保たれ

ないケースまでさまざまな場合がある。守秘は当感染症の場合に限ったものではないが，社会的にスティグマとされやすい疾患ではとりわけ問題となるだろう。またそのような事例を通して，これまでの医療が守秘に対して十分な注意を払ってこなかったという事実がまさに明るみに出されているのである。ただし，一方では守秘義務を絶対的なものと考えるべきかどうかは議論の余地がある。医療者として最大限に守秘義務を守るとしても，社会に対する害を避けるためにはそのような義務を放棄すべき場合もあるとする意見もある[3]。その文脈でパートナー告知も問題となる。日本では，パートナー告知については医療者が直接行うより，その推奨の下に本人の自発的告知を待つことが多いが，本人が例えば配偶者にも秘しておこうとする場合，医療者は倫理的ジレンマに悩まされるかもしれない[4]。また感染を告知した女性への家庭内暴力も指摘されており[5]，このような事態への配慮も必要となる。

臨床治験と治験薬のアクセスについても大きな倫理的問題が生じうるが，日本の現状に鑑みて今回は割愛する。

4 | どう対応すべきなのか

HIV感染症は医療者が自らの注意で十分二次感染を防御できるものである以上，その無知・誤解に基づく診療拒否については許容すべきではないし，また，患者の属性，例えば血友病罹患者，同性愛者，麻薬注射常習者といった属性で，基本的な医療上の対応を異にするような偏見・差別も倫理的に許されないと我々は考える。もし恐怖があればそれは教育により乗り越えるべきものである。〔ケース〕のY研修医の不快・恐怖等の「整理しきれない」感情は医療者としては不適切である。しかし一方で，そのような感情を病院として許容する基盤が（構造的にも）ないかどうか，問うてみる必要があるだろう。

病院全体の「態勢」や「専門性」を理由とした診療拒否例も現実には少なくない。確かにHIV感染症の治療は内科医にとってもそう容易ではなく，長期的には専門家に任せるのが妥当な選択である場合も多い。Schuklenkの言うように，「診たくない医師の標準以下の治療」が指摘されており，できるだけ熱心な医師に委ねるのが現実的な対応であるかもしれない[2]。しかし他方では，救急的・短期的にはどの診察機関でも診療・ケアはできるはずであり，そうすべきである。「たらい回し」のような事態を招致することはあってはならない。また〔ケース〕のB病院のようにあからさまな診療拒否はなくても，その病院としてのベストな選択（例えば観血的治療）を控える傾向もあり，これも許容されない。もし病院としてそのような対応がHIV感染症にのみ行われているのであれば，恐らくはその背後にある誤解や恐怖を乗り越える方策が必要であろう。

　日本のHIV感染症診療の歴史は浅い。にもかかわらず，様々な「人権侵害例」が報告されるのは，ひとえに個々の当事者の病院や医療者だけの問題とすることはできないであろう。一方では，この感染症に対して示した日本全体の対応の問題であり，それが医療の場でとりわけ問題になりやすかったとも考えられる。他方では，梅毒の血液検査など，まったくICなく検査して何ら問題視してこなかった点に象徴されるような，「日本の医療」そのものに内在する問題でもあるだろう。「疾患」を診療し，「疾患」から医療者を守ることは考えても，「ひと」を見る視点が欠けていたのである。こうした問題はHIV感染症の問題にとどまらない。またY研修医のごとき「個人」にのみ帰すべき問題でもない。医療における，さらには医療を超えた教育や構造的改革の問題としてとらえる必要があるが，これに立ち入るのはこの小論の範囲や筆者の力量を越える。とりあえずの結論を述べておく。HIV感染症は感染者にとっては恐るべき感染症であるとしても，日常診療上，基本的には二次感染を容易に予防できる。そして，医療者の恐怖や偏見に基づかない，感染者の視点からの医療が必要とされよう。

文献

1) 樽井正義（主任研究者）：「エイズと人権・社会構造に関する研究」研究報告書．平成11年度厚生科学研究費補助金 エイズ対策研究事業．2000
2) Schuklenk U, Chokevivat V, Rio CD et al : AIDS : ethical issues in the developing world. In ; Kuhse H, Singer P(eds) : A Companion to Bioethics. pp355-365, Oxford University Press, London, 1998
3) Gillon R : Confidentiality. In ; Kuhse H, Singer P(eds) : A Companion to Bioethics. pp425-431, Oxford University Press, London, 1998
4) Watters JK : HIV test results, partner notification, and personal contact. Lancet 346 : 326-327, 1995
5) Rothenberg KH, Paskey SJ, Reuland MM et al : Domestic violence and partner notification : Implications for treatment and counseling of women with HIV. JAMWA 50 : 87-93, 1995

〔大西基喜〕

10 医療従事者の持つべき人間性について

> **ケース　医療従事者はどのような人間性を持つべきか**
>
> 　ある日，臨床研修責任者であり医療面接教育にも従事しているO教官は，入院患者から一人の研修医についての苦情を受けた。患者によれば，その研修医の態度や発言は非常に不快なことが多く，人間的な未熟さや人間性の欠如を感じさせることもまれでないという。患者は具体的なことには言及しなかったが，思いつめた様子で自分の担当からその研修医を外してほしいと要請した。O教官は，その研修医が同じ職場の他の医療従事者からも全般的に評判が良くないことを思い出した。
> 　Oは自分が医学生だったときから「人間的な医師になれ」と教えられ，善い人間性を持った医師かつ人物になろうと努めてきた。また，最近は社会的に医師の人間的資質が一層問われている。しかし，いざ具体的に考える段になるとわからないことばかりだった。Oはその研修医に対して，どのような指導と教育を行ったらよいか悩んだ。なぜなら，指導者として，何をどのような方法で教育すればよいのか，そして，その結果をどう評価すればよいかはっきりしないからである。
> 　医療従事者の持つべき人間性とはどのようなものなのだろうか。どうすればわれわれは優れた人間性を持った医療従事者になれるのだろうか。そして，なぜわれわれ医療従事者は人間的に優れているべきなのだろうか。

1 | はじめに

　わが国の医学教育は大きく変わりつつある。文部科学省は医学教育のコア・カリキュラムを打ち出し，「医の原則」として医の倫理や生命倫理を基本的教育項目に含めている。また卒後研修義務化に伴い，臨床現場での倫理教育や全人的教育のあり方が一層問われることになると思われる。さらにマスメディアは連日のように医療不信についての記事を取り上げ，医療従事者，特に医師の人間性について批判的な議論を展開しているのが現状である。国によっては，臨床倫理学教育において医療従事者の持つべき人間性のいくつかを基本的態度として具体的に列挙している場合もある。

　わが国で医療従事者の持つべき人間性の重要性が指摘されて久しいにも関わらず，要請されている人間性が具体的にどのようなもので，臨床現場においてどのような意義を持つかは明確ではない。また，医療従事者に対する人間性教育の方法論や評価法も全く定まっていない。したがって，本章では医療従事者が持つべき人間性，つまりわれわれが持つべきヒューマニスティックな態度や性質について考察し，その具体的な内容や問題点，医学教育，特に臨床倫理学教育領域での問題点を俯瞰し検討したい。

　混乱を避けるために使用する言葉の定義を表1[1,2]に挙げる。以後，特に断りがない限り，人間性を善い人間性（humanistic qualities，人道的な

表1　言葉の定義[1,2]

- 人間性：人間の本性，人間としての生まれつきの性質，人間らしさ
- ヒューマニティー（humanity）：人間らしいこと。人倫の道をわきまえていること。人間としての情味に富んでいること。
- ヒューマニスティック（humanistic）：人としての道にかなっているさま。また，それを遵守しようとするさま。人道的であること。
- humanity: The quality of being humane （人道的な，思いやりのある）
- benevolence：博愛，慈善の心

態度・性質・性格）という意味で用いる。また，「人間的」という語句はヒューマニスティック（humanistic，人道的な）という意味で用いる。

2｜医療従事者が持つべき人間性

　医療従事者が持つべき人間性についての考察は，一般的な行為や判断――例えば，癌の告知をするべきか，守秘義務を破棄しても許される状況はどのようなものか，など――について考える場合とやや異なる。なぜなら，「何がなされるべきか」，「その根拠・理由は何か」を問うのではなく，「どのような医療従事者であるべきか」，「どのような人間であるべきか」が主に検討されるからである。われわれは日常的に他の人の性格や態度を直感的に好ましい，または好ましくないと判断しているが，実際に各人のどのような特質に注目して他者の人間性を善い悪いと感じているのだろうか。

　相手が誰か，どのような立場や職業についているかによっても，期待する人間性や判断のレベルの高さが変わってくるだろう。医療従事者は他者の健康や命に関わる重大な職務に携わっているため，医療を受ける人々や社会全体から期待されている人間性のレベルは高いと想像される。表2[3～17]に，今まで様々なところで言及されている医療従事者が持つべき人間性を網羅した。

　これらの人間性は，自己に対するものと他者（医療を受ける人々，同僚や他の医療従事者など）と接する際の態度とにおおまかに分けられよう。純粋に個人の性格や態度に言及しているもの（やさしさ，繊細さ，忍耐強さなど）と，約束を守る，自己管理（self-care）ができる，耳を傾け共に考える，秘密を守る，説明責任を果たす（accountability），など行為・行動にまで及ぶものもある。また，表2を一見して明らかなように，一つひとつの人間性が独立しているわけではなく相互に深く関わっており，時に

表2 医療従事者が持つべきとされる人間性（humanistic qualities）[3～17]

医療の現場の対人関係全般に関わる事項	
● 正直であること	● ていねいであること
● 率直であること	● 近寄りやすいこと
● 共感的であること	● 謙虚であること
● 思いやりがあること	● 忍耐強いこと
● やさしいこと	● 公正かつ公平であること
● 繊細であること	● 寛容であること
● 信頼できること	● 利他的であること
● 約束・義務などを守ること	● 協調性があること
● 誠実であること	
特に医療従事者—受療者関係において	
● 感謝や謝罪の意を示すこと	● 秘密を守ること
● 個人の人格を尊重すること	● 説明責任を果たすこと
● 耳を傾け共に考えること	
自己に関わる事項	
● 思慮深いこと	● 中庸を得ていること
● 慎重であること	● やる気があること
● 良心，信念に誠実であること	● 責任感が強いこと
● 自己管理（self-care）ができること	● 常に自己研磨・修練を怠らないこと
● 自己コントロールができること	● 冷静に自己評価ができること

は相互依存的であり，互いの意味の差異が微妙な場合も多い。内面的な傾向を意味する度合いが強いものもあれば，一般に医療面接の技術（スキル）ととらえることができるものも含まれている。さらに，表2のリストに含まれていないものもあるかも知れない。また，人によって個々の人間性間の相互優先順位は異なる可能性もある。ちなみにビーチャム（Beauchamp）とチルドレス（Childress）は医療従事者が持つべき人間性を徳（美徳，virtue）ととらえ，compassion（対等な立場から人間的な同情や思いやりを示すこと），discernment（洞察力，見識），trustworthiness（信頼できること），integrity（個人の道徳的性質の一貫性，統合性，自己に対して誠実であること），conscientiousness（良心的であること）

の五つを挙げている[18]。

3 | 〔ケース〕の問題点

　冒頭の〔ケース〕では，研修医の人間的な未熟さや人間性の欠如が問題になっている。〔ケース〕からだけでは詳細は不明だが，受け持ち患者が担当から外してほしいと望むほど感情を害している事実から，この研修医は思いやりに欠け，冷たく，思慮が浅く，信頼できない存在であり，患者を個人の人格として尊重し，耳を傾け共に考えることができないと想像される。また，チームの一員として働く能力に対する評価の低さは，協調性や責任感，謙虚さの欠如，感謝や謝罪の意を示さない，自己がコントロールできないなどの問題点を持っていることが示唆される。同時にO教官の悩みは，倫理的または教育的観点から医療従事者の人間性について検討する場合にしばしば遭遇する代表的問題を含んでいる。医療従事者の人間性を考えるにあたって注意深く検討されなければならない倫理的問題と教育上の問題点を表3に列挙する。

　読者の中で，医療従事者が人間的に優れていることが必要だという立場に強く反対する人はいないだろう。医療従事者は人命に関わる重大な判断に関わっており，不注意一つで容易に取り返しのつかない事態になり得る。このような職業に自発的に就いている限り，技術や知識といった診療能力はなくてはならないものであろう。他方，医療の対象は生身の人間であり，疾患や障害によって精神的にも社会的にも，時には経済的にも脆弱な存在である。このような立場にある人々は健常人よりも他者からの人間的なケアを必要としている。したがって，医療従事者が人間性に富み，人間的に成熟していることが期待される。

　一般に倫理的観点からものごとを考える場合，行為や態度のレベルを，
❶法が禁じることを行わない（患者の法的権利を侵さない）

表3 医療従事者の人間性（humanistic qualities）を考えるにあたっての問題

倫理的問題
- なぜ医療従事者は人間性を持つ必要があるのか
- 医療従事者が持つべき人間性にはどのようなものがあるか
- 医療従事者が最低限持つべき人間性（ベーシック・ミニマル）にはどのようなものがあるか
- 医療従事者が人間的に振舞おうとするときの障害にはどのようなものがあるか
- 倫理的ジレンマに遭遇したとき，人間的な医師はどのような行為や態度を取るのか，それぞれの人間性は，具体的にどのような行動を導くのか
- どのような状況で，最も医療従事者の人間性が要求されるか
- 医療従事者が持つべきでない態度や特性はどのようなものか
- 医療従事者として持つべき人間性と一般的な好ましい人間性に違いはあるのか
- 医療従事者が善い人間性を持てば，倫理規範や原則は必要ないのか
- 医療従事者は，道徳的聖人（moral saints）になるべきか

医療従事者の持つべき人間性に関する医学教育上の問題
- 人間性は教育可能か
- 教育可能であれば，いつ，どのように行われるべきか
- 何が教えられるべきか
- 人間性は評価できるのか
- 人間性に問題がある志願者は，教育機関への受け入れを拒否されるべきか
- 教育者として持つべき人間性はどのようなものか
- ロールモデルとして，教育者はどのような人間性を持つべきか
- 医療従事者が持つべき人間性は，communication skillの一つか，それとも内面から現れるべきものか

❷ 倫理（道徳）が禁じることを行わない
❸ 自己実現，自分が幸福になることをする
❹ 社会や隣人の幸福のため行動し，賞賛される態度を取る

の四つのレベルに分けることができる。医療従事者は人間的に優れているべきだという主張は，❷〜❹のレベル，特に❸と❹を実現することが大切だという立場になろう。つまり，医療従事者として自分も幸せになり，かつ，医療を受ける人々を可能な限り幸福にしようという態度である。換言すれば，決して他者に害を与えたり不快にしたりしないだけでなく，で

表4 歴史的事例：重大な倫理的ジレンマに直面した人間的医師[19,20]

> ナチ支配下のユダヤ人ゲットー（ユダヤ人地区）内の病院で働く医師は，4名の動けなくなった患者を目の前に重大なジレンマに直面していた。ナチの部隊はユダヤ人ゲットーを一掃する計画を進めており，すぐに病院にやってくる。そして，病院に残ったすべての患者を間違いなく残酷な手段で殺害するだろう。その医師は，その患者たちをナチスの下に放置して脱出すべきか，患者たちに青酸カリを注射して非自発的積極的安楽死を行なうべきか，悩み苦しんだ。彼は正しく行為しようと動機づけられているにもかかわらず，どのように行為すべきかがわからなかった。

きるだけ相手を幸せにし，それによって自分も幸福を感じることができるようになるということである。繰り返しになるが，患者や患者家族は，それぞれの人生を生きている生身の人間であり，疾患や障害によって精神的にも社会的にも経済的にも脆弱な存在となっている。彼らは人間的なケアを欲している。そして，人間的でなければ心からのケアはできない。したがって，法や倫理原則，医療従事者としての職業倫理が必ずしも要求しないとしても，我々は人間性に優れた存在になるよう努力すべきだろう。

しかし，総論的に医療従事者は人間性を持つべきだという立場に賛同しても，表3に挙げた問題を勘案し各論的に問題を検討すると，いくつもの問題が持ち上がる。例えば，限られた時間内で教育するにあたって，医療従事者が最低限持つべき人間性（ベーシック・ミニマル）にどのような項目が含まれるかは大きな問題である。表2に挙げた特徴をすべて常に持ち続けるのは可能だろうか。おそらく不可能であろう。誰も完璧な存在にはなれない。また，倫理的ジレンマに遭遇したとき，人間的な医師はどのような行為や態度を取るのか，それぞれの人間性は具体的にどのような行動を導くのかはより大きな問題かもしれない。表4に，人間的に優れた医師が遭遇する困難なジレンマ事例を挙げる。この事例の医師は，最終的には自ら4名の患者に青酸カリを注射した[19,20]。この倫理的判断——冷酷な仕方で殺害されるに任せるより，青酸カリによって慈悲殺を受けたほうがよ

い——は，果たして正しかっただろうか。この医師は疑いなく良心的で利他的で責任感が強い高潔な人物である。しかし，この判断の倫理性については疑問をさしはさむ余地はあろう。表4のような極端な状況でなくとも，倫理的なジレンマに直面したときに人間的な医療従事者はどのような選択をするのか，換言すれば，医療者の持つ人間性が倫理的判断にどのような影響を及ぼすかは明らかではない。例えば，思いやりのある思慮深い医師は末期患者に予後まで詳細に告知するだろうか。また，共感的で同情深い医師は，不治の疾患に侵されている患者の希望に従って医学的に適応がない治療を行うだろうか。

医学教育，臨床教育の文脈では，人間性に問題があると周囲の人々から感じられた医療従事者に対して人間性教育が可能なのか，可能であれば誰が何をどのような方法で行うべきなのか，そしてその結果，つまり，教育効果をどのような方法を用いて誰が判断するのかも，容易に答えが出せない問題であろう。

4 ｜〔ケース〕における判断

ここまで，医療従事者が持つべき人間性の必要性，具体的内容，問題点について検討した。O教官は問題の研修医に，医療を受ける人々を満足させるためには医療従事者としてより善い人間性を持つべきだ，と確信を持って教えるべきだろう。具体的な内容については，「自分が患者になったらどのような医師に担当医になってほしいか」，「自分の親や子供が入院した場合，傲慢で冷たい医師に担当してほしいか，それとも思いやりがあり患者の話をじっくり聞いてくれる医師に受け持ちになってほしいか」と研修医に自問させる必要があろう。つまり想像力と共感能力を高めることが必要になる。教育に関して言えば，講義や論文から人間性を習得することは困難であり，指導者であるO自身がロールモデルになり，人間的に優れ

た医師として手本となるべきであろう。

文献

1) Kokugo Dai Jiten Dictionary. Shinsou-ban (Revised edition). Shogakukan, 1988/国語大辞典(新装版).小学館,1988
2) The American Heritage® Dictionary of the English Language. 3rd ed (アメリカン・ヘリテイジ英英辞典 第3版). Houghton Mifflin Company, 1992, Electronic version licensed from INSO Corporation. All rights reserved.
3) A working Group, on behalf of the Association of Teachers of Ethics and Law in Australian and New Zealand Medical School : An ethics care curriculum for Australian medical schools. MJA 175 : 205-210, 2001
4) Laine C, Davidoff F, Lewis CE : Important elements of outpatient care : A comparison of patients' and physicians' opinions. Ann Intern Med 125 : 640-645, 1996
5) Klessing J, Robins AS, Wieland D : Evaluating humanistic attributes in internal medicine residents. JGIM 4 : 514-521, 1989
6) Butterfield PS, Mazzaferri EL : A new rating form for use by nurses in assessing residents' humanistic behavior. JGIM 6 : 155-161, 1991
7) Weaver MJ : A questionnaire for patients' evaluations of their physicians' humanistic behaviors. JGIM 8 : 135-139, 1993
8) Kaplan CB, Centor RM : The use of nurses to evaluate houseofficers' humanistic behavior. JGIM 5 : 410-414, 1990
9) Linn LS, DiMatteo MR, Cope DW : Measuring physicians' humanistic attitudes, values, and behaviors. Med Care 25 : 504-515, 1987
10) Beaudoin C, Maheux B, Côté L : Clinical teachers as humanistic caregiver and educators : Perceptions of senior clerks and second-year residents. CMAJ 159 : 765-769, 1998
11) Matthews DA, Feinstein AR : A review of systems for the personal aspects of patient care. Am J Med Sci 295 : 159-171, 1988
12) Arnold RM, Povar GJ, Howell JD : The humanities, humanistic behavior, and the humane physician : A cautionary note. Ann Intern Med 106 : 313-318, 1987
13) Merrill JM, Boisaubin EV, Laux L : Measuring "humanism" in medical residents. South Med J 79 : 131-144, 1986
14) Consensus State by Teachers of Medical Ethics and Law in UK medical

Schools Teaching Medical Ethics and Law within Medical Education : A model for the UK core curriculum. J Med Ethics 24 : 188-192, 1998
15) Fones CSL, Kua EH, Goh LG : 'What Makes a Good Doctor?' Views of the medical profession and the public in setting priorities for medical education. Singapore Med J 39 : 537-542, 1998
16) Silverman HJ : Description of an ethics curriculum for a medical residency program. West J Med 170 : 228-231, 1999
17) コント-スポンヴィル A：ささやかながら徳について（中村　昇，小須田 健 他訳）．紀伊国屋書店，1999
18) Beauchamp TL, Childress JF : Principles of biomedical ethics. 5th ed. Oxford University Press, NY, 26-56, 2001
19) ビーチャム TL，チルドレス JF：生命医学倫理（永安幸正，立木教夫 監訳）．440-482，成文堂，1997
20) Keneally T : Schindler's List. pp176-180, Penguin Books, NY, 1983

（浅井　篤）

第3章

臨床倫理学を考えるための基礎事項

1 臨床倫理学の基礎理論

> **ケース　成功率10％のCPRは行われるべきか**
>
> 　進行癌末期，50代後半の女性患者。膵癌の発見が遅れ，骨転移も見られる。本人は抗癌剤治療の副作用を嫌がり，現在は放射線治療のみ。体力の消耗はあるが，意識は清明であった。万一の時の延命治療に関する詳しい話し合いは家族となされておらず，本人からのDNR指示もなかったが，かつて自分の父親の臨終に立ち会った際，たくさんの親類や知人に囲まれて父が息を引き取る姿を見て，「自分の最後は，自分の意見を尊重して欲しいと思っていたけど，命というのは，自分だけのものではないんだなぁ」と感じたことがあったと，患者本人が病室で家族に話していたことが看護日誌に記されていた。数日後，急激な血圧低下とともに意識混濁に陥ったため，家族に危篤状態であることをスタッフ・ナースが電話連絡をしたところ，「死に目には必ず会えるようにしてほしい」と言われたため，昇圧剤等の救命薬剤を投与したが効果が得られず，心肺停止状態となった。患者の家族が病院から遠方にいたため，なかなか到着しなかったこともあって，電気的除細動とアンビューバッグによる補助呼吸等によるCPRの施行が検討されたが，患者の年齢，および疾患状況から，成功率は10％以下であるという医学的判断に基づき，主治医は「CPRは施行すべきではない」と判断した。ようやく駆けつけた家族は，「死に目には絶対に間に合うようにとお願いしたのに，何もしてくれなかったのか」と，医師たちに不満をぶつけた。

1 | 倫理学と倫理理論

　「倫理学 ethics」と呼ばれる学問領域には，さまざまな理論的立場がある。それをここでは「倫理理論 ethical theories 」と呼ぶことにする。臨床倫理学が対象とする，日常診療の現場で医師や看護師等の医療従事者が直面する倫理問題に対しても，さまざまな倫理理論の立場からアプローチすることが可能である。本書ではこれまで，すでにいくつかの臨床ケースに立脚しながら，それらの症例に見られた基本的な倫理問題に対し，主要なテーマに則して考察を進めてきたが，ここでも，具体的な臨床ケースを検討しつつ，そうした個々の臨床ケースにおける倫理問題にアプローチするに際して，そのバックボーンをなす「倫理学」そのものについて概観し，そのうえで臨床倫理学にとって重要だと思われる倫理理論について解説する。

　ただし，時間のない読者や「哲学的・倫理学的専門用語にはあまり関心がない」という読者は，前半部分を読み飛ばして，「ケース・アプローチによる臨床倫理学の可能性」（164ページ）から読み始めてもらって構わない。そこに登場してくるさまざまな倫理学用語や倫理理論について，読み進めるうちにさらに詳しく知りたくなったら該当箇所へフィードバックする，というスタイルで読んでもらえれば幸いである。

■ 「規範的アプローチ」と「非規範的アプローチ」

　「倫理学」とは，きわめて乱暴に表現することが許されるならば，「善とは何か？」，「どう行為すべきか？」を問う人間の行為規範に関する学問である。倫理学を大別すると，「規範的アプローチ」と「非規範的アプローチ」の2種類に分類することが可能である（図1）。

■ 臨床倫理学は「規範倫理学」である

　規範的アプローチは，「規範倫理学 normative ethics」と呼ばれるが，

```
                    ┌ 医学・医療：臨床倫理学，生命倫理，
                    │         医療倫理，看護倫理
         応用倫理学 ┤ 環境倫理学
       ↗            │ 情報倫理学
     規範的         │ ビジネス・エシックス（企業倫理）
     アプローチ     └ エンジニアリング・エシックス
倫理学                   （工学倫理）
     非規範的    記述倫理学
     アプローチ                        ┌ 自然主義
                 メタ倫理学   認識説 ─┤
                 （分析哲学）          └ 非自然主義
                                         （直観主義）
                              非認識説 → 情緒主義
                                         （価値情緒説）
```

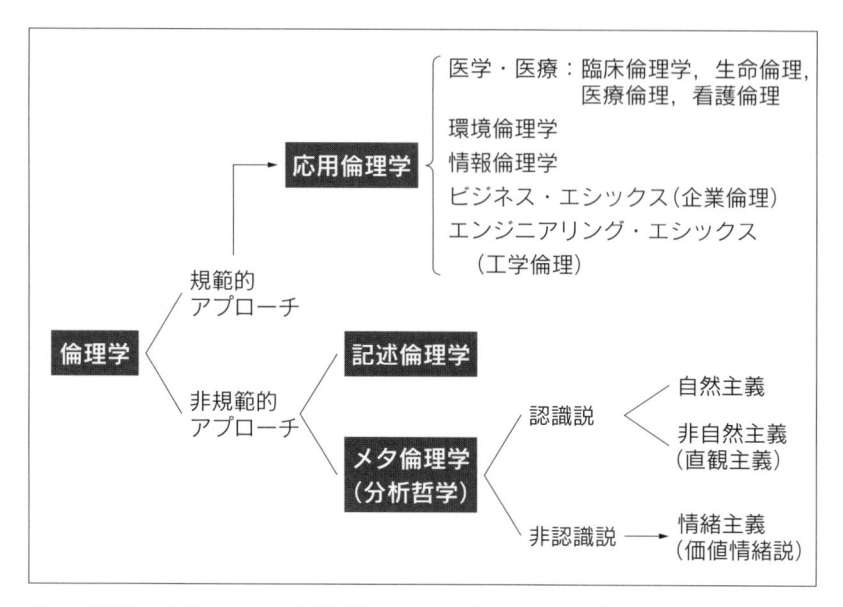

図1　規範的アプローチと非規範的アプローチ

このアプローチは，ある倫理問題に対して，どう行為すべきかについての実践的な行為指針を提示し，それを理論的に正当化することを目標とする。この規範倫理学にもさまざまな倫理理論が存在するが，本書で扱おうとしている臨床倫理学は，日常診療の現場で医師や看護師等の医療従事者が直面するさまざまな倫理問題や道徳的ジレンマに対して，どう対処し，いかに行為すべきか，という実践的な行動の指針を提示することを目標としている点で，規範倫理学に該当すると言える。先の臨床ケースにおいても，「CPRは施行すべきではない」という医師の行為指針が，倫理学的に適切なものだったのかどうかを提示するということが目標である限り，臨床倫理学は規範倫理学である。

　規範倫理学におけるさまざまな倫理理論については後で詳述するが，それらが提示する道徳的原理や原則，あるいは道徳的推論の方法を，さまざ

まな公共政策的な課題や専門職倫理に「応用」するという性格に着目し，こうした規範倫理学のあり方を「応用規範倫理学」，あるいは規範という名称を省略して「応用倫理学 applied ethics」と定義する場合もある。応用倫理学と呼ばれる学問領域には，本書で扱う臨床倫理学以外にも，医学・医療に関連するものとしては，生命倫理，生命医学倫理，医療倫理，看護倫理などがあり，その他には環境倫理学，情報倫理学，ビジネス・エシックス（企業倫理）やエンジニアリング・エシックス（工学倫理）などが代表的である。ただし，臨床倫理学を「応用倫理学」に分類することを嫌う理論的立場もある（これについては「ケースアプローチ」を参照，153ページ）。

2｜非規範的アプローチ

先に，倫理学とは人間の行為規範に関する学問だと述べたのに，「非規範的アプローチ」という表現を使うことに違和感を覚える読者もいるかもしれない。それは，この非規範的アプローチの，「善とは何か？」とか「どう行為すべきか？」という問題への関わり方に理由がある。非規範的アプローチは，「記述倫理学 descriptive ethics」と「メタ倫理学 meta-ethics」に大別される。

■ 記述倫理学

記述倫理学は，人間の道徳的行動や道徳的信念，あるいはある共同体社会の中で，どのような倫理規範が実際の社会生活を規定し，影響を及ぼしているか等に関する事実的探求を行い，それらが実際に＜どうあるか＞を「記述する」ことを目標とし，そうした倫理規範が＜どうあるべきか＞という規範の課題は，直接の対象としない。また，その研究方法も，哲学的手法に限定されず，文化人類学や社会学，あるいは心理学的な科学的手法

や社会調査などの統計学的手法を用いて行われる。記述倫理学は，規範倫理学が課題とする「いかにあるべきか」という問題を扱う以前に，現にわれわれの道徳的行動や社会的な倫理規範が「どうなっているか」を解明するのに有効であると言える。

メタ倫理学

他方，メタ倫理学とは，規範倫理学が目標としているような「どうあるべきか？」という行為指針の確立と正当化を行う際に，ある意味では無反省に用いられている「善い」とか「悪い」といった倫理的な言語表現の意味分析や用法の解明をその学問的課題としている[1]。規範倫理学と異なり，具体的な倫理的課題や道徳的ジレンマに直面した場合の実践的な行為指針を確立するという課題から距離をとって，むしろその課題を超えた（meta）ところから批判的に，倫理的な言語分析を行うことを主な手法としていることから「分析哲学」とも呼ばれる。メタ倫理学は，「認識説 cognitivism」と「非認識説 non-cognitivism」とに大別される。

1) 認識説

認識説は，例えば「Xは善い（あるいは悪い）」という倫理的な価値判断は，事実として客観的に真か偽かを問われうる認識可能な命題であるとする。それに対して非認識説は，倫理的な価値判断は，その判断を表明している話者の「情緒的な態度」を表現しているにすぎず，それゆえに「Xは善い（あるいは悪い）」という命題について，それが真であるか，偽であるかを論じることはできないとする。

2) 直観主義

認識説における「自然主義 naturalism」と呼ばれる立場では，ある倫理的判断の真偽は経験的な事実命題によって定義可能であるとするのに対し，同じ認識説でも「非自然主義 non-naturalism」では，倫理的判断の真

偽を論じうることは認めるが，経験的な事実命題によって定義することは不可能であるとした．

「直観主義〔直覚主義とも訳される〕intuitionism」は，ムーア（George Edword Moore）によって提唱された[2]．規範倫理学は，どうすべきか，ということを問う場合，「善い行為」を前提にしているが，その前に「善とは何か」がわかっていなくてはならないはずである．この問いに対してムーアは，「善は善であり，それで終わりである」と答え，「善とは定義不可能である」とした．何故か．その理由は，「善」とは「黄色」という概念と同様，それ以上分割できない単純観念だからであるという．黄色とは何か，と問われた場合，すでに黄色というものを色覚によって知覚したことのある人に対してしか，われわれは説明することができないのと同じだ，という．「黄色い色をしているもの」は，「一定周期の光の振動」と定義できるとしても，それは「黄色そのもの」の定義ではない．同じように善についても，「善いもの」とは「素晴らしいもの」とか「美しいもの」，あるいは「精神的な満足感のような快楽をもたらすもの」と，様々な性質をあげて定義することはできても，それは「善そのもの」の定義ではない．このような定義不可能な善を，自然的な性質で定義することを「自然主義的誤謬 naturalistic fallacy」[3,4]と呼ぶ．

では，善はどのようなものであるかをとらえる（認識する）には，どうすればよいのか．ムーアは，黄色は色覚によって認識されるしかないのと同じように，善は「直観（直覚）」によって認識する以外にないという．彼によれば，「価値は事実から導き出すことができる」，あるいは「価値は事実によって定義可能である」と主張する自然主義的認識説の立場は，例えば「善とは快楽である」と定義することで，「善そのもの」を定義したつもりになっているだけである．もしも「善とは快楽である」とするなら，その根拠を提示しなくてはならないが，しかしそのときには，「なぜなら快楽とは善だから」という同語反復を繰り返すしかない．

しかし注意を要するのは，ムーア自身は，「それ自体としての善（善そ

のもの）」は定義不可能と主張しても，ある目的を達成するために為された具体的な特定の行為が善いか悪いかを判断すること，つまり「（ある目的を達成するための）手段としての善」は定義不可能だと述べているわけではない。また，ムーアの主張する「直観」とは，何かわれわれに特別な倫理的直観というような能力が備わっていて，この特別な能力を用いれば，常に正しい倫理的価値判断ができるというようなものだと理解してはならないし，ムーア自身もそう主張しているのではない。もしも，「直観」によって客観的な倫理的価値判断が可能になるとするならば，自分の直観も，他人の直観も，常に間違いなく一致するはずであり，両者の直観が異なることはないことになる。また，もし両者の直観が異なった場合，そのどちらが正しいのかを判断するにはどうすればよいかについては不明なままになってしまう。

3）非認識説

　自然主義も非自然主義（直観主義）も，倫理的価値判断の真偽は認識可能であり，どのようにすればその客観性を保証することができるかを問題にしていた。そこから自然主義は，事実から価値を導き出すことが可能であると主張し，経験的事実に真偽の客観性を求めたのに対し，直観主義は，事実から価値を導き出すことは不可能であり，倫理的価値判断は「直観」によってのみ客観性を保証されうると考えた。

　しかし，ある倫理的な価値判断は，経験的な事実によってであれ，直観によってであれ，真偽を問いうるという認識説とは反対に，非認識説は，倫理的な価値判断は，その判断を表明している話者の「情緒的な態度」を表現しているにすぎず，それゆえに「Xは善い（あるいは悪い）」という命題について，それが真であるか，偽であるかを論じることはできないとする。この理論的立場を「情緒主義（価値情緒説）emotivism」と呼ぶ。

4) 情緒主義

　情緒主義は，分析哲学における「論理実証主義」を理論的背景としている。論理実証主義は，科学的認識を絶対的な基準とし，ある命題の真偽は，それが感覚的・経験的な検証を受けうるか否かということにかかっているとする。真偽を経験的に検証できない命題は，論理実証主義にとっては，真偽を確定する方法を持たないゆえに「無意味な命題」であるとされる。そうであるならば，すでに直観主義の立場のところで述べたように，倫理的な価値判断は，経験的な真偽を問いうる事実による検証が不可能であるゆえに，論理実証主義の立場からするなら，意味を持たないことになる。

　では，倫理的な価値判断とはいったい何なのか。スティーヴンソン（Charles Leslie Stevenson）によると，それは事実を述べているのではなく，その倫理的な価値判断を表明している話者の道徳的な心情を表現しているものであって，話者自身の感情を表現し，他人を感動させたり，ある行動へ向かわせようとする情緒的な機能を持つものであるのだから，そもそも真偽の検証など客観的には不可能であって，実証主義的に「無意味な命題」となるのは当然である，という。「倫理的判断に，事実に関する記述的要素が含まれていることに疑問の余地はない。しかし，倫理的判断が完全に記述的であるとは決して言えない。倫理的判断の主な用途というものは，『事実を示すこと』にあるのではなく，『影響を及ぼして相手の意見や態度を動かすこと』にあるのだ。」[5]。

　倫理的な価値判断において生じる見解の不一致は，彼によると，「確信による不一致」と「態度による不一致」に分かれる。前者の「確信による不一致」は，確信の基となっている事実についての不一致であるので，事実を再確認したり，あるいは認識の発展，経験の進展によって解決されうるものである。それに対して，後者の「態度による不一致」は，一人ひとりの選好や欲求の違いに基づくものであるので，意見が分かれた場合，どちらかが他人の価値観を受け入れなければ一致は得られない。このように倫理的な価値判断とは，事実に関する記述的部分と，価値に関する情緒的

部分から成っている。

　「情緒主義」の立場では，倫理的判断においては，他者に対して同調を要求する説得的な要素が含まれていることになる。しかし，事実判断と価値判断を区別し，前者の記述的部分にのみ客観性を認め，後者の情緒的部分に関しては，個人的・主観的なものであることを強調しすぎると，倫理的な価値判断そのものは最終的には個人的・主観的なものにすぎないことになってしまうだけでなく，ある個人の倫理的価値判断が受け入れられるかどうか，あるいはその価値判断の倫理的妥当性は，どの程度他人を強く感動させ，心を揺り動かすことができたかという，まさに情動的で不安定な，およそ倫理理論としては客観的・普遍的とは言い難い原理に委ねられてしまうことになってしまう。

　この点を先の臨床ケースに当てはめて考えてみるならば，主治医の「CPR施行はすべきではない」という倫理的な価値判断の妥当性も，主治医はどれだけ，彼の周囲の人間たちの心を揺り動かし，感動させ，説得的に話せたかによって左右されてしまうことになりかねない。

【臨床ケースとメタ倫理学】
　では，「CPRの成功率が10％以下であるから，施行すべきではない」という倫理的な判断を，メタ倫理の立場から見た場合，どのようにとらえることが可能なのだろうか。

　本稿では，「事実から価値を導き出すことはできない」という立場を基本的に支持する。その意味では，自然主義の立場ではなく，非自然主義の立場に立っている。したがって，〔ケース〕の場合，CPRの成功率が10％以下である，というのは事実認識であると考える。それゆえ，この点に関しては，真偽に関わる事実命題であり価値判断は含んでいない。〔ケース〕の場合のCPR成功率が本当に10％以下なのかどうか，それは医学的データに基づいて真偽が確かめられるべき問題である。もちろん，もしそのデータが間違っていれば，この推論の出発点がそもそも誤っているというこ

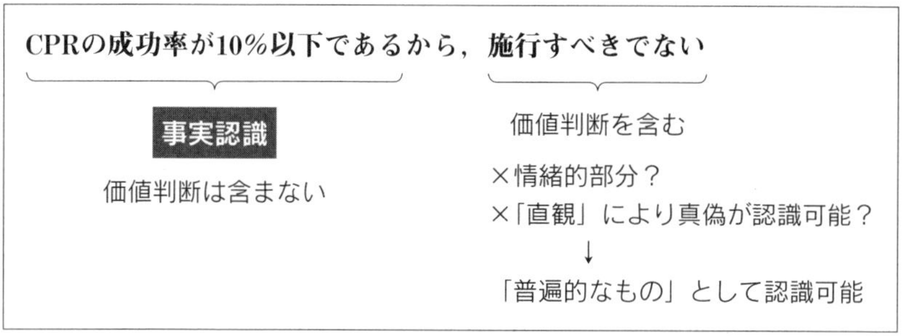

```
┌─────────────────────────────────────────────────────┐
│  CPRの成功率が10％以下であるから，施行すべきでない      │
│  ‾‾‾‾‾‾‾‾‾‾‾‾‾‾‾‾‾‾‾‾‾‾‾‾‾‾‾  ‾‾‾‾‾‾‾‾‾‾‾‾‾‾‾       │
│         事実認識              価値判断を含む          │
│      価値判断は含まない      ×情緒的部分？            │
│                              ×「直観」により真偽が認識可能？ │
│                                    ↓                 │
│                           「普遍的なもの」として認識可能 │
└─────────────────────────────────────────────────────┘
```

図2　臨床ケースとメタ倫理学

とになり，この点で見解の不一致が生じているのであれば，「情緒主義」の主張するように，それは事実に基づく「確信の不一致」であると言える。対応策としては，EBMに基づくなどして事実確認を行うことが求められてくるだろう。したがって，この判断全体の倫理的妥当性の鍵を握っている価値判断を含んでいるのは，後半の「施行すべきではない」という部分である（図2）。

　本稿では，この後半部分は，情緒主義のように「情緒的部分」であるとし，完全に個人的・主観的な「感情の表明」だとも考えないし，また「直観」によって真偽が認識可能な命題だとも考えない。本稿の立場としては，ある倫理的な価値判断は，個人の心情や信念に支えられて発話されている点で，確かに個人的・主観的な性格を持つものであると考えるが，後述するように（発話している段階で発話者自身が意識していようと，意識していまいと）その主観的な価値判断を支えている倫理理論の立場を反省的に探ることによって，100％「客観的なもの」にすることはできなくとも，「普遍的なもの」として議論することは可能だと考えている（詳細は，『4．臨床上の倫理問題に対応するための「道徳的反省」と「道徳的推論」』を参照，137ページ）。

　さて，価値判断を含んでいるがゆえに，これは確かに倫理的価値判断で

はあるが，「施行すべきではない」とする論拠が示されておらず，論証の構造としては不十分であり，倫理的判断としては妥当性を欠いている．何故か．それは成功率が10％以下である，という事実命題から，一足飛びに「施行すべきではない」という価値判断が導かれてしまっており，なぜ施行すべきではないとするのかという理由が明示されていないからである．この推論には，実際には「CPRの成功率が10％の場合，患者にCPRを施行することは無益である」，「無益なことを患者になすべきではない」という別の価値判断が滑り込まされている．事実的前提だけから，価値判断を含む結論を導き出すこと，あるいはまた，事実的前提が与えられている場合に，その事実と価値判断との結合関係を明示しないままに，道徳的推論を行うことは，直観主義が明らかにしたように，「自然主義的誤謬」であると言えるだろう．

3｜メタ倫理的分析のみでは＜どうすべきか＞という行為指針は導き出せない

　しかしながら，「自然主義的誤謬」を犯しているからといって，「CPR成功率が10％以下なら，施行すべきではない」という倫理的判断が「倫理的に間違っている」という結論が必然的に出てくるわけではない．この段階ではまだ，「CPR成功率は10％以下である」という事実命題と，「施行すべきではない」という価値判断の論理的な結合関係に問題があり，「成功率10％以下」という事実のみからでは，「CPRは施行すべきでない」という倫理的判断は導き出せないということ，またそれゆえに，この倫理的判断は，妥当性に欠けている，あるいは，正当化されえない，ということが言えるだけであり，決してこの倫理的判断を行った医師自身が「道徳的に間違った行為をした」と断罪して非難を浴びせ掛けたり，ましてや「非人道的な医師だ」と誹謗中傷したりすることに結びつけるようなこと

はできないし，あってはならない。

　メタ倫理の理論的方法は，すでに冒頭でも触れたように，言語分析をベースとし，倫理的判断の論証構造の不備を浮き彫りにする「非規範的アプローチ」なのであって，この医師が＜どうすべきであったか＞という積極的な行為指針の提示までをも期待することはできない。もっともこの時点でも，少なくともこの医師は，医学的適応のみで判断すべきではなかった，と言えなくはないが，しかし，この「医学的適応のみで判断すべきではなかった」ということを，あの状況のもとで積極的に行うべき唯一の「善い行為だった」と規範的に主張することは，まだこの段階では到底できない。少なくともこの段階で言えることは，この倫理的判断の論証構造の中に滑り込まされていた「CPRの成功率が10％以下の場合，患者にCPRを施行することは無益である」という判断の妥当性を問い直す必要がある，ということだけである。成功率10％以下のCPR施行を，「いったい誰が（医師なのか，その他の医療チームのメンバーだったのか，あるいは患者本人そして患者の家族だったのか等）」，「何を価値基準として（「無益」とする価値基準は何だったのか，あるいは，そもそも本当に「無益」だったのか，等）」判断するべきだったのか，このことを問い直す作業が必要である。

4｜臨床上の倫理問題に対応するための「道徳的反省」と「道徳的推論」

　本稿では，倫理的な価値判断の基本的な核となる道徳的信念のことを，＜直感的価値観＞，あるいは（直観主義の「直観」と区別するために）単純に＜直感＞と呼ぶことにする。われわれは，たいていの場合，自分なりのいくつかの直感を持っている。ある倫理的な価値判断を行うためには，「道徳的推論 moral reasoning」を行う必要がある。この道徳的推論において，最終的な価値判断が導き出されるためには，すでに述べたように，

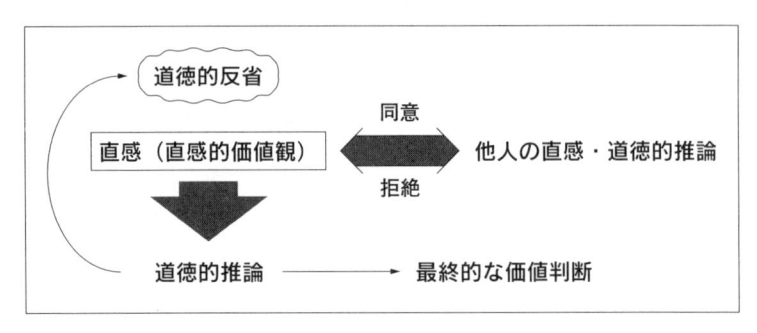

図3 直感と道徳的推論

事実的な前提だけでなく，前提されている事実と価値を結び合わせる結合関係の役割を果たす価値的な前提が不可欠である。この価値的な前提の出発点となるのが直感である。しかし，この直感は，道徳的推論の価値的前提となるだけでなく，他人の直感や，他人の道徳的推論に同意したり，拒絶したりする基礎にもなる。この場合，「成功率が10％以下なら，CPR施行は患者にとって無益である」という医師の直感と，その直感を価値的前提として導き出された，「CPR施行はすべきでない」という道徳的推論の結論に対して，同意したり，あるいはそれはおかしい，と受け入れられなかったりする場合には，そこには何らかの道徳的信念としての直感的価値観が存在しているはずである（図3）。

　私たちのこうした直感が，何を根拠に成立しているのか，普段はあまり意識することはない。けれども，倫理的な価値判断を行うための道徳的推論にとっては，その背後にある理由・根拠を探り出すことが重要である。こうした作業を「道徳的反省 moral reflection」と言う。この道徳的反省の手続きを経ることで，単に他者の直観や道徳的推論の結論を，拒絶したりすることなく，なぜ同意できないのかを明らかにして，見解の相違をお互いに明確にしつつ，より適切な判断に近づいていくことが可能になる。そこで，われわれが日頃，特に意識することなく行っている倫理的な価値

判断の基となっている「直感」の背後にある理由・根拠を探る必要が生じてくることになる。日常的にわれわれが発話している「こうあるべきだ」とか「それは道徳的に間違っている」という表現は，常に何らかの直感的価値観に基づいてなされているのだが，こうした発話はそれ自体ですでに倫理的な価値判断を含んでいる。その際，発話者本人の中に，ある種の実践的で規範的な行為指針が形作られているはずである。

例えば先の〔ケース〕でも，医師は「成功率10％以下のCPRは施行すべきではない」という倫理的な価値判断を，どのような規範的な行為指針に基づいて行っているのだろうか。また，道徳的推論の論証構造を探る中で，この倫理的判断には「CPRの成功率が10％以下の場合，患者にCPRを施行することは無益である」という価値判断や，「無益なことは患者に為すべきではない」という価値判断が前提にされていることが明らかになったが，こうした価値判断も，いったい何を根拠としてなされているのだろうか。次に，こうした問題について，「規範倫理学」のさまざまな理論的立場から考察してみることにしよう。

規範倫理学におけるさまざまな倫理理論を分類することは難しい。けれども，いくつかの規範倫理の立場を，臨床倫理学を考えるという視点に立って分類してみることにする。

5｜規範的アプローチ

■ 原理・原則に基づくアプローチ（principle-based approach）

これは，何らかの根本的な原理や原則を立て，それに従うことを行為指針とする立場である。この立場は，さらに「目的論（功利主義〔行為功利主義・規則功利主義〕）と，「義務論」の2種類によって代表される（図4）。

すでに述べたように規範倫理学は，ある具体的な状況下で倫理的問題や

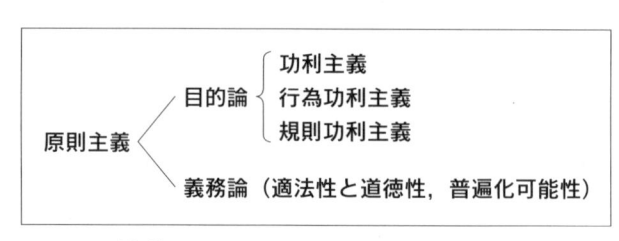

```
                    ┌ 功利主義
            ┌ 目的論 ┤ 行為功利主義
原則主義 ┤        └ 規則功利主義
            └ 義務論（適法性と道徳性，普遍化可能性）
```

図4　原則主義

道徳的ジレンマに直面した場合，それに対してどのように行為すべきか，という行為指針を提示し，その妥当性と正当化を扱うことを目標としている。その際，規範倫理学におけるさまざまな理論的立場の中でも，最もイメージしやすいものとしては，何らかの倫理的な原理や原則を立て，その原理・原則に照らして倫理的な価値判断を行う，というアプローチであるだろう。こうしたアプローチは，「原理・原則に基づくアプローチ」と呼ばれるが，簡単に「原則主義 principlism」といわれる場合もある。

1）目的論

　原則に基づいたアプローチの中でも，最も代表的なものが「目的論」と「義務論」である。「目的論 teleology」は，ある倫理的な価値判断を行う際，その基準を行為の動機ではなく，その行為を行ったことによって生じた「結果」に基づいて判断しようとする理論的立場である。目的論と呼ばれるのは，ギリシア語のtelos（結末）に由来するが，行為の結果を重視することから「帰結主義 consequentialism」という場合もある。

a）功利主義

　では，ある行為の「結果」の善悪を，目的論ではどのように判定するのか。「善い結果」とは，人々に幸福をもたらすことであり，「悪い結果」とは人々に苦痛をもたらすことだとする。しかし，善い結果である幸福が，自分ひとりにさえもたらされればそれでよい，とする目的論は単なる「利

己主義」になってしまう。こうなることを避けるには，善い結果としての幸福をもたらす行為は，特定の個人のみにではなく，より多くの人々にもたらされるのでなければならない。これを「最大多数の最大幸福」，あるいは「最大化原理」と呼ぶ。したがって，i) ある行為の善悪を，行為の動機ではなく，行為の結果で判断すること，ii) その行為の結果が，必ず「最大多数の最大幸福」をもたらすこと，の2点を重視する目的論を利己主義とは区別して，「功利主義 utilitarianism」と呼ぶ。

功利主義は，人々に幸福をもたらす結果を重視すると述べたが，幸福の内容をめぐって，さらに以下のように分類される。❶苦痛を避け，快楽を得ることが幸福の本質的内容であるとする「快楽主義的功利主義」。❷有徳であること，自己を完成させること，知識を得ること等，快楽以外のものを幸福の本質的内容であるとする「非快楽主義的功利主義（理想論的功利主義）」。いずれの立場に立つにせよ，「幸福とは何か」を客観的あるいは普遍的にも定義することは非常に難しい。最大多数の最大幸福を追求することを「最大化原理」とし，それを積極的に目指そうとする功利主義は「積極的功利主義」とされるが，しかし，幸福の内容を快楽とするにしても，何を「快」と感じるかは一人ひとり大きく異なるし，「有徳」であることも，自己完成ということも，客観的には定義し難い。そこで，「苦痛を避けること」のほうに重きを置き，「最大多数の最大不幸を減少させること」を追及する功利主義的立場もあり，これは「消極的功利主義」と呼ばれる。

b) 行為功利主義

さらに「結果」を重視する場合，一つひとつの行為がもたらす結果を，それぞれ個別に判定しようとする功利主義は，「行為功利主義 act utilitarianism」と呼ばれる。この行為功利主義に従うならば，われわれは，最大多数の人々に最大の幸福をもたらすように行為すべし，という原理を得ることになる。したがって，行為功利主義は，一つひとつの行為の結果から生じてくる価値の総和を計算することによって，それぞれの行為の善

悪を判断することになる。行為の結果から生じる価値の全体を計算することを「功利計算」と呼ぶ。

【臨床ケースと功利主義】
　では先の〔ケース〕で，主治医の「成功率10％以下のCPRは施行すべきではない」という倫理的判断を，功利主義の立場で正当化してみるとどうなるだろうか。彼は「功利計算」を行うことによって，CPRを施行した場合と，施行しなかった場合の，それぞれの結果において生じる価値の総和を計算し，その両者を比較考量した，ということになる。そして，施行した場合よりも，施行しなかった場合のほうが，患者にもたらされる「幸福」の量が多いと判断した，ということになるだろう。
　けれども，そもそもCPRを施行しない場合のほうが，患者にもたらされる「幸福（それが患者にとっての「快」であれ，あるいは「苦痛の低減」であれ，はたまた患者の人生における「自己完成」であれ）は大きい」とする判断は，あくまでも主治医自身のものでしかない。それが「本当に患者にとってのもの」であったのかどうかを保証するものは，どこにもない。計算可能なものがあるとしたら，それはやはり「10％の成功率」という医科学的なデータに基づく医学的適応のみであって，「患者の幸福」という価値の総和が計算されたものとは言えない。
　また，そもそも功利主義における「功利計算」そのものにも大きな問題点がある。まずもって，人間にとっての「幸福」というものが計算可能なのかどうか，という疑問に始まり，「もたらされる行為の結果の全体」ということが，「予測される結果の全体」である限り，計算をした段階通りに，実際の結果が生じる保証はどこにもないし，ましてやある行為の結果の影響範囲というものを限定することは，その影響の広がりを見極めることはできないのだから到底不可能である。このケースでも，主治医は患者本人の「幸福」を計算した上で，CPRを施行しなかったのだが，その行為がもたらした結果として，患者の家族が死に目に会えなかった，という

苦痛を生じさせてしまっている。つまり，主治医はCPRを施行しない，という一つの行為が，患者自身には無益だから行わないほうが幸福を増大させる，という結果を生じさせるという計算をしたつもりが，家族の幸福に関する功利計算を勘定に入れていなかったために，幸福を増大させることができなかったばかりか，「最大多数の最大幸福」という最大化原理に照らしてみても，患者一人に対し，家族という複数人の幸福増進に失敗したことになる。

しかしながら，「患者一人　対　家族複数」という幸福の量的な比較ではなく，たとえ家族のほうが人数としては多くとも，患者自身の幸福のほうが，幸福の質的な側面に注目するならば，はるかに大きい，という批判もありうる。実際，同じ功利主義でも，幸福の量的側面を重視する立場と，幸福の質的側面を重視する立場に分かれる。前者の場合，「最大化原理」の前半部分，つまり「最大多数」を重視することになり，後者の場合は「最大幸福」を重視すると言い換えることもできるだろう。いずれにしても，幸福は計算可能だとする点では違いがないが，上述のように，この計算はきわめて計算間違いを起こしやすいと言える。

c）規則功利主義

こうした計算間違いを避けるために，一つひとつの行為の結果を，その都度，計算に入れる幸福の範囲を限定し，どこからどこまでの価値を比較考量の対象とするかの線引きを行うのではなく，はじめから功利計算に基づいて「最大多数の最大幸福」をもたらす原則を決めておき，それを規則として行為することを原理とするのが「規則功利主義 rule utilitarianism」の立場である。

しかし，この規則功利主義に対しては，行為功利主義の立場から，以下のような批判がなされている。例えば，もしも「患者には危害を加えてはならない」という原理を規則としたとする。これは確かに，苦痛を避ける，という消極的功利主義の最大化原理を最もよく実現する規則であるかのようにみえる。しかしながら，「針を刺されるのは嫌だ」と日頃から注射を

拒絶していた精神疾患患者が，糖尿病を併発しており，経口糖尿病薬を服薬していたが，ある日，突然の高血糖性昏睡に陥ったとしよう．この状況にあっても「患者には危害を加えてはならない」という規則に従い，インスリン注射は避けるべきだろうか．もしこのようなケースでは，インスリン注射を施すほうが，結果として患者の幸福を増大するという功利計算を行ったとするならば，規則には例外があることになり，結局は，個々の行為の結果一つひとつに対して価値の総和を判断する，という行為功利主義の立場と同じことになってしまう．他方で，もしも，インスリン注射を行わないほうが患者の幸福を増大させるという理由からではなく，あくまでも「規則を遵守すること」そのものが幸福を最大化するのだ，という立場から，インスリン注射を行うべきでないという倫理的判断を下したとするなら，規則功利主義は，「功利主義」という看板を掲げてはいるけれども，実際には，この後に考察する「義務論」と，ほとんど変わらないことになってしまう．

　このように見てみると，日常診療の現場で直面するさまざまな倫理問題にアプローチするに際しては，功利主義理論は適切ではないようにみえる．本稿では，おそらくそれは正しい，と考えるが，しかし功利主義的なアプローチがまったく有効ではない，というわけではない．例えば，公衆衛生やトリアージ，あるいは医療経済的な問題を扱う場合がそれである（この点については，第4章3参照，244ページ）．

2）義務論

　功利主義を代表とする目的論では，ある行為がどのような動機に基づいて為されていようとも，その行為の結果さえ善ければよい，という立場であった．それに対して「義務論 deontology」では，結果以外の要素，特に行為を導いている指針に対する態度と，行為の原因となっている動機によって善悪を判断する理論的立場である．

　冒頭の〔ケース〕において，主治医が「CPRを施行すべきではない」

という倫理的判断を下した際，それが患者の「幸福」を増進するから，という結果を予測して行ったのではなく，むしろ「患者には無益なことはもちろん，危害を加えてはならないし，有益なことを為すのが医師の職業的義務だから」ということを主要な根拠としていたのであるならば，彼はその義務に従って行為したことになる。あるいは医師の職業倫理からそうしたのではなく，「家族のためとはいえ，無益なことをなされてまで，徒に死期を引き延ばされるのは，患者自身の人間としての尊厳に反する」という道徳的信念に基づいての判断であったとするならば，それも功利主義的な結果論の立場とは異なっていることになる。

　義務論の立場には，上述のように職業倫理的な規則に対する遵守義務に基づくものもあれば，カトリックの教義のような宗教的伝統を背景とするもの，あるいは患者の権利宣言などのような権利論をベースにするもの（この点については「3. 医療における権利について」を参照，179ページ）など，さまざまな種類がある。しかし，いずれの場合も，ある種の道徳的原理を打ち立て，それに従うことを重視すること，そしてそれを義務として行為の指針となしていることが共通した特徴となっていると言える。

a）カントの義務論

　上述のように義務論にもさまざまな説があるが，ここでは臨床倫理学を論じるにあたって重要な義務論として，18世紀ドイツの倫理学者，カント（Immannuel Kant）の理論をクローズアップすることにしよう。

　カントによれば，人間とは感性や感情に支配された世界（感性界）と，理性に支配された世界（叡智界）の両方に住む存在であるとされる。もし人間が真に道徳的であろうとするなら，感性界にあって自分自身の利益や幸福のみを追求しようとする心理的傾向性（カントはこれを「自己愛」と呼ぶ）を振り切って，同時に自分に備わっている理性が，自らに課す道徳法則を無条件の命令（定言命法）として，それに従う義務がある。「義務とは，法則に対する尊敬に基づいて行為しなくてはならないという必然性である」と定義され，「意志の自律」こそが「道徳法則と，それに従う義

務の唯一の原理である」とされる。

　ある行為が義務からなされる場合にも，カントは次の二つを明確に区別する。

　❶ 行為が「義務に適っている（pflichtmäßig）」こと。
　❷ 行為が「義務に基づいて（aus Pflicht）」なされること。

　カント的立場からするならば，最初の「義務に適っている行為」というものは，それだけでは本当には道徳的であるとはみなされない。例えば，人に親切にするという行為も，親切にした人からの見返りを期待してなされたものであるならば，それは確かに「人に親切にせよ」という道徳法則に見かけ上は従っているように見えても，純粋に「義務から」なされたものではないからである。あくまでも，「親切にせよ」という道徳法則を無条件の命令（定言命法）として受け止め，その法則に対する尊敬のみを動機としてなされた行為だけが，真に道徳的な行為なのである。カント倫理学が，「動機主義」と言われるのは，このような道徳法則を定言命法とし，それに対する尊敬の念のみを動機とする点においてであり，その意味で，カント倫理学は「厳格主義」とも呼ばれる。

b）適法性と道徳性

　カントの「義務に適っている行為」と「義務に基づく行為」との区別は，そのまま法と道徳（倫理）の区別にも関係する。たとえば，スピード違反をしてはいけない，という規則に従うときも，罰金を払うのが嫌だから，という理由で遵守した場合，それは「義務に適っている行為」ではある。こうした行為のあり方を「適法性（Legalität）」と呼ぶ。それに対して，制限速度を守ることは，それが人間の義務だから，という信念に従って行為した場合，それこそが「道徳性（Moralität）」であるとされる（法と倫理〔道徳〕との違い，および倫理と道徳の関係については表1～3を参照）。

　しかし，カント的立場を少し離れて考えてみるなら，現実の社会の中では，法を守ることがどういう動機でなされるにせよ，「適法性」を重視することはそれ自身，とても重要なことであり，またその行為も道徳的であ

表1　倫理 ethics

「倫」とは社会的秩序や，人と人との「間」，あるいは「仲間」という意味を持つため，倫理とは行為者の仲間関係における「規範（＝ルール）」という意味が強い。その語源であるギリシア語のēthosは「住み慣れた所」という意味で，共同生活を営むうえでの「慣習」であり，英語のethicsの語源。

表2　道徳（モラル）moral

英語のmoralも「慣習」を意味するラテン語mosに由来しているため，英語圏では「倫理」も「道徳」もことさら区別しないで使うことが多い（本書でも英語圏での倫理理論を紹介することをベースにしているため，倫理と道徳については厳密な区別をしないで用いることにする）。あえて区別するなら，倫理は仲間同士の「規範（ルール）」という点で，共同的・社会的性格が強いと言える。そのためにethicsは「倫理」ではなく，社会的性格を意識して「人倫」と訳されることもある。それに対して道徳の場合は，倫理に認められた個人的・自律的性格が強められ，社会的・共同的なルールに従うよりも，個人の内面的な動機（良心など）に従って行為することとされる。

る，と考えてもよいとする立場もある。それに，カントの理論そのものの意図とは別に，もしもいったんある道徳法則が立てられてしまったら，その法則に対する尊敬の念のみを動機として行為するようになってしまうと，なぜその法則が道徳的であるのか，どうしてそれを守らなければならないのかを問う，道徳的反省の視点が欠落してしまうことにもなってしまう。とにかくそれを守ることが人間としての義務だから，という立場に立ってしまったら，もはや，道徳的議論すら成り立たなくなってしまう危険性すらある。

c）普遍化可能性

　またどのような道徳法則を義務となすか，という問題もある。カントはもちろん，どんなルールでも道徳法則として定言命法になる資格があるとは考えていない。例えば，ある人が，他人にどんな迷惑がかかっても，自分に利益がありさえすればよい，ということを自分の行為指針にしていた

表3 法と倫理・道徳──3つの主要な相違点

1) 禁止的性格と推奨的性格
   - 法：「～してはならない，すべきではない，するな」という＜禁止的性格＞を持つ。
   - 倫理・道徳：「～すべき，～せよ」という＜推奨的性格＞を持つ。
2) 外面的性格と内面的性格
   - 法：「法律」という姿をとって，行為者の＜外側＞から行為を規制。
     ＊法的に罰せられないように，ということを動機として行為する
     ＝適法性・遵法性（legality）
   - 倫理・道徳：内面的な「良心」という形で，行為者の＜内側＞から行為を規制。
     ＊法的な制裁を加えられる，加えられないに関わらず，内面的な動機（良心など）に従って行為する
     ＝道徳性・倫理性（morality）
3) 強制的性格と自律的性格
   - 法：国家の権力によって遵守することを強制される。それに反すれば社会的な制裁が加えられる。
   - 倫理・道徳：行為者の自律によって主体的に遵守される。それに反しても法的な制裁は課せられない。ただし，ガイドラインや倫理綱領という形態を取る場合，それらを制定している組織（学会など）から「除名」されるなど，社会的な名誉の喪失などを伴うこともある。

とする。このように，個人が自分の行為指針として自分に設定している規則のことを「格率（maxime）」と呼ぶが，この格率は道徳法則にはなりえない。それは一般的な常識からみて，自己利益のみを求める「不純で不道徳な」内容だから，という理由によってではない。もしこの格率を道徳法則とするなら，この格率が自分にだけ当てはまるのではなく，自分以外のすべての人に適応されるものでなくてはならない。

　しかし，この格率があらゆる人に採用され，道徳法則となり，皆がそれに従って行為したとしたら，社会的生活はまったく成り立たなくなってしまう。カント自身が挙げているものとして，「返せる当てがないのに，返すという約束をして借金をする」という例があるが，これも普遍的な道徳法則とはなりえない。したがって，「あなたの意志の格率が，常に同時に

普遍的立法の原理として妥当するように行為せよ」（定言命法の根本形式）という普遍化可能性の原則が導き出されてくる。この普遍化可能性の基準に照らして，「いつ，誰にでも，またどんな状況であっても適応できる」という普遍妥当性を得た道徳法則は，＜内なる良心の声＞として，「もし〜という状況なら，〜せよ」という条件的な命令（これを「仮言命法」という）の形ではなく，無条件に「〜せよ」という定言命法となる資格を得る。しかし，この定言命法に従うということは，すでに触れたように法律に従う場合と異なり，その命令に屈服する，ということではなく，その命令に対して「畏敬の感情」をもって，自律的に従うということでなくてはならない。

【臨床ケースと義務論】

では，また先の〔ケース〕に則して考えてみることにしよう。「家族のためとはいえ，無益なことをなされてまで，徒に死期を引き延ばされるのは，患者自身の人間としての尊厳に反する」という道徳的信念は，カントの定言命法である「あなたと他者のすべての人格にある人間性を，いかなる場合にも単に手段としてのみ扱うのではなく，常に同時に目的として扱え」（定言命法の第二方式）に従っていると言える。義務論的立場からするならば，確かにこの主治医は，患者の人格の尊厳性を重視し，「CPR施行はすべきではない」という倫理的判断を下したと言えるだろう。その意味で，この倫理的判断は正当化しうる。しかし，だからといって，この主治医の判断はまったく問題がなかった，と言えるのだろうか。

まず規則功利主義のところでもすでに触れたが，いくらカント的な義務論が道徳法則に対する「畏敬の感情」に基づき，定言命法に従って行為したからといっても，やはり規則には例外が存在しうるのではないか，という疑問が浮かび上がってくる。特にカント的な義務論の定言命法は，一切の例外を認めない。また主治医は，「患者の人格の尊厳」を重視したというが，その「尊厳の重視」とは本当に患者自身の意向を踏まえたものだっ

たと言えるのだろうか。このケースでは，看護日誌に「自分の最後は自分の意見を尊重して欲しいと思っていたけど，命というのは，自分だけのものではないんだ，と感じた」ことが記されていた。確かに，延命治療に対する明確な話し合いがなされていなかったため，患者自身がどう考えていたのか，本当のところは判断に苦しむところではあるが，少なくとも，たとえ成功率が10％以下であったとしても，死への旅立ちの瞬間には，残されていく家族に看取られていたいから必ずCPRは行って欲しい，という希望があったかもしれない，ということを完全に否定しきることはできないだろう。とはいえ，万が一そうであったとしても，「儀式的な死の演出」は，医療の現場には不要だ，という価値判断もありうる。

　いずれにしてもこのケースでは，主治医の判断が正当化できたとしても，それで臨床倫理的課題としては終わり，ということではなく，なぜ主治医の判断が正当だと言えるのかについて，きちんと患者の家族に説明を行い，「何もしなかった」のではないことも含めて，CPRを施行すべきではないとした判断の根拠を，丁寧に話すという作業が不可欠であると考える。

3）「四つの原則」理論

　臨床倫理におけるさまざまな倫理問題に対して，原理・原則に基づいてアプローチする方法には，「四つの主要な原則」を基本において，臨床上のさまざまな道徳的ジレンマに対応するという手法がある。この理論的立場は，これまで考察してきた功利主義的立場と義務論的立場のいずれかの立場を採用する，という性格のものではなく，ある意味ではこの両方の立場を折衷したものとなっている。

　この立場では，四つの主要原則を掲げつつも，個々の臨床ケースにおいて，どの原則を優先すべきか，具体的な状況を勘案しながら調整を図りつつ，直面している道徳的ジレンマに対する倫理的判断を行い，どうすべきかという行為指針を提示しようとする。その四つの原則とは，❶自律尊重 respect for autonomy，❷仁恵・善を為すこと beneficience，❸無危

害・害を与えぬこと nonmaleficence，❹ 正義・公正さ justice，である。

　先に見た功利主義や義務論の場合のような原則が，例外を認めず，むしろ例外を持ち得ないからこそ原則であるとされる「強い原理」であるのに対し，この四つの原則を打ち立てたビーチャム（Tom. L. Beauchamp）とチルドレス（J. F. Childress）によると，これは原則と他の義務とが衝突しない限り拘束力を有する，「暫定的な（一見自明な）原理 prima facie principle」だと言う[7]。したがって，上記の四つの原則を具体的な個々の臨床ケースに応用する場合には，それぞれの状況に応じた「特定化 specification」と，四つの原則間の調整を図る「比較考量 balancing」が不可欠であるとする。

【臨床ケースと「四つの原則」理論】
　冒頭の〔ケース〕の場合，この四つの原則を適用して検討してみるならば，以下のようになる。まず第一の「自律尊重」の原則を考えると，何よりも患者の自律性が重要だということになる。しかし，この〔ケース〕の場合，患者自身のCPRに対する意向は明確になってはいなかった。ただし，看護日誌に，その意向を推定する判断材料になりうる記述が存在していたが，そこから推定的意思を推し量り，患者の自律的な意志決定となしうるかどうかは微妙である。

　次に，第二の仁恵原則である。この原則に従うなら，患者に有益なことを為す必要があることになる。そうすると，成功率10％以下のCPRを施行すべきかどうかは，その有益性いかんにかかってくることになるが，この主治医はそれは「無益だ」と判断していた。すると，有益ではないのだから施行はすべきでない，という倫理的な判断は正当であったかのように思われる。しかしすでに道徳的推論の論証構造を検討したところで明らかになったように，成功率10％以下という事実だけから，「無益だ」という価値判断は必然的には導き出せないものだったことからするならば，むしろ10％以下であってもそれは患者には有益である，という判断が導き出

される可能性も否定できない。

　第三に，無危害原則であるが，成功率10％のCPR施行が無益であるとするなら，少なくとも患者に危害を加えるものではないと判断できるかもしれないが，これも第二の仁恵原則同様，何をもって患者に対する危害とするかの判断基準が曖昧であるため，単純には結論づけられない。

　最後に公正原則であるが，もしもこの主治医が，これまでの臨床経験の中で今回と同じようなケースに複数回直面してきたことがあり，その度に成功率10％以下ならCPR施行は無益だという判断を繰り返し行ってきていたとするなら，医療資源配分の公正さという観点から，今回も同様の判断を下さないとこれまでの患者との不公正さが生じる，とする意見もあるだろう。しかし，反対に今回は，患者の意向を推定させる看護日誌上の記録があったのだから，公正さという観点だけからCPR施行をしなかったという倫理的判断を正当化することはできない，という反論もありうる。

4)「原則主義」という批判

　こうしてみると，四つの原則はまさに「暫定的な原理」であって，個々の具体的な臨床ケースに応じて，その内実が特定化されて，それと同時に四つの原則間のバランスが調整され，どの原則を優先させるかが明らかになっていく，というが，実際にはこうした比較考量を行えば行うほど，これら四つの原則の抽象性が浮き彫りにされ，どの原則も決定的に優先的な位置を占めることができず，具体的な行為指針とはなりにくいことが露呈してくる。

　こうしたことから，この理論に対しては，四つの原則を臨床の現場に「当てはめる」トップ・ダウン型の理論という意味合いを込めて「原則主義 principlism」という批判がなされることもある。また，この理論がジョージタウン大学を中心に打ち立てられたことから，「ジョージタウンの呪文 Georgetown mantra」と揶揄され，あたかも四つの原則をお経のように唱えていれば，臨床上の倫理問題が解決できるものであるかのように

誤解されたこともあった。しかし，ビーチャム自身も「特定の状況からくるニーズや要求に合うよう，原理の内容不足が乗り越えられるよう，そして道徳的衝突に立ち向かえるように，原理の指向するところを特定化すること」[8] が必要であると述べているように，決してこの四つの原則は，それを当てはめれば，たちまちのうちに臨床倫理上の道徳的ジレンマを解決することができる「万能薬」でも「特効薬」でもなく，やはり個々のケースの中で検討が加えられてはじめて意味のあるものになることを理解しておく必要があるだろう。

■ ケース・アプローチ（case-based approach）

　臨床ケースに基づくアプローチは，先にみた原理・原則に基づくアプローチ，特にビーチャムとチルドレスによる四つの原則に基づく理論に対するアンチ・テーゼとなっている。つまり，原則主義的な方法論では，いくら具体的なケースの中で検討が加えられると言っても，やはり「トップ・ダウン」型であることに違いはなく，そのような原則の「応用」として臨床倫理学を構築することは，抽象的な原則と，臨床現場の具体性との乖離を大きくするだけであるという批判が基調となっている。実践的な複合的現実性を持った臨床倫理的課題にアプローチする際に重要なことは，臨床ケースをベースに，あくまでも「ボトム・アップ」によって理論的考察を行うことであると主張するのがケース・アプローチの立場である。

1）状況倫理

　原則主義に対する批判が高まる以前から，フレッチャー（Joseph Fletcher）は1966年に「状況倫理 situation ethics」を提唱し，抽象的な原理や原則から行為を論ずるのではなく，現実の生きた人間の道徳的ジレンマを具体的，詳細に扱うことを強調した。「善悪良否は状況次第 circumstances alter cases」というスローガンによって象徴されるように，フレッチャーの状況倫理は，「原理と原則の倫理」に対抗する「ケースの

倫理 the ethics of cases」の歴史の幕開けを告げるものであった[9]。

　これまで見てきたように，確かにいかなる原理や原則も，さまざまな具体的な状況に適応するには，あまりに抽象的すぎて，それだけではいかに行為すべきかという指針たりえない。また，臨床の現場で医療関係者が直面する状況とは，どれをとってみてもまったく同じものなどないといっても過言ではない。臨床上の倫理問題を，複合的な現実の問題としてとらえるということは，それらのケースを一つひとつ，特定の状況に則して考える，ということを意味する。こうしたことから状況倫理とは，いま現に目の前で起こりつつある事態の中で，何が最も望ましいかを導き出そうとする点で，それぞれの状況ごとの「文脈」に依存することから，「文脈主義 contextualism」と呼ばれることもある。

a）状況倫理と倫理相対主義

　抽象的な原理・原則から出発するのではなく，一人ひとりの行為者が，直面している状況の中でなしうる最上の善を求め，責任をもって決断すべきだとする状況倫理の態度は，原則や規則を重視するといいながら，そうした規律に依存した姿勢を生み出してしまう「原則主義」の中に潜んでいる「律法主義・遵法主義 legalism」に対する批判としては，確かに有効性をもっていると言えるだろう。

　しかし状況倫理には，個々の行為者が直面している状況の中でなしうる最善の決断をなす，といっても，何を「最善」と考えるか，という客観的，普遍的な基準があまりにも曖昧で，結局は行為者個人の価値観に大きく左右されてしまいかねない，という問題がある。

　個々の行為者の決断を重視するという状況倫理の立場は，個々のケースと分かち難く結びついた行為者の倫理的判断の状況依存性を強調しすぎ，その結果，当該ケースの唯一性ばかりがクローズアップされてしまうと，倫理的な判断にとって客観的，普遍的な価値基準など存在しえないとする「倫理相対主義 ethical relativism」と結びついてしまう傾向があることも否めない。

b）文化相対主義

　いかなる客観的,普遍的な価値判断の基準も存在しないとする倫理相対主義と似た立場に,「文化相対主義 cultural relativism」がある。これは,ある行為者が属している社会の文化的背景によって大きく価値観が異なるため,善悪の判断を伴う倫理的な価値判断の基準も,それぞれの文化的背景によって異なる,とする立場である。文化相対主義の特徴としては,以下の六つが挙げられる[10]。

❶ それぞれの社会がそれぞれの倫理規範（moral code）を持っている。
❷ それぞれの社会の倫理規範を優劣をつけて判断できるような客観的な基準はない。
❸ 自分自身の属する社会の倫理規範に特別な意味はなく,その他の数多く存在する社会の倫理規範のひとつに過ぎない。
❹ 普遍的な倫理的真実は存在しない。またあらゆる時代を通して,すべての人々に当てはまるような倫理的真実も存在しない。
❺ ある社会の倫理規範が,その社会の中で何が正しいかを決定する。その社会の倫理規範が,ある行為を倫理的に正しいと判断すれば,少なくともその社会においては,その行為は正しい。
❻ 他国の人々の行為の善悪を判断しようとするのは,単に傲慢なだけである。他の文化圏で行われていることには寛容であるべき。

　この文化相対主義は,先の倫理相対主義と重なる点が多いが,倫理相対主義には,同じ文化圏に所属していても,その社会内部においてさえ,倫理的な価値判断には客観的,普遍的な基準は存在しえないとする「強い」相対主義の立場もありうる点が異なる。

　本稿の立場としては,「情緒主義」のところでも述べたように,倫理相対主義の立場には立たない。また文化相対主義に対しては,確かに文化的背景の違いが倫理的な価値判断に影響を及ぼすことがあることを認めつつも,文化的な差異を越えた普遍的な価値判断は可能であるという考え方を取る。たとえ文化によって異なる倫理規範があるとしても,いくつかの倫

理原則は文化的差異を越えた普遍性を持つとする立場を「倫理的普遍（客観）主義 ethical objectivism」と呼ぶ。この立場は，さらに唯一絶対的な倫理体系があるとする「絶対主義 absolutism」と，文化によって倫理的な価値判断が異なる領域があることを認める「弱い倫理的普遍（客観）主義 weak objectivism」[11] の二つに大別される。本稿は後者の立場を支持する。

2）カズイストリ（決疑論）

　ケース・アプローチの中でも，本書のタイトルでもある「臨床倫理学」を，臨床ケースに対して原理・原則を「当てはめる」ような「応用」倫理学と定義づけるのではなく，「ケース・メソッド（case method）」と呼ばれる手法を用いる「決疑論 casuistry」という理論的立場から基礎づけようとするアプローチがある。決疑論とは，もともとはギリシア・ローマ時代の修辞法において発達したもので，宗教的立法や道徳法則を一つひとつの行為に適応する際，相矛盾する道徳的葛藤が生じるために対処が困難なケースに直面した場合に用いられる意思決定の方法論であった。これは普遍的な道徳法則が，さまざまな道徳的な義務相互間での衝突を起こし，何が正しい行為であるのかに答えられなくなってしまった場合に，行為者がどうすべきかに関する討論を行うために，直面している困難な事例を，かつて解決済みの諸事例と比較し，アナロジカルな分析を行うことで問題解決を図ろうとするものであった。こうした，過去の典型的な事例をベースにしつつ，直面しているケースをアナロジーによって把握し解決を図ろうとする手法を，臨床上の倫理問題に適用しようとするものが，現代の臨床倫理学的な決疑論である。

a）決疑論と原則――「四つの項目」

　では決疑論において原則というものは，どのような位置を占めるのか。『臨床倫理学 clinical ethics』（1982年）を記したジョンセン（Albert R.Jonsen）は，彼が委員を務めた「生物医学と行動科学研究の被験者保護

のための国家委員会」(The National Commission for the Protection of Human Subjects of Biomedical and Behavioral Research : 1975-1978) での経験を踏まえて，原則には「行為誘導的性格 action-guiding character」があることを認める「適度な個別主義 moderate particularist」の立場を取る。このジョンセンの立場は，同じカズイストであり，同じく国家委員会のコンサルタント兼スタッフを務めた僚友，トゥールミン (Stephen Toulmin) の，徹底して「個別ケース重視」の立場に立とうとする「徹底的個別主義 radical particularist」とは異なり，決疑論とは「原則に完全に取って代わるようなものではなく，原則の展開と発展にとって必要な補完物である」[12]とする。しかし，決してビーチャムやチルドレスらの四つの原則から出発するような演繹的なトップ・ダウンの手法をとるのではなく，あくまでもケースから出発する (case-driven)「ボトム・アップ」をベースにする。

　彼らの「ケース・メソッド」と呼ばれる方法論は，以下の手順を踏む。
　i) 典型的な事例 (paradigm case) と類推 (analogy) に基づき，当該ケースの問題点を整理する。ii) 道徳的ジレンマがどこにあるのか，またどのような性質のものであるかを同定し，一般的な（ただし「原則主義」のような絶対不変なものではない）「格率 maxims」に照らしてみる。iii) 一般的な格率に照らしても解決困難であり，またそうした原理・原則間での衝突が起こった場合には，幾何学的論証のような厳密な理論的首尾一貫性を求めてはならない。iv) 直面している状況の微妙な事情 (circumstances) を勘案しながら，さまざまな意見の「確実性」ではなく，「蓋然性・もっともらしさ probability」を評価する。v) できる限り多くの議論の累積 (accommodation) を図り，それらをアナロジカルに分析し，厳密な理論知（エピステーメ）ではなく，実践知（フロネーシス）としての実践的解答 (practical resolution) を導き出す。

　こうした「実践知（フロネーシス）」を得ようとする決疑論の手法を基に，ジョンセンらは症例分析のための「四つの項目 four topics」(❶ 医学

表4 臨床倫理の4項目チェック・シート

医学的適応 Medical Indication（仁恵・無危害 Beneficience/Nonmaleficence） 1. 診断と予後 2. 治療目標の確認 3. 医学の効用とリスク 4. 無益性（futility）	患者の意向 Patient Preferences（自律性尊重 Respect for autonomy） 1. 患者の判断能力 2. インフォームド・コンセント（コミュニケーションと信頼関係） 3. 治療の拒否 4. 事前の意思表示（Living Will） 5. 代理決定（患者にとっての「最善の利益」とは何か）
QOL（幸福追求 Well-Being） 1. QOLの定義と評価（身体, 心理, 社会, スピリチュアルな側面から） 2. 誰がどのような基準で決定するのか 　・偏見の危険 　・何が患者にとって最善か 3. QOLに影響を及ぼす因子	周囲の状況 Contextual Features（効用と公正 Utility/Justice） 1. 家族や利害関係者 2. 守秘義務 3. 経済的側面, 公共の利益 4. 施設の方針, 診療形態, 研究教育 5. 法律, 慣習 6. 宗教 7. その他

Jonsen AR, Siegler M, Winslade William（著）, 赤林朗, 大井玄（監訳）：臨床倫理学, 新興医学出版社, p215, 1997より。また, 白浜雅司氏（三瀬村国民健康保険診療所所長/佐賀医科大学臨床教授）が公開しているホームページ（http://square.umin.ac.jp/masashi/）も参照させて頂いた。記して感謝申し上げる。

的適応 medical indication, ❷患者の意向 patient preferences, ❸ QOL, ❹ 周囲の状況 contextual featuresを挙げる。この4項目は, 決して「原則」を意味するのではなく, 直面しているケースに含まれている多くの事実を整理し, その重要性をさまざまな角度から検討, 考察, 評価するための, いわば「チェック・シート」の役割を果たす。

b）決疑論と「四つの原則」理論

ところでこうした四つの項目を眺めてみると, そこにはビーチャムとチルドレスによる「四つの原則」が, 別の形で盛り込まれているのがわかる。

まず,「自律の尊重」は「❷患者の意向」として,「仁恵・善を為すこと」と「無危害・害を与えぬこと」は「❶医学的適応」の中の治療のリスクと便益 (benefit), そして無益性 (futility) という形で, また,「正義・公正」については「❹周囲の状況」において, 医療資源の配分や公共の利益を勘案する, という具合である。実際, ジョンセン自身も著作『臨床倫理学』の中で,「われわれの方法は, 原則や理論の重要性を否定するものではない。事実それらなしにはこの方法は成り立たないだろう」と述べ,「ビーチャムとチルドレスによる『生命医学倫理の諸原則 Principles of Biomedical Ethics』等の重要な文献もくり返して引用する」[13)] と述べている。

けれども, 原則は確かに重要ではあるが, 自分達の方法は「症例と密接に結びつき, 抽象的な原則や理論とはゆるやかに結びついている」とも述べて, ビーチャムとチルドレスの「四つの原則」理論との違いも強調している。例えば先の「自律尊重の原則」に対しては, それは大まかで一般的な表現であるがゆえに, 臨床倫理的な決疑論にとってはやはり抽象的であって, こうした原則は,「患者がよく熟慮した上での意向を尊重せよ」であるとか,「患者の価値観を尊重せよ」といった「格率 maxims」の水準にまで具体化されなくてはならない, と指摘している。

3)「トップ」vs「ボトム」——その対立を越えて

ガート (Bernard Gert) とクラウザー (Danner Clouser) によって「原則主義」という批判を受けたビーチャムとチルドレスの「四つの原則」理論は, カズイストからも, その演繹的な「トップ・ダウン」型の手法が批判されていることを見てきたが, 反対に彼らの立場から決疑論に対しては, 歩みよりとも取れる次のような反論がなされている。「決疑論者と原則論者はともに, 事例や政策を考察する前に, 次のことに同意すべきだと思う。すなわち, ❶事例での具体的経験を参照せずに形成された原則は, ほとんどないこと。❷一般的な規範との関わりなしに, それだけで典型

的事例となったケースもほとんどないこと，である。」[14]

　臨床倫理の基礎理論として，「トップ（原則）」か，「ボトム（事例）」か，いずれをその出発点とすべきかという問題は，その問いの立て方そのものが誤っていると言えるだろう。少なくとも明確に言えることは，決疑論も四つの原則理論も，「原則」を指標とするか，「格率」を指標とするか，という違いはあっても，いずれの立場もある一定の普遍性を持つ規則命題を立て，それを「導きの糸」としながら，直面している混沌とした事態を整理し，状況をある程度単純化することで思考の道筋を明晰にしていこうとする手法を採用している，という点では大きな違いはない，ということであるだろう。

■ フェミニスト・アプローチ

　もう一つ，ケース・アプローチに近い立場ではあるが，これまでのすべての倫理理論は「男性的な原理」に基づくものであるとして，それらとは一線を画する「フェミニスト」の立場からのアプローチがある。

1)「正義の倫理」と「ケアの倫理」

　1982年に教育心理学者ギリガン（Carol Gilligan）によって出版された1冊の発達心理学に関する著書が，倫理理論におけるフェミニスト・アプローチに大きな影響を与えた。『もうひとつの声（In a Different Voice）』と題された著書の中でギリガンは，従来の道徳性に関する発達心理学研究は，その理論的枠組みそのものが男性的原理に支配されており，理論検証のための実験に際しても，男児ばかりが被験者とされてきたことに着目し，「倫理的なジレンマに対する接し方，あるいはまた自分と他者との関係を描き出す場合には，二つの種類があること」を主張した[15]。その2種類とは「正義（公正）の倫理 ethic of justice」と，「ケア（気遣い）の倫理 ethic of care」である。

a）ハインツのジレンマ

　この二つの倫理的態度を浮き上がらせるために，ギリガンは「ハインツのジレンマ」と呼ばれる課題を，二人の児童に与えた。「ハインツの妻は病気で死にそうです。病気を治すためには薬が必要なのですが，ハインツにはお金がありません。ハインツは，妻の命を助けるために薬を盗むべきでしょうか。」という倫理的なジレンマを含む問いかけに対し，11歳の男児ジェイクは，「ハインツは薬を盗むべきだ。なぜなら，人間の命はお金よりも尊いから。」と答えた。それに対して，同じく11歳の女児エイミーは，この問題を限定している枠組みそのものを解体し，新たな要素を導入して，自分にもおそらく妻がいるであろう薬屋を話に登場させ，こう答えた。「ハインツは薬屋に事情を話すべきだわ。そうすれば薬屋はきっと人を死なせたくないと思うはずよ」と。

　ジェイクは「命を救うべきである」という原則と，「人の物を盗んではならない」という二つの原則を比較考量し，形式的・抽象的な思考に基づいて問題の解決を図ったのに対し，エイミーは抽象的な原理・原則をこのケースに当てはめることで解決を目指したのではなく，ストーリーには直接登場していなかった「薬屋」を登場させ，この状況の背後にある人間関係に注目したことにギリガンは重要な意味があるとした。道徳的ジレンマの解決は，さまざまな原理・原則から出発し，それらが衝突した場合，諸原則を比較考量することで果たされるとする「正義の倫理」と，直面しているジレンマの状況を構成している人間関係に注目し，「文脈・状況を踏まえた物語的な（contextual and narrative）思考様式」に基づく「ケアの倫理」の差異は，臨床上の倫理問題に対するアプローチのあり方を考察する際にも，大きな影響を及ぼした。

b）「ケアの倫理」と看護倫理

　ギリガンの「ケアの倫理」は，「看護倫理 nursing ethics」に多大な影響を与えている。ノディングス（Nel Noddings）は，著書『ケアリング』（1984年）の中で，ギリガンの業績を称えながら，「倫理学はこれまで，

主として父の言葉で語られてきたと言えるだろう。すなわち，原理や命題という形で，正当化，公正，正義といった言葉を用いて。母の声を聴くことはなかった。人のケアリングと，ケアしケアされた記憶とが倫理的な応答の基礎をなすものであると私は主張するつもりである」[16]と述べ，ケアに基礎づけられた「看護倫理」の確立を目指そうとする。男性を圧倒的多数とする医師の「原理・原則を適応する倫理」は，まさにジェイクのように「原理志向的（principle-oriented）」であるのに対し，エイミーのように，＜他者（特に患者）のニーズにいかに応えるべきか＞という視座に立つ，女性を中心に構成される看護師たちの倫理的感受性は，「理論」によって原理・原則を教え込まれるようなものではないと主張する。

c) 医療倫理 VS 看護倫理？

「医療倫理が，公正な規則と原理を前提とする一方で，看護婦たちや看護にふさわしい倫理は，その源泉を具体的な関係とケアのうちに持っている」[17]と主張するクーゼ（Helga Kuhse）や，先のノディングスたちは，「男性的原理」を含んでいる従来の医療倫理の手法と看護倫理は決して相容れないとする。しかし，原理・原則に固執するのではなく，具体的状況における人間関係を重視する「道徳的感受性」が，女性にのみ特有のものであるとする立場は，生物学的な性差に基づく過度な性差主義を助長することにもつながりかねない。ギリガンが浮き彫りにした「正義の倫理」と「ケアの倫理」という道徳性発達のジェンダーによる違いは，おそらくは男女に対する社会的な役割期待の違いに基づく道徳的価値観に対する教育のあり方に由来するものではないだろうか。

したがって本稿では，両者は対立するものではなく，むしろ相互に補完しあう関係にあると考える。また，従来の臨床倫理の手法を「トップ・ダウン」型の原則主義であると批判するケアの倫理をベースとする看護倫理の姿勢は，すでに見てきた状況倫理や決疑論等のケース・アプローチと多くの点で共通するものであるだけでなく，具体的な臨床の現場に即した臨床倫理を築きあげていく上で不可欠な要素を有していると思われる。

状況倫理や決疑論も，個々のケースの具体性を重視する理論的姿勢をもっているが，ケア倫理の強みは，やはり直面している状況における具体的な人間関係，とりわけ患者と患者を取り巻く人間的紐帯に対する配慮と，そこで求められているニーズに対する応答性にあると言えるだろう。状況倫理や決疑論には，必ずしもこうした患者と患者の家族へのニーズに対する強い応答性が含まれているとは言い難い。

【臨床ケースとケア倫理】

しかしながら，このケア倫理の強みは同時に弱点にもなりうる。ギリガンが明らかにしたように，ケア倫理にとって，道徳性の評価軸は，原理・原則の遵守と首尾一貫性にあるのではなく，目の前で展開されている具体的な人間関係の維持と，そのための他者からのニーズに，いかに，またどの程度応えられたか，というところにある。これは，道徳的ジレンマの解決に際して，直面している問題の性質を抽象化してルールを適応するのではなく，むしろ関係の維持のためならばルールを侵犯することも厭わない，

表5 マニング（Rita C. Manning）による「ケア倫理における五つの中心概念」[19]

1) 道徳的配慮 moral attention
複雑な状況に対して配慮する視点。
2) 共感的理解 sympathetic understanding
直面している状況下にある人々の立場に即して事態を理解しようとする態度。
3) 関係自覚 relationship awareness
関係自覚は，次の三つの視点で行われる。
 1. 基本的関係：同じか弱き人間として。
 2. 直接的関係：患者が求めているニーズに対する応答。
 3. 役割関係：医療従事者という役割に対する自覚。
4) 調整 accommodation
直面している状況下にある人々の様々なニーズ調整を図ること。
5) 応答 response
患者に対し共感的態度で接するだけでは不十分であり，患者のニーズにいかに的確に，かつ具体的に応えることができるかを模索すること。

という傾向を生み出す可能性がある。この傾向は，客観的に公正だと判断できなくとも，当該患者にとって主観的な苦痛や不利益さえなければ，その行為は正当化される，という倫理的な価値判断にもつながってしまう。

先の〔ケース〕でも，もし主治医の判断に対して，スタッフ・ナースが，看護日誌の記載を見て，「患者さん本人も，家族も，死に目に会えることを望んでいる」ということのみを倫理的な価値判断の主軸に据え，主治医がCPRを施行しなかったことに対する道義的・倫理的責任を追及するような態度を取ったとすれば，それはペンス（Gregory E. Pence）が指摘していたように，「私の周囲の人間関係内にとどまる態度」[18]であり，「遠くの問題から目を背ける」という近視眼的な状況埋没的姿勢となってしまう。こうした点は，いかに患者や患者の家族の意向を大切にすることが重要であるとしても，やはり原理・原則を行為誘導的な指針とする「正義（公正）の倫理」によって，補正されなくてはならないと言えるだろう。

6｜ケース・アプローチによる臨床倫理学の可能性

では，本稿としては「臨床倫理学」に対して理論的にアプローチする際に，どのような立場を取るのか。すでに決疑論と四つの原則理論との関係について述べたところでも触れたように，本稿における臨床倫理学の基本的な理論的立場としては，やはりケースをベースにすると言えるが，しかし原則による行為誘導的な拘束力も認める。そして，ある一定の普遍性を持つ規則命題を立て，それを「導きの糸」としながら，直面している混沌とした事態を整理し，単純化することで思考の道筋を明晰にしていこうとする手法を取る。その際，先に考察した「四つの原則 four principles」および「四つの項目 four topics」を，当面の有効な「導きの糸」とすることを支持する。しかし，臨床上の道徳的ジレンマとは，疑いの余地のない唯一の結論が導き出されることはほとんどないと言ってもよく，さまざま

な要素を勘案すると，どちらかといえばこれが妥当であるだろう，という「蓋然的な性格（もっともらしさ）」を持つものであることも支持する。

また，義務論なのか，功利主義なのか，といったどの倫理理論の立場に立つのか，ということそのものが重要であるとも考えない。冒頭の〔ケース〕でも，あえてさまざまな倫理理論の立場に立って考察を加えてみたが，実際には考察したすべての倫理理論に似通った思考のプロセスを辿ることになるはずである。やはり，CPRを施行した場合としない場合のそれぞれの結果を比較して，どちらが患者にとって「最善の利益となるのか」と思い悩むであろうし，また無駄だとわかっているCPRを，患者の家族が死に目に間に合うように行うことは，患者の人格の尊厳に反するのではないか，という考えが頭に浮かぶこともあるだろう。われわれは実際にある道徳的ジレンマに直面した場合，ある時は「結果」を予測して判断しようとするし，ある時は行為の動機を見つめている。そうしたときに，最終的に自分は，義務論なのか，功利主義なのかを思い悩むことが重要なのではなく，大切なことは，道徳的反省を経た道徳的推論によって導き出された倫理的判断が，独善的なものになっていないかどうか，考慮すべき事柄をできる限りすべて考慮できたかどうかを，限られた時間の中で精一杯，振り返り続けることである。それも，自分一人で行うのではなく，複数で，しかもできるだけ多面的，多角的な視点から振り返ることが不可欠である。

▎時系列で考える――現場は「生きている」

そしてまた，臨床倫理学の基礎理論を考える上で，とりわけ重要なことは，「時系列」で考える，ということであるだろう。最も重要視しなければならないと思われる「自律尊重の原則」，すなわち「患者の意向」を例にとってみるならば，患者の自己決定は常に「揺らぐもの」であることを忘れてはならない。

たとえ患者が自ら署名した「同意書」があったとしても，確かにそれは強力な行為誘導的性格を持つ指示文書となりうるし，その意義を十分に認

めなくてはならないことは言うまでもない。しかし，それをもってして患者の自己決定が確定した，「揺るぎない自律の証だ」として絶対化することはできない。患者も患者の家族も，常に動揺の波の中にいることを忘れてはならない。

　冒頭の〔ケース〕でも，患者の家族は「死に目に会えること」を希望していたが，それが叶えられず，医師や看護師に不満をぶつけていた。しかしその不満が，その後，どこへ向かっていくのかは，今後の医師と看護師の対応いかんにかかっている。患者の家族と医療者側の価値観が対立した，という固定点のみで考えるのではなく，時系列で考えるならば，以下のようになる。❶まず「CPR施行が無益だ」とする価値判断については，やはり急変期以前に主治医と患者，患者の家族，そしてスタッフ・ナースを交えて，話し合いが行われておくべきであったこと，しかしそれがなされていなかったという状況のもとでは，❷成功率10％以下という医学的適応について，患者の家族に伝える時間がなかったとしても，医師の独断で決めるのではなく，チームで検討を加える努力を行うこと，❸その時間もなかった場合，昇圧剤等の救命薬剤の投与を行ったが，効果が得られず，除細動やアンビューバック等を用いた蘇生術を行うことを考慮したけれども，成功率が10％以下であることと，助かる見込みがほとんどないのに，負担が大きいであろう行為を行うことは，「ご家族の皆さんが，患者さんが旅立たれる前に一目でも会っておきたいという希望をお持ちであったことは十分に理解はしていたけれども」，患者当人にとっては苦痛を与えるだけだという判断をしたこと等を，丁寧にきちんと患者の家族に伝えること，が重要であると考える。

　最後の❸の行為が，果たして「倫理学的」にみて厳密で整合的な「理論知（エピステーメ）」として「正当化」されうるかどうか，おそらくそれはどんな倫理理論の立場からでも何らかの「ほころび」が随所に見出されて，果たしえないだろう。けれども，唯一無二の結論とは到底言えないにしても，蓋然的な「実践知（フロネーシス）」としては，支持しうるも

のであると考える。

■ 臨床倫理のコアとしての「想像力と共感」

　医師や看護師などの医療従事者にとって，病院という世界は，きわめて当たり前の日常的世界であるが，一方の患者と患者の家族にとって，「病院」という世界は，そこに居る，ということだけで「非日常的」なのであって，加えて疾病という非日常的な心身状態にあるのだ，ということを忘れてはならない。これが，ケア倫理の「人間的紐帯への配慮（ケア）」ということが教えている内実であるだろう。患者と患者の家族の立場にわが身を置いて，その立場から臨床を見ようとする「想像力と共感」[20]，これが臨床倫理の基礎理論のコアであり，それなくしては，いかなる理論も原則も，なるほど確かに倫理「学」としては成立するかもしれないが，臨床倫理には役立たない。

　患者の自律を尊重せよ，ということも，害をなすな，ということも，善をなせ，ということも，そして公正であれ，ということも，すべて医療従事者という立場にありながら，あえてその視点から離れて，患者と患者の立場に立とうとする努力を忘れてしまっては，単なるスローガンに終わってしまうか，悪くすれば「患者のために」という形骸化した言葉だけがひとり歩きし，独断的な「倫理的」判断を導くだけに終わってしまうだろう。しかし，このことは，医療従事者は患者の意向にどこまでも盲目的に追従せよ，ということを意味しているのでは決してない。ましてや（言うまでもないことではあると思うが），「想像力と共感」を働かせるということは，単に患者や患者の家族を憐れみ，「同情的態度」で接することとはまったく違う。

　患者の意向を受け止めつつ，どこまでそのニーズに応えていくのか，その答えを見つけるためにこそ，臨床倫理の「導きの糸」による複合的な倫理的価値判断のプロセスがあるのだ。そのためには，症例検討会などにおいて，チームのメンバー全員が，さまざまな角度と視点から，相互に各自

の「直感的価値観」を道徳的反省の対象とし，道徳的推論を行い合えるような，エシックス・ケース・カンファレンスの機会を設けることが重要となる。

エシックス・ケース・カンファレンスの目的

　エシックス・ケース・カンファレンスの目的は，そのケースにおいて，当該医師やチーム医療のメンバーが，まさに直面していたそのときに行った行為を，さらしものにし，糾弾するような性格のものでは決してないし，あってはならない。そうではなく，そのケースにおいて，何が倫理的な問題であったのかを同定し，倫理的ジレンマがどこにあったのか，本当に悩むべき倫理問題はどこにあったのかを整理し，今後，同じようなケースに直面したときに，再び同じような倫理的ジレンマに苦しむことのないように，解決への道標を築きあげていくことが目的である。

　事前に行っておくべきことは何だったのか，それができていない状況に直面した場合には，どうすべきなのか，行為が過ぎ去った後に，反省すべき点はどこにあったのか，これらを検討し，蓄積していくことが，エシックス・ケース・カンファレンスの機能であり目的である[21]。

臨床倫理学の構築のために

　臨床倫理学は，臨床の現場から作られなくてはならない。しかしこのことは，医療の専門家だけに任せておけばよい，ということを意味しているのでは決してない。何よりも，患者や患者の家族との共同作業なくしては成り立ち得ない。また，医療を専門としない法律学者や社会学者，そして哲学者，倫理学者などの協力も，やはり不可欠であるだろう。

　しかし，そうした理論研究者も，もし臨床倫理学に関わろうとするのであれば，臨床の現場へ深く関わっていくのだという自覚と責任感を持たなくてはならない[22]。理論研究の「片手間に」，与えられた臨床ケースを，格好の論文テーマの材料を手に入れて，まるで難解なパズルを解くかのよ

うに，整合的な理論的解答を出すことだけを目的としたり，果ては「倫理学的に」問題だと思われる点だけを，あれやこれやとあげつらい，問題をひっかきまわすのみで，後は現場の医療従事者だけで考えればよいとする，一見「謙虚」ではあるが，きわめて無責任な態度は，戒めなくてはならない。

　一つひとつの臨床ケースに関する資料の文字と，そのケースを担当する医療従事者達が語る一つひとつの言葉の背後には，病と闘い，苦悩する患者と患者の家族がいることを，常に忘れてはならない[23]。その意味では，患者や患者の家族に直接触れる機会がなく，臨床の生きた臨場感を直接体験することのない，臨床倫理学に関わる理論研究者（特に哲学・倫理学者）にこそ，臨床倫理学のコアである「想像力と共感」が，強く要求されると言える[24]。

▍バイオエシックスの新しい担い手——クリニカル・エシシスト

　ヒポクラテスの時代に，医師のマナー，エチケットとして語られていた「医の倫理」は，20世紀に入って分子生物学の目覚しい進展の中で誕生したバイオエシックスという形態へと変貌を遂げた。この変化は，やがて医療技術の進歩の陰で蹂躙されていた「患者の権利」を擁護する運動と結びつくことで，「生命医学倫理 biomedical ethics」という姿を取るに至り，インフォームド・コンセントという大きな成果を獲得した[25]。しかし，患者の自己決定権というものをベースに，いくつかの倫理原則を立て，それを個々のケースへ「当てはめる」トップ・ダウン方式を主としてきた生命医学倫理は，臨床の現場の多様性に必ずしも対応できていないのではないか，という批判がなされてきたことはすでに見てきた通りである[26]。また，社会的な話題としては，常にゲノム解析や遺伝子治療，ES細胞研究等といった先端医療技術ばかりが脚光を浴び，医療にとって本来大きな中心を占めるはずの臨床の現場で日常的に起こる倫理問題には，十分な光が当たってきていたとは言い難い。患者が十分な情報提供に基づき，自律的で自

発的な自己決定をすること，これがインフォームド・コンセントの理想であるならば，自己決定を行うための十分な環境が整えられていることが当然必要なはずである。バイオエシックスの課題は，主として先端医療技術の倫理問題を扱う「倫理委員会」という日常的な臨床の現場から切り離された空間で議論されるような課題だけではない。バイオエシックスを広義にとらえたとき，「生命倫理学」とは，グローバルな環境問題も含めた生命に関する総合的な学問体系であるとするならば，他方で，臨床の現場で日常的に生じている倫理問題に対処するための「臨床倫理学」も不可欠であるだろう。そのためには，さまざまなガイドライン作りを主な仕事とする「生命倫理学者 bioethicist」の養成だけでなく，主にナースや医療ソーシャル・ワーカーに期待されてきた「患者の権利擁護者 patient advocate」の役割をも果たすことができる，ベッド・サイド倫理に精通した「クリニカル・エシシスト clinical ethicist」を社会制度的に養成していかねばならない。こうした「臨床倫理」の課題に正面から取り組むマンパワーの出現が，狭いアカデミズムとしての生命倫理学の枠組みを越えて，日本のバイオエシックスが生きた臨床の現場と本当に結びつきをもっていくことができるのかどうかという将来を大きく左右することになるだろう。そのためにこそ，「臨床倫理学」が必要不可欠なのである。

文献

1) バルッツィ A, カウルバッハ F, カムバルテル F：倫理学の根本問題（池上哲司，他訳）．晃洋書房，1980
2) Moore GE : Principia Ethica. Cambridge University Press, Cambridge, 1903. 深谷昭三（訳）：倫理学原理．三和書房，1973
3) ノーマン RJ：道徳の哲学者たち（塚崎　智，他 監訳）．ナカニシヤ出版，pp268-306, 2001
4) 加藤尚武：現代倫理学入門．講談社（学術文庫），1997
5) Stevenson CL : The Emotive Meaning of Ethical Terms. Mind 46, 1937
6) 土山秀夫，井上義彦，平田俊博（編著）：カントと生命倫理．晃洋書房，1996
7) ビーチャム TL, チルドレス JF：生命医学倫理（永安幸正，立木教夫 監訳）．

成文堂, 1997
 8) ビーチャム TL：生命医学倫理の4つの基本原理—原理アプローチの生成とその具体化の課題(立木教夫, 永安幸正 監訳). 生命医学倫理のフロンティア. 行人社, pp50-53, 1999
 9) Toulmin S : How Medicine Saved the Life of Ethics. Perspect Biol Med 25(4) Summer : 736-750, 1982
10) Rachels J : The Elements of Moral Philosophy. 2nd ed. Mcgraw-Hill, Philadelphia, 1993
11) Audi R (general editor) : The Cambridge Dictionary of Philosophy. p690, Cambridge University Press, Cambridge, 1995
12) Arras J : A Case Approach, A Companion to Bioethics. Blackwell Publishers Ltd, Malden, pp106-114, 1998
13) Jonsen AR, Siegler M, Winslade WJ：臨床倫理学(赤林　朗, 大井　玄 監訳). pp8-11, 新興医学出版社, 1997
14) ビーチャム TL：原理に基づく倫理の新展開(立木教夫, 永安幸正 監訳). 生命医学倫理のフロンティア. 行人社, pp89-90, 1999
15) Gilligan C : In a Different Voice, Harvard UP, 1982. 岩男寿美子(監訳)：もうひとつの声. 川島書店, 1986
16) Noddings N : Caring. University of Carifornia Press, 1984. 立山善康, 他(訳)：ケアリング. 晃洋書房, 1997
17) Kuhse H : Caring. Blackwell Publishers Ltd, Oxford, 1997
18) Pence GE : Classic Cases in Medical Ethics 3rd ed. p25, Mcgraw-Hill, Philadelphia, 1999. 宮坂道夫, 長岡成夫(訳)：医療倫理1. p36, みすず書房, 2000
19) Manning R : A Care Approach, A Companion to Bioethics. p98, Blackwell Publishers Ltd, Oxford, 1998
20) 浅井　篤, 服部健司, 大西基喜, 他：医療倫理. p292, 勁草書房, 2002
21) INR日本版編集委員会：臨床で直面する倫理的諸問題—キーワードと事例から学ぶ対処法. 日本看護協会出版会, 2001
22) 清水哲郎：医療現場に臨む哲学. 勁草書房, 1997
23) 鷲田清一：「聴く」ことの力—臨床哲学試論. TBSブリタニカ, 1999
24) 中岡成文：臨床的理性批判. 岩波書店, 2001
25) 今井道夫, 香川知晶(編)：バイオエシックス入門, 第3版. 東信堂, 2000
26) 香川知晶：生命倫理の成立. 勁草書房, 2000

(板井孝壱郎)

2
Quality of Life に関する倫理的考察：使用上の注意

> **ケース　患者のQOLをどのように決めるか**
>
> 　研修医Xがある日，2人の新入院患者を受け持った．ひとりは意識清明だが全身衰弱が激しく寝たきりになっている高齢末期癌患者，もうひとりは全身状態には大きな問題のない中年の細菌性肺炎患者であった．Xは2人の患者の quality of life（QOL）を自分なりに比較し，末期癌患者のQOLは肺炎患者のそれよりも著しく低いと感じた．
> 　研修医の日常業務は厳しく，どうしても個々の患者にかける労力に差が出やすい．Xは肺炎患者の診療により多くの精力を傾けることにした．そのほうが時間の価値ある使い方だと思った．なぜなら，QOLの高い患者により多くの労力を費やすほうが効率的だと感じたからである．
> 　このような態度に倫理的な問題はないだろうか．

　今までわれわれは臨床倫理学における基本的事項を論じてきた．本書の第4章以降では，終末期医療，患者の治療拒否や要求，判断能力に問題がある患者への診療，そして医療資源の公正な配分などの倫理的問題を論じていく予定である．しかし，これらの諸問題を的確に議論するためには，quality of life（QOL）と権利という二つの概念を明確にし，問題点をあきらかにしておく必要がある．QOLと権利はこれらの問題を論ずる際にしばしば言及されるが，一方では人によって様々に定義され異なった使い方がされる言葉である（表1）．ここではQOLについて，次のセクションでは権利について論じる．

表1 QOLが特に問題になる臨床倫理学の領域の例

- 安楽死，尊厳死などの終末期医療
- 重度障害新生児の治療についての判断
- 医療資源の公平な配分

1 | Quality of Life（QOL）の様々な定義

　QOLという概念は「生活の質」や「生の質」，「生命の質」，「人生の質」など様々に訳され，定義も種々に行われている（表2）。奥野は「生活の質」としてのQOLを「患者が処置を受けたあとの生活の質のことであり，それは基本的に患者の幸福感や満足度を意味する」と定義している[1]。また，いくつかの指標を測定した結果で表される「日常生活における患者の機能ないし能力」と定義される場合もある[2]。福原は，医療評価という目的にQOLの応用（医療関連QOL）を限定した場合，「健康状態及び健康状態に直接起因する日常生活の基本的な機能の制限」と定義している[3]。

　一方，「生命の質」としてとらえられることの多いQOLは，終末期医療や重度障害新生児に対する適切な診療や不可逆的昏睡状態患者の診療，医学的無益性，そして医療資源の配分に関する考察や議論の中で頻繁に登場する。例えば，「私のQOLは死んだほうがましな状態であり，これ以上の延命より尊厳死を希望する」，「この患者のQOLは高額な医療を行うには値しない」などである。これらの場合は，個人が生きていることそのものの価値に言及していて，「生活」の機能的側面に焦点をあてる「生活の質」としてのQOLとは微妙に意味合いが異なる。

表2　QOLの定義と種類[1]〜[3]

1) QOLとは？
   - 「生活の質」
   - 「生命の質」
   - 「生の質」
2) QOLの様々な定義
   - 「患者が処置を受けたあとに送る生活の質，患者の幸福感や満足度を意味する」
   - 「人の生（生活とも生命とも人生とも理解されることがある）の質を指すもの」
   - 「日常生活における患者の機能ないし能力」
3) 医療関連QOL
   - 「健康状態および健康状態に直接起因する日常生活の基本的な機能の制限」

2 ｜ 誰が患者のQOLを決めるのか

　一般的に医療現場でのデータとしてのQOL（医学的QOL）は，質問票などを用いたアンケート調査や患者や健常人に対してインタビューを行って，定量的な数値として得られる主観的特性である[3]。したがって，対象者は意識があり自分の状態を十分把握し，かつ，意思伝達が可能な個人であることが前提になる。ある人のQOLを決めるのはその人本人以外には存在しない。一方，不可逆的意識障害患者や重度障害新生児の生き様や「生命の質」を考える場合には，本人が自分のQOLを判断することは不可能になる。この場合，しばしば他者によりQOLが判断される。本人以外の者により判断されたQOLは，もはや患者の主観的特性ではなく他者によるQOLであり，一般的な「医学的データ」としてのQOLとは全く別物として考える必要がある。

　冒頭の〔ケース〕の2人の患者はともに意識清明であり，必要があれば自分が置かれた医学的状態についての質問に回答することができる。この場合，研修医XのQOLは妥当性を持つであろうか。例えば，研修医Xが寝たきりで末期癌状態にある患者のQOLを10段階スケールで

2，肺炎患者のそれを7と見積もった場合でも，末期癌患者は自分の置かれている医学的状況に十分適応し自分のQOLを7と評価し，後者はひどい咳のために自分のQOLを5と答える事態は起こりうる。若い医師は患者が高齢というだけでQOLを低いと考えるかもしれないし，寝たきりというだけで自動的に最低のQOLと思うかもしれない。しかし，患者の主観的判断に基づいて診療行為の適切さを考えることを目的として登場したQOLの意義を考慮するならば，患者の主観的判断がその状態のQOLとして採用されるべきである。したがって，意識清明で自分自身のQOLを主体的に判定できる2人の患者の「客観的な」QOLを研修医Xが判定し，それに基づいて診療態度や行為を決定することは正当化されない。医療従事者は時に無意識に患者のQOLを「よい」や「悪い」と判定しがちである。しかし，これをそのまま医療決断に利用することには問題があることを自覚すべきであろう。

　一方，他者によるQOL判定が倫理的に正当化される状況を明確にしておく必要がある。不可逆的意識障害患者や重度障害新生児のQOL判定の是非については意見が分かれている。さらに，徐々に判断能力や自己や他者に対する認識能力が低下したり，認知症状態にある患者などのQOL判定を，家族や第三者がどの時点から行ってよいかは容易に判断できない。なぜなら，患者が苦痛や幸福を経験する能力がある限り，つまり医学的な判断能力は欠くが主体的なQOLの判断ができる限り，当人にとって何らかの質を持った生が存在し，他者のQOL判定と一致するとは限らないからである。

3 ｜ 医学的QOLに対する価値づけ

　前項では，ある個人と他者では同じ状態に対するQOLの高さそのものについての判定が異なることを述べた。ここでは医学的QOLとその価値

づけについて述べる。換言すれば，医学的QOLと道徳的個人的に判断される（moral or personal）QOLの区別である[4]。

　道徳的QOLは，患者が自分で判定した主観的特性としてのQOLの高さ（定量的結果）に，どれくらいの価値を付加するのか，言い換えれば，患者が自分の置かれている医学的状況にどれくらい生きる価値を見いだすのかで決定される，より包括的なQOLと位置づけることができる。定量的な形で示された主観的特性としての医学的QOLが測定値そのものであるのに対し，道徳的QOLは，QOLの値がどれだけ好ましいかを患者が決めるという価値判断が入っている。前者が「質に関する事実」であるのに対し，後者は患者がその事実に与えた価値である。したがって，これら二者は明確に区別する必要がある。なぜなら，自らのQOLを低いとはっきりと判定していても，患者本人は自分の生活や人生を非常に価値の高いものと認識している場合や，その逆の場合があり得るからである。

　冒頭の〔ケース〕で研修医Xは，QOLの高さの判断に基づいて「QOLは高ければ高いほど価値がある」と考え，方針を決めている。しかし，このような他者によるQOLの価値づけは正当化されるだろうか。身体的障害のために日常生活動作が著しく制限されたり関節リウマチなどで頻繁に痛みに悩まされ，自分のQOLは低いと判断しながらも，その人生に大きな価値を見いだしている人々は多い。他方，多くの人々が通常受け入れるQOLに価値を見いだせない人もいる。一例を挙げれば，健康な人々が事故で胸髄レベル以下の全麻痺になった場合，多くの犠牲者はその困難をなんとか克服し，新たな人生の価値を見いだしていく。しかし，豪州のある若いジャーナリストは胸髄レベル以下の全麻痺状態になったとき，幾多の積極的努力にもかかわらず，自由に旅ができない，性交渉を持てない，そして，常に他者に依存せざるを得ない，そのような生き方を受け入れることができなかった。その結果，彼は現在の状態で生きることに価値を見いだせず，熟考の末自殺した[5]。

　また，安楽死の許容要件にもあるように，患者本人が「耐え難い」と判

表3　QOLに関する倫理的問題点

1) QOLに対する価値づけ
   - 医学的QOLと道徳的QOLの区別
   - プロファイル型QOLと効用としてのQOL
2) QOL評価の主体
   - 主観的特性として本人のみに限定すべきか？
   - 他者の判断は許容されるか？
     (客観的QOLは存在するのか，合理的人間基準は存在しうるか)
   - QOL判定は禁止すべきか？
   - 自分のQOLは常に判定できるか？
   - QOLのゼロ状態は存在するか？
3) QOLのデータの応用範囲
   - 複数の患者を対象にしたQOLの平均値の意味
4) QOLに基づいて，何を判断してよいか
   - 個人や特定の介入方法のみか？
   - 他者同士，他疾患同士を比較してよいか？
   - QOLと「助ける価値」
5) QOLの値に影響する因子
   - 社会保障・福祉制度の充実度のQOLへの影響

断した苦痛があるときのみ，その患者の生きている状態は本人にとって「これ以上生きるに値しない」と認識される。患者の経験している苦痛が「耐え難く」，それゆえ「死により大きな価値を見いだす」という過程は患者本人にのみ可能な価値判断である。患者が痛みに苦しみつつも残された人生に価値を見いだしているときに，医療従事者が，患者の苦痛を理由に死を早めることは許されない。したがって，自分のQOLの高さに関する価値を判断する能力がある患者の人生の価値を，他者が判断して医療決断するのは倫理的に正当化されない。また，社会的地位，収入，住居環境などで，人の生きがいや人生の主観的価値が自動的に決まるわけではないことに留意すべきである。

4 | QOLと「助ける価値」

〔ケース〕が提示する三つ目の問題は，研修医XがQOLについて短絡的に，そして極めて個人的なレベルで「助ける価値」（医療資源配分の優先順位）を判断基準にしていることである．第4章3の「医療資源の配分について」（244ページ）で触れるように，限られた資源をいかに配分するかは極めて困難な問題で，医療資源の公平な配分方法に関しては合意がないのが現状である[6,7]．しかし，QOLの高さのみでなく，患者の「ニーズ」や「救命性」，「緊急性」など多くの事項を総括的に考慮しなければならないことは確かであろう．表3にQOLにかかわる倫理的問題をまとめた．

文献
1) 奥野満里子：医学・医療から見たQOL，21世紀医学フォーラム・京都—QOLを考える．pp24-34，東洋プリント株式会社，1998
2) 清水哲郎：医療現場に臨む哲学．pp21-68，勁草書房，1997
3) 福原俊一：臨床研究における健康関連QOLの測定と応用—最近の動向，21世紀医学フォーラム・京都—QOLを考える．pp134-141，東洋プリント株式会社，1998
4) Charlesworth M : Bioethics in a liberal society. pp30-62, Cambridge University Press, Cambridge, 1993
5) Hill C : The note. In ; Kuhse H(ed) : Willing to listen wanting to die. pp9-17, Penguin Books, Victoria, 1994
6) Harris J : Qalyfying the value of human life. J Med Ethics 13 : 117-123, 1987
7) Campbell A, Charlesworth M, Gillett G et al : Medical Ethics. 2nd ed. pp182-194, Oxford University Press, Auckland, 1997

（浅井　篤）

3
医療における権利について

> **ケース　知る権利に対して義務を持つのは誰か**
>
> 　1999年2月28日，わが国で初めて脳死状態患者からの臓器摘出，臓器移植が行われた。ひとりの女性の善意が少なくとも6名の人々の命を救った。しかし，脳死判定から臓器摘出に至る過程で，患者（臓器提供者）の家族から，患者の自宅にまで報道陣が詰め掛けるなど，取材に行き過ぎがあったとの指摘があり，「患者および家族のプライバシーに触れる報道のあり方以前の非人道的な取材方法のあり方を反省し謝罪すべきだ」とのコメントが公表された。
>
> 　一方で，患者と患者の家族の「プライバシーに対する権利」を守るという理由で報道・取材活動を制限するのは，情報公開の原則に反するという批判も行われた。これは，わが国の臓器移植の歴史を踏まえた上で脳死と判定される患者の利益を守るためには，「知る権利」が十分保障されなければならないという立場である。
>
> 　しかし，この場合の知る権利とは誰の権利なのだろうか，そして誰に権利保障の義務を負わせるべきなのであろうか。上記の二つの権利の葛藤を解消するにはいかなる手続きが必要なのであろうか。

1 | はじめに

　権利は，臨床倫理学領域の問題を議論する上でしばしば言及される概念である。「死ぬ権利」や「知る権利」などの言葉も広く普及してきており，

尊厳死や真実告知，インフォームド・コンセントやカルテ開示を議論する場合にも必ず使われる。人工中絶における女性の権利や自殺幇助を要請する権利に関しても議論が続いている。

国によっては権利と法を表すのに同一の言葉が用いられている（法で守られるもの＝権利）。一方，わが国には明治時代に入るまで「個人」，「社会」と同様，権利という言葉は存在しなかったという。したがって，日常生活や臨床現場で何気なく使っている権利という言葉が，いったい何を意味するのかを考えることは重要であろう。

権利とはいったい何だろうか。また，ひとが「自分にはこれこれの権利がある」と主張した場合，他の人々や社会はいかに対応すべきなのか，どのような事柄が権利として成立するのであろうか。

2｜権利の定義

権利の定義は多様である。ある国語辞典には，「一定の利益を主張し，また，それを受け取ることの出来る法律上の能力。ある物事を自由になしうる資格。」と定義されており，義務が反対語として挙げられている[1]。権利を「尊重され正当な位置付けを求める強力な主張，尊重を求める要求」と定義づけることもある。「個人や集団が他者や社会に対して主張しうる正当化された要求」とも表現される。

権利を「保護された選択」と考える立場もあれば「保護された利益」と表現する場合もある[2]。これらは，主張や選択の能力がなくても守られるべきまたは守るべき利益があれば，道徳的または法的権利を持つという立場である。意識障害患者や乳児の権利などがこれに当たろう。さらには力（power）や許可を持つこと（permission）と位置づけされることもある[3]。

近年になって，人権（human rights）という概念が確立し，「人間社会において，人間であるというだけで，普遍的に個人に与えられなくてはな

らない基本的権利」と位置づけられている。そして，人権侵害は人間の尊厳に対する侵害だとされる。冒頭の事例でのプライバシーに対する権利と知る権利は，おのおのの立場にある人々が，自分の要求に対して正当な位置付けを求める主張をしたと考えられる。

3 | 権利の種類

　一般的に権利は自由権（個人が他者や国家の干渉を受けない権利，negative rights）と社会権（個人が他者や国家に求めるもの，positive rights）の二つに大別される[4]。前者には精神や信仰の自由，営業の自由，プライバシーに対する権利，死ぬ権利（治療を拒否する権利）などが含まれる。後者には最低限の医療を受ける権利，教育を受ける権利，差別を受けない権利などが含まれる。積極的安楽死に対する権利も医療従事者に介入を要請するという点で社会権的な要素が大きい。

　また，法的権利（法的原理と規則によって正当化された要求。国家権力で保証されている要求）と道徳的権利（道徳的原理と規則によって正当化された要求）に分けることもあるが，後者については存在し得るかどうか議論が分かれている。前者を無視すれば法的に罰せられることになる。表1

表1　Elizabeth Bouviaのケース（1986年，米国）[5]

　重度脳性麻痺による四肢麻痺で生涯ずっと寝たきり状態にある28歳の女性が，「このような身体的状態で精神的負担を負ったまま生き続けたくない。このまま死んでしまいたい。」と経口摂取を拒否した。主治医は強制的に経管栄養を開始したが，彼女はその中止を求めて裁判所に訴え出た。彼女は一貫して意識清明で自己判断能力を有していた。3年間にわたる3度の裁判の末，カリフォルニアの裁判所が「自分の命を絶ちたいという希望は，個人のプライバシーに対する権利の究極的な行使であり，患者は延命治療を拒否する権利を有する。」と宣言し，医療行為を拒否する権利が基本的な権利であると定めた。

に，患者は治療を拒否する権利を法的に有すると判定された症例を紹介する[5]。

4｜権利と義務

　権利の定義はひとによって異なるが，権利と義務は相対する概念であり1枚のコインの表と裏と一般的に理解されている[6]。権利は常に，他人や社会に対して何かを妨害しない，あるいは何かを与えるという義務を負わせるのである[7]。例えば，エホバの証人の信者が，私は信仰の自由に対する権利を持っている，それゆえ，肝腫瘍摘出術に際しても一切の輸血を拒否すると述べた場合，この権利が法的権利として確立している状況では，医療従事者には，患者の信仰を尊重し医学的に必要と判断した場合でも輸血をしない法的義務が発生する。同様に，ある個人の「殺されない権利」や「拷問を受けない権利」も，社会の構成員全員に「他者を殺さない義務」，「他者を拷問しない義務」を課すことになる。

　一方，相対する義務が存在し得ない権利は成立しない。例えば，ある人が自分には癌にならない権利があるといったとしよう。この場合，これに相対する義務は具体的にはどのようなもので誰に課されるものであろうか。この権利主張は「必要なときには十分な医療を受ける権利（＝医療を提供する義務）」や，「原発事故で白血病にならない権利」とは異なり，基本的に不可能な要求である。ある人が一生の間，100％癌にならないような介入をすることは誰にもできない。

　〔ケース〕では，患者の家族は他者（この場合，報道関係者を含むあらゆる人々）に対して自分たちのプライバシーを侵害しないように要求している。つまり，すべての他者は個人のプライバシーに干渉しない義務があると主張している。他方，情報公開の原則に基づいて「知る権利」を主張する立場の人々は，誰に権利があり誰に義務があると主張しているのであ

ろうか。患者の家族に患者や自分たちの個人的情報を公開する義務があったのだろうか。

5｜権利に関する問題・〔ケース〕に対する判断

表2に権利に関する議論で問題になる点を列挙する[3]。いずれの事項にも様々な主張があり，権利そのものの定義同様，確定的なものはない。

どのような存在が権利を持ち得るかについては，判断能力がある者（通常の意識と理性がある患者），守るべき利益がある者（新生児や植物状態患者など），苦痛を感じることができる存在すべて（動物），人格を持つ存在，さらにはあらゆる人間などが権利保持者として挙げられている。権利そのものの存在が果たして正当化されるかどうかについても議論が分かれている。例えば，規則功利主義に基づけば，「自由や正義に対する権利は，長期的にみて人々の幸福に有益である。したがって権利は重要である」と

表2 権利に関する諸問題[3]

- どのような存在が権利を持ちうるか？
  - 判断能力がある者
  - 守るべき利益がある者
  - 苦痛を感じることができる存在すべて
  - 人格を持つ存在
  - あらゆる人間
- どのように権利の存在・使用を正当性するか
  - 自由主義的正当化
  - 規則功利主義の立場からの正当化
  - 生得的に備わっているもので正当化する必要なし
- どのような事柄が権利の対象となり得るか
- 絶対的権利は存在するのか
- 権利要求があった場合，誰がそれを保障する義務を持つのか

いう正当化が行われる。一方，権利は生得的にひとに備わっているものであり正当化する必要はないとする立場もある。ある個人が主張した権利が受け入れられるものか否かをどう判断するか，また，主張された権利に対して誰が義務を持つかは，随時考えなくてはならない問題であろう。

　以上の議論を踏まえた上で，冒頭の〔ケース〕の問題に関する筆者の立場は以下のとおりである。

1) 社会の構成員全員が，脳死判定から臓器移植までが適切な手順を踏んで行われたかを知る権利を有すると考えられる。なぜなら，これらの手順が不当であれば大きな害を被る患者（臓器提供者）が出てくるからである。
2) しかし，社会の知る権利に対して義務を果たさなくてはならないのは医療従事者であり，公開されるべき情報は彼らが踏んだ一つひとつの手続きである。公開されるべき情報は，将来の臓器提供者を医療現場での「密室での不正行為」から守るために必要なものに限られるべきである。臓器提供者の性別や年齢は脳死判定・臓器摘出の手続きとはなんら関係なく，いわんや患者の自宅に取材に行く理由はどこにもない。
3) したがって〔ケース〕においては，社会には知る権利があるという理由で，患者や患者家族の医学的手続きに無関係なプライバシーを暴いたことは正当化されないであろう。

6｜おわりに

　権利という概念は，臨床倫理学上の議論で必ずといってよいほど言及される。しかし，本稿で考察したように，一見自明なように見えて，実は極めて複雑で，あいまいな部分を残している。倫理的問題について議論する際には，そこで用いられる権利という概念が何を意味しているのかを常に

明確にする必要がある。

文献
1) 金田一京助,他（編）：新選国語辞典（第7版），小学館,1997
2) Macklin R : Rights. In ; Reich WT(ed) : Encyclopedia of Bioethics(Revised ed). pp2305-2316, Macmillan Library References USA, NewYork, 1995
3) Almond B : Rights. In ; Singer P(ed) : A Companion of Ethics. pp259-269, Blackwell Publishers, Oxford, 1991
4) Arras JD, Steinbock B, London AJ : Moral reasoning in the medicalcontext. In ; Arras JD, Steinbock B(ed) : Ethical Issues in Modern Medicine. 5th ed. pp1-40, Mayfield Publishing Company, Mountain View, California, 1998
5) Gregory E : Pence Classic Cases in Medical Ethics. 2nd ed. pp41-47, McGraw-Hill, Inc, New York, 1995
6) Ridley A : Beginning Bioethics : A text with integrated readings. pp34-38, St. Martin's Press, New York, 1998
7) ビーチャム T L, チルドレス J F：生命医学倫理（永安幸正, 立木教夫 監訳）. 成文堂, pp63-78, 1997

（浅井　篤）

第4章

ケースで考える
臨床現場の倫理的ジレンマ

1

終末期医療についての倫理的検討

A はじめに：基本的分類と議論の範囲

1｜終末期医療の問題と複雑さ

　本章では，終末期医療における倫理的問題を今まで同様に症例検討を通して論じる。終末期における倫理的決断は臨床倫理学領域で最も重要な分野の一つであり，文献的にも，内外を問わず医療従事者にとって「最も倫理的ジレンマに悩む領域」とされている。また，各国で非常に多くの記述的研究や「終末期医療はいかにあるべきか」という規範的な議論がエッセイや論説（sounding board）という形で，過去30年以上にわたって途絶えることなく行われている。"End of life" と "Ethics" または "Bioethics" をキーワードにコンピュータ検索を行えば，いかに多くの終末期医療の倫理に関する論文が原著や論説の形で世界の主要雑誌に掲載されているかがわかる。表1にこの領域の主要問題を列挙する。

　この領域では長年にわたっていくつもの概念や原則が提出され，終末期における医学的な決断の倫理的正当性が検討されてきた。一方，非常に広く複雑な分野だけに，呈示された分類や概念に対する混乱や誤解，定義に関する異論が絶えない。例えば，医師の行為を表す「治療の中断」，「治療の差し控え」，「自殺をしたいという希望を表明している患者の要求に従って大量のトランキライザーを処方する」，「医師が塩化カリウムを患者に注

表1 終末期医療における重要な倫理的問題[1]

- DNR指示（do-not-resuscitate orders）：心肺停止時に蘇生をしないという指示
- リビング・ウィルを含む患者の事前指示（advance directives）
- 代理判断（substituted judgments, surrogate decision-making）
- 延命治療（life-sustaining treatments）についての諸問題
  ○ 延命治療の差し控え（withholding）と中断（withdrawal）の倫理的差異
  ○ 通常医療（基本的ケア，ordinary treatments）と通常でない医療（extra-ordinary treatments）
  ○ 積極的行為（commission）と消極的行為（omission）の倫理的差異
  ○ 二重結果原則（double effect doctrine）：意図した結果と予見した結果の倫理的差異
- 安楽死（euthanasia）
- 自殺幇助（assisted suicide）
- 死の定義
- 遷延性植物状態患者（patients in persistent vegetative state）に対する適切な医療
- 医学的無益性（medical futility）：医学的効果と患者の利益の倫理的差異

射して直接的積極的に死を早めること」などが，「尊厳死」や「自然死」に当たるのか（ゆえに倫理的に許容されるのか），「安楽死」に当たるのか，それとも「殺人」に当たるのか（ゆえに許されないのか），については議論が極端に分かれている。また，植物状態患者での経管栄養は「基本的で必須な（basic and essential）ケア」なのか（ゆえに中止してはならないのか），それとも医療的介入の一つなのか（ゆえに中止し得るのか），抗生物質投与は通常治療で（ゆえに差し控えてはならないのか），人工呼吸は「侵襲的」なのか（ゆえに差し控えてもよいのか）などについてもコンセンサスは得られていない状況である。「自殺幇助」と「自発的安楽死」は倫理的に区別されるべきか，区別する必要があるのか否かも，論者のよって立つ哲学や道徳観によって極端に異なっている。また，「大量のモルヒネを患者の死を早めるとわかっていながら，苦痛緩和の意図で使用すること」と「大量のモルヒネを患者の死を早める意図で使用すること」に倫理

的差異はあるのか否かについても議論が分かれている。そもそも尊厳とは何かと問われ即答できる人はまれだろう。そして，各人様々な尊厳を抱いているだろう。

このような現状で，特定の概念――例えば「尊厳死」や「安楽死」の是非――について具体的な定義や状況の設定をせず，抽象的な概念を個別に議論すると混乱を引き起こす可能性が大きい。また，特定の言葉について筆者らと違った定義づけを行っている読者にとっては，議論がかみ合わないという事態も起こりうる。例えば，患者の自殺が「尊厳ある死」に含められるか否かで「尊厳死」に対する態度が変わるであろう。したがって，本稿を含む終末期医療の倫理的決断に関する一連の議論では，具体的な患者の状態と医療に関する希望，医学的状況，医師の行動に焦点を合わせ，どのような条件の下での行為なら倫理的に許容されるかを考察する。そして，必要に応じて特定の状況における特定の医療行為に従来から使用されている用語を当てはめる。

以下の考察では，末期状態にある患者が受けている延命治療を，患者の希望に基づいて差し控えたり中断したりする場合や，患者の死を積極的に早めるような行為に限定して論じる。不可逆的な昏睡状態にあると想定される植物状態患者に対する医療や，老人性認知症や進行性神経疾患などいわゆる良性疾患患者に対する延命治療，医療従事者が患者の利益にならないと判断した治療を患者や患者の家族が要求した場合に生ずる倫理的問題に関しては別項（第4章2，230ページ～）で論ずる。また全体として長い議論となるので，本章においては表の通し番号や参考文献番号はセクションごと（A～F）に分けて用いる。

2｜枠組みと組み合わせ

終末期医療における医療決断を考える上で，表2に示すような枠組みを

表2 終末期医療における医療決断を考える上の枠組みと分類

患者因子
  1) 医学的判断能力があるか否か
  2) 苦痛や快・不快を感じ，それらに対して選好(希望や意向)を持ち得るか否か
  3) 希望を表明しているか否か(今現在に関する希望か，将来に関するものか)
医師の行為
  1) 延命治療をはじめから開始しない
  2) いったん始めた延命治療を中止する
  3) 患者が死亡するまで治療を継続する
  4) 患者に致死量の薬物を渡す
  5) 患者に致死的薬物を注射する
医師の一義的な意図
  1) 患者の苦痛を取る
  2) 患者の死を早める
医学的因子
  苦痛や不快の可逆性があるか否か

用いる。患者側の因子の1)～3)に関して，それぞれ「明らかにある」「明らかにない」または「はっきりしない」の三つの判断があり得る。医療従事者が取る行為は基本的には表2の五通りになろう。また，医師が特定の行為を行う場合の意図や患者のquality of life（QOL）についても考慮に入れる必要がある。表3には医学的判断能力の定義の一例を挙げる[2]。ただし，以下の状況は今後の議論から除外する。

❶ 治癒の可能性がある状況は除外し，末期状態にある患者の考察に限定する。治癒の可能性があり，患者に苦痛をもたらしている原因を除去できる場合は当然そうするべきだからである。

❷ 治癒の可能性がなくても，患者の苦痛や不快感が改善し得る状況は除外する。なぜなら，何らかの方法で患者の苦痛が軽減する余地がある場合，それらの改善に努めるのが医療の一義的な役割だからである。まずベストの緩和医療が提供されなければならない。最新の緩和医療学によって100名の末期患者のうち99名の苦痛が除去できるならば，残りの

表3 判断能力の判定法（臨床的判断の指標）[2]

1) 決断ができ，そのことを他者に伝達できる
2) 以下の情報が理解できる
   - 医学的状況と予後
   - 医師が勧める治療の本質，内容
   - 他の選択肢について
   - それぞれの選択肢の危険と利益
3) 決断が安定しており一時的でない
4) 患者の決断が価値観や医療や人生における目的と矛盾しない
5) 決断が妄想や幻覚に基づいたものでない

1名の場合について考えたい。ここでは適切な最高の苦痛除去の手段を受けてなお，肉体的精神的に苦しみ延命を希望しない患者や死を望む患者について考える。

❸ 医学的に延命の可能性が全くない状況は除外する。しかし，そのような状況は比較的少ないであろう。なぜなら，ごく短期間の場合を含めるなら延命の可能性は常にあり，そのような状況下で延命努力をしないことの倫理的是非については考察する必要がある。例えば，末期癌で敗血症になり遷延性ショック状態の末，心肺停止を起こした90歳代の患者に心肺蘇生術を行った場合，数時間は心拍が保たれるかもしれない，つまりごく短期間の延命は可能かもしれない。このような場合に蘇生術を施行すべきか否かを問うことになろう。一方，延命の可能性がない場合，問題は「すべきか否か」の問題ではなく，「できるか否か」の問題となり本稿の趣旨から外れることになる。医療的介入が何らかの形で可能な場合に，それを行うことが善いことか好ましいことかを考えるのが臨床倫理学である。

3 | 患者の置かれている状況

　表2に挙げたような患者の状態と医学的状況を組み合わせて考えてみると，いくつかの具体的な状況が設定される。以下にこの終末期医療に関する考察で焦点を当てる医学的状況を呈示し，各々の状況における医療従事者の行為の倫理的妥当性を問う。以下に患者の状態を大まかに四つに分類する。

1) 医学的に判断能力があり苦痛や不快を感じる能力もあるが，苦痛や不快を改善することは医学的に不可能な状況。ここでは患者が現在の苦痛や不快とともに生きることが「患者の価値観や医療や人生における目的と矛盾しない」か否か，つまり，第3章2で述べた道徳的QOL（患者自身が自分の置かれた客観的人体的状態を，どの程度生きるに値するか，どれくらい価値があると主観的に判断するかという，より包括的なQOL）の観点から考えて，改善し得るか否かの二つに分けられる。
2) 医学的に判断能力はないが苦痛や不快を感じる能力はあり，かつそのような苦痛や不快の改善は医学的に不可能な状況。
3) 医学的に判断能力の有無を明確に判定できない状態ではあるが，苦痛や不快を感じる能力はあり，かつそのような苦痛や不快を医学的には改善し得ない状況。
4) 医学的判断能力だけでなく苦痛や不快を感じる能力もない状況で，苦痛や不快を判断する主体が存在しない。

　本稿では1)のような状態にある患者の治療拒否，治療中断，自殺幇助，自発的積極的安楽死の問題を主に論ずる。2)～4)については別項（第4章2，230ページ）で取り上げる。

　1)～4)の状況にある患者は，何らかの希望を医療従事者に表明したり事前に口頭や文書で希望を遺したりすること（リビング・ウィル，一般的に事前指示という）により，以下の三つの形で希望や意向を持つと考えられる。

a）延命治療を始めないでほしい。
b）延命治療を中断してほしい。
c）積極的に死を早めてほしい。（例えば，「致死的薬物を注射して死なせてほしい」）。

　実際には，もっと詳細な区分が可能であろう。また，患者が上記の2）と3）のいずれかに属するかは微妙な区別になろう。しかし煩雑な分類を避けるために，上に掲げた四つの患者の状態とa），b），c）の三つの希望に焦点を絞り，いくつかの状況に関して第4章の1と2で考察する。

　どのような治療を希望するのか，何の治療も希望しないか，苦痛が肉体的なものなのか精神的なものなのか，または以前はあった判断能力を失ったのか，一度もそのような能力を持ったことがないのかなどいくつもの状況が想定されるが，それらに関しては議論や考察の中で言及したい。さらに，医療従事者が患者からの要請やはっきりした希望がない状態で何らかの終末期医療決断を行う場合や，患者が自殺を希望し医療従事者に幇助を求めた場合についても考察したい。また，患者の希望に家族が反対する場合についても考える。

4 ｜ 基本的姿勢

　今後，治療拒否，自殺，自発的安楽死など医療従事者の中でも大きく意見が分かれている問題を取り上げ，一つひとつの行為の倫理的妥当性を明確にしていく。個人道徳や社会道徳について語る場合と同様，これらの倫理的問題や下された判断，選択された行為の倫理的正当性を語るにあたっては，完全に中立な立場は有り得ない。単なる問題の列挙であれば今まで多くの論者が行っている。しかし，問題点を挙げただけで「今後の考察が必要である」という常套句で終わるのは，臨床倫理を扱う本としてたとえ「入門編」と銘打っていても無責任の誹りを免れないだろう。したがって，

表4　Karen Ann Quinlanのケース（1976）[3]

> 「このような状態で生きるのであれば，娘は延命を希望しないであろう」という両親の判断に基づいて，原因不明で植物状態に陥った女性から人工呼吸器を取り外すか否かが問題にされた。患者の家族が人工呼吸器の取り外しを希望したが病院側はそれを拒否し，家族が裁判所に訴えた。裁判所は医師の一方的な延命の判断を却下し，患者の家族に最終決定権を与えた。最初の「死ぬ権利」に関する事例であり，米国生命倫理（バイオエシックス）の原点的存在である。
> 　この裁判を契機に，医療にかかわる倫理的問題が，社会全体で議論されるようになったと言われている。

　今まで通り可能な限り結論を出していきたい。臨床現場での倫理的問題を整理し結論を出すことが臨床倫理学者（clinical ethicist）の仕事である。
　おそらく，今後の議論の基本的な立場は自由主義的（他の人に身体的精神的害を与えない範囲において個人は自由に行為を行うことができるという考え方）で，価値多元主義的（この世には様々な価値あるものがあり，個々人がそれぞれ異なった価値観を持って生き，そして終えることは善いことだ，したがって他者に自分の価値観を押し付けるのは間違っているという考え方）で，かつ世俗的（secular，特定の宗教的信念に基づかない）なものになるだろう。しかし，このような立場は特定の宗教観に基づいた倫理観を否定するものではない。特定の宗教倫理も価値観の一つと理解するからである。また，行為の意図よりもむしろ結果を重視する立場を取りつつも，良心的に患者ケアに打ち込む医療従事者の思いや気持ち，使命感を重視した議論を行いたい。そして，人は基本的にプライバシーの権利などの自由権を持っていて，それらは最大限尊重されるべきであると主張される。様々な立場や考え方がある領域なので，読者から意見や反論がいただければ幸いである。誰もがよい医療者であろうと努め，何が正しいかを謙虚そして前向きに考え続けることが臨床倫理学だと考える。本セクションの最後に生命倫理学成立の大きなきっかけの一つになった「生命倫理学上最も有名な女性」Karen Ann Quinlanのケースを表4[3]に挙げておく。

文献
1) 浅井　篤：医の倫理．NEW 予防医学・公衆衛生学．南江堂，2002
2) Lo B：Resolving ethical dilemmas；A Guide for clinicians. pp82-89, Williams & Wilkins, Baltimore, 1995
3) Gregory E：Pence Classic Cases in Medical Ethics. 2nd ed. pp3-33, McGraw-Hill Inc, New York, 1995

B 判断能力を有する患者の延命治療に関する判断

　はじめに，〔ケース〕における判断の妥当性を考えるために，臨床倫理学・生命倫理学領域において一般的に受け入れられている諸原則（表1)[1~3]を再度挙げる．これらは解決困難な倫理的問題を考えるにあたって価値ある有用なガイドラインとなる．これらの原則のいずれかに依拠すればすべての問題が解決するとは到底言えないが，医療や倫理の歴史を生き残ってきたこれらのガイドラインを無視するよりはよりよい結果が出せる

表1　一般的に受け入れられている倫理原則・倫理的ガイドライン[1~3]

- 選好充足（preference satisfaction）：患者の医療に関する理性的な希望を他の患者や社会全体に害にならない範囲で最大限に満足させる．
- 仁恵（beneficence）：患者が最大限の利益を享受できるようにする．
- 自律尊重（respect for autonomy）：
   - 患者の自己決定を尊重する．
   - 患者に真実を知らせる．
   - 患者の秘密・プライバシーを守る．
- 無害（nonmaleficence）：患者に決して害を与えない．
- 正義（justice）：どの患者に対しても常に公正，公平に接する．
- 判断の普遍的妥当性

と期待される。それでは〔ケース〕の含まれる倫理的ジレンマを一つずつ考えてみよう。

> **ケース　患者の希望にしたがって延命治療を差し控えるべきか**
>
> 　Oさんは，肺癌が骨を含め全身に転移している男性患者で末期状態にある。意識や判断能力は明らかに保たれている。大量のモルヒネ投与によっても激しい骨の疼痛があり，肺炎による呼吸不全も急速に悪化し，酸素吸入でも呼吸困難が改善しない。経口摂取もほとんど不可能である。骨痛に対する放射線療法や神経ブロックなど可能な限りの疼痛緩和が試みられたが，Oさんの肉体的苦痛は悪化の一途をたどった。
> 　主治医のT医師は，延命するためには人工呼吸を行う必要があると考え，Oさんに勧めた。しかし，Oさんは人工呼吸をしなかった場合は死期が早まることを十分理解した上で，「これ以上の苦痛には耐えられない。もうこれ以上の延命治療は受けたくない。人工呼吸はしないでほしい」と繰り返し明確に希望した。T医師はどうすべきであろうか？

1｜医学的判断能力も苦痛や不快を感じる能力もあるが，苦痛や不快は改善しえない状況

■〔ケース〕の問題点

　これは典型的な判断能力がある患者による治療拒否のケースである。一般に「尊厳死」ケースと呼ばれる事例に分類されよう。従来このようなケースにおいては生命を可能な限り延命することが一般的だった。患者の希望にもかかわらず延命を行う代表的な根拠を表2に挙げる。

　これら五つの主張に同意するか否かで，Oさんの希望を叶えるべきかどうかの判断が180度変わってこよう。読者の皆さんはどう考えるだろうか。

表2　患者の希望に反して延命を続ける根拠

1) どのような苦痛があろうとも生命にはそれ自身に価値があり，可能な限り延命されるべきである。
2) 生命は神からの贈り物であり，人が勝手に終わらせてはいけない。
3) 患者は医学的に自分に不利益になる判断をしており，このような場合，患者の自己決定を認めるべきではない。
4) 医師の使命や良心に反する。
5) 実行可能で日常的に使用されている手段を用いずに自分の死を早めようとするのは自殺行為であり，自殺は倫理的に認められない。

判断能力のある患者の自発的な治療選択を受け入れるのがインフォームド・コンセントの理念だった（第2章2参照）。しかし，生命がかかっているときにも医療従事者，特に医師は患者の自律を尊重すべきだろうか。前にも述べたとおり，困難な倫理的ジレンマを解消しようとする場合，100％中立な立場はありえない。もちろん誰もが受け入れるような答えは容易には出ない。したがって，以下に上記の五つの考え方について考察するが，議論が拠って立つ立場は自由主義的で多元価値的で世俗的である。

❶ どのような苦痛があろうとも生命にはそれ自身に価値があり，可能な限り延命されるべきである。

この主張に対しては次のように指摘することができる。ものごとの価値はそれを個人や社会が希望するか否か，好ましいものと思うか否かで決められる。あるものの価値が高いから人がそれを好むのではなく，人々の好き嫌いがものに価値を与えるのである。「あるものは誰からも希望されないにもかかわらず価値がある」という主張は奇妙である。もちろん生命には高い価値が付与されている。なぜなら，ほとんどの人々は自分や他者の生命に最も大きな価値を見いだすからである。さらにほとんどの場合，人は自分の生きている生命に価値を見いだしている。一方，このケースのように，本人がもはや生きることや延命されることに価値を見いだせず，耐えがたい苦痛とともに生きることより生を終わらせることを希望した場合

には，苦痛な生より安らかな死のほうが価値が高いと考えられる。人が「あるものには『本質的』価値がある」と述べている場合，それはその人がそれを非常に重要なものだと考えて，他の人も同様に考えるべきだと主張しているに過ぎないと言っても過言ではないのではないだろうか。

❷ 生命は神からの贈り物であり，人が勝手に終わらせてはいけない。

この立場は宗教的な倫理観・道徳観に依拠している。しかし，このような議論は宗教を信じる者に対してのみ有効な主張の根拠になりえるのであって，神の存在を信じない者にとって神からの贈り物は存在しえないし，その概念は何ら意味を持ちえない。たとえ「贈り物」が実際に存在したとしても，それに価値を見いださない人はいるだろう。そのような人は贈り物を受け取らない権利や返却する自由があろう。言うまでもなく，自発的に心から宗教を信じる人々の信念は他者に害を与えない限り尊重されなくてはならない。

❸ 患者は医学的に自分に不利益になる判断をしており，このような場合，患者の自己決定を認めるべきではない。

この意見は，医学的価値に基づいた家父長的な（パターナリスティック paternalistic）立場だと呼べるだろう。もちろん，他者のために最も利益になることを考えるパターナリズム paternalism は，それ自身間違っていない。また，通常の医療現場では多くの場合，患者の生命を少しでも延長することがその人の利益になることは論を俟たない。しかし，患者本人が耐えがたいと感じている生の状態を延長することが利益になるとは，Oさんの立場からは思えないのではないだろうか。「延命は本質的に患者に利益を与える」と信じる立場から見れば，耐えがたい苦痛にもかかわらず人工呼吸器を付けて可能な限り生きることは，Oさんに何らかの利益を与えることになる。しかし，Oさんがさらなる延命によって経験するのは苦痛のみであり，結果として将来もOさんにとっては何ら利益をもたらさない。反対に，苦痛から解放されることは大きな利益になるであろう。また，治療を拒否するという自由とプライバシーの尊重に基づいた自由権（個人

表3 医療の目的[4]

1) 疾病，傷害を予防し健康を維持増進する。
2) 疾病や障害（maladies）によって引き起こされる苦痛を緩和する。
3) 疾病や障害を持つ人々の治療をし，治癒不可能な疾病や障害を持つ人々をケアする。
4) 寿命を全うし穏やかな死を迎えられるよう援助する。

が他者や国家の干渉を受けない権利，negative rights）は，他者に害が及ばない限り守られなくてはならない。これは人が幸せに人生を送るために最低限必要な人権である。その理由は，個人の自由権が保障されていない社会——政府や警察が「本質的利益」を理由に個人の生活に介入する世界——を想定すれば一目瞭然であろう。

❹ 医師の使命や良心に反する。

医療従事者は本能的に患者の救命や延命を意図する。また，患者を死なせることを目的として医師や看護師になる者は存在しない。読者の中にも生命の大切さを認識していない人はいないだろう。しかし，医療の目的はそれだけではない（表3）[4]。医療従事者は不治の病の存在，改善不可能な苦痛の存在を認めなければならない。医療行為は「可能」だから施行するのではなく，その行為が医学的倫理的に適切で患者が希望するときに行われるべきである。

医療従事者の良心と自律性を尊重することは重要である。個人としてまた職能集団としての誇りと理想がなければ，誠実で一貫した倫理的に好ましい診療行為は行えない。しかし，医療従事者の個人的道徳観と患者の価値判断に葛藤が生じた場合には，後者が尊重されるべきである。なぜなら，医療は一義的に医療を受ける人々のために行われるものだからである。一方，医療従事者の良心や道徳観が，どうしてもある特定の医療行為を受け入れられない場合には，その行為を必要とする患者の診療を他の医療従事者に委ねるべきであろう。一方的に患者の希望や要請を拒絶したり無視す

ることは避けなければならない。

〔ケース〕における判断

　さて，今までの議論を踏まえて，Oさんに対して何が行われるべきか考えてみよう。表2の5)「実行可能で日常的に使用されている手段を用いずに自分の死を早めようとするのは自殺行為であり，自殺は倫理的に認められない」については後に詳述する。筆者は〔ケース〕においては人工呼吸を開始すべきではないと考える。従来の延命支持論に対する議論を行ったところでも述べたが，理性的な患者の希望を満足させることが医療の一義的目的と考えるからである。〔ケース〕では，患者は十分に自分の置かれている状況を理解しており，これ以上，延命治療は受けないという患者の希望とそれに基づく自己決定は最大限に尊重されるべきである。患者のインフォームされた決断は最低限尊重されなければならない。また，個人の身体に関するプライバシー（無断で他者から触れられない自由）は守られなくてはならない。個人のプライバシーに対する権利は基本的な自由権であり，人がたまたま患者の立場になったからといって奪われるものではない。また，個人の患者の利益という観点から考えても，耐えられない苦痛をさらに長引かせることは患者にとって著しい不利益であり，かえって害を与えることになる。さらに，Oさんの決断で他の人が害を被る可能性は非常に小さい。

　誤解を避けるために断っておきたいが，上記のような医学的状況にある患者については一律に人工呼吸をすべきでないと主張しているのではない。あくまでも，判断能力があり自らの価値観に基づいた選好を持つ患者の希望は，最大限に尊重されるべきだと論じているのである。例えば，同様の状況で他の患者が「いくら苦痛が激しくてもできるだけ長く生きていたい」と希望したならば，人工呼吸は行われるべきであろう。ここで最も重要なことは患者が何を希望しているかではなく，患者がどのようにして希望を持つに至ったかである。患者が十分な情報を理解した上で希望を表

表4　ダックス（Dax）のケース[5]

自動車の爆発で全身65％（第三度）の火傷を受けた25歳，男性の事例。その後14か月にわたり患者は耐え難い痛みを経験し一貫して治療停止を希望したが，母親の強い希望により治療が継続された。結果として治療は成功し，患者はその後，弁護士になり結婚した。

表5　エンゲルハートのコメント[6]

たとえ，その決定が死を意味しても，人は自分自身の運命を決定することが許されなくてはならない。患者が将来のQOLを現在の苦痛に耐えてまで手に入れるには値しないと決めたとき，その決心は適切なものである。
　自由を拒否してまで悲劇を防ぐのが医療の責任ではない。なぜなら，医療がそのようなことを行えばより大きな悲劇が生じるからである。

明し，それに基づいた決断を行い自分の決断の結果に責任を持つのであれば，患者の要請は内容いかんにかかわらず尊重されるべきであろう。もちろん，患者の要請が医学的に適応があり，かつ他者に害を与えない限りにおいてである。したがって，医学的判断能力がある患者の治療拒否の希望（しばしば「死ぬ権利」とも呼ばれる）は尊重されなければならない。判断能力のある患者の治療拒否の歴史的事例と，それに対する生命倫理学者エンゲルハート（Engelhardt）のコメントを表4[5]，5[6]に示す。

文献
1) Beauchamp TL, Childress JF : Principles of Biomedical Ethics. 4th ed. Oxford University Press, New York, 1994
2) Lo B : Resolving Ethical Dilemmas : A Guide for Clinicians. Williams & Wilkins, Baltimore, 1995
3) 浅井 篤，永田志津子，福井次矢：患者の選好に基づく臨床倫理決断．生命倫理 9：41-46，1999
4) International Group Leaders : The Goals of Medicine Setting New Priorities. Hasting Center Report 1996(suppl), Nov-Dec. S1-S27, 1996
5) Burton K : A Chronicle: Dax's case as it happened. In ; Arras JD,

Steinbock B (eds) : Ethical Issues in Modern Medicine. 5th ed. pp187-191, Mayfield Publishing Company, Mountain View, California, 1998
6) Engelhardt HT Jr : Commentary. In ; Arras JD, Steinbock B (eds) : Ethical Issues in Modern Medicine. 5th ed. pp193-194, Mayfield Publishing Co, Mountain View, California, 1998

C 治療拒否は自殺に当たるのか？

　前項（B）の表3に挙げた5番目の主張「実行可能で日常的に使用されている手段を用いずに自分の死を早めようとするのは自殺行為であり，自殺は倫理的に認められない。」は，治療拒否が自殺に当たるのか，自殺が倫理的に許容されるかという極めて重大な問題を提示する。したがって以下では「患者の治療拒否は自殺であるがゆえに倫理的に問題がある」という主張を検討したい。まずいくつかの自殺の定義を検討し，治療拒否は自殺に当たるか否かを論じてみよう。

1 | 自殺と治療拒否

　一般に自殺は自分で自分の命を絶つことと定義され，反対語として他殺が挙げられる[1]。一方，"Encyclopedia of Applied Ethics"（応用倫理学百科事典）では，「人が意図して自分の命を自分自身で積極的に絶つ」という一般的で狭義の定義に加え，死を希望する人の不作為（なんらかの行為を行わないこと）による自殺，さらには死を希望する人が同情的な他者の手によって，方法の積極性・消極性にかかわらず死ぬことも自殺に含まれると論じ，4種類の自殺に言及している（表1)[2]。この広い定義を用いる

表 1　自殺の種類[2]

1) 命を絶つ本人の積極的行為（作為，action）による自殺
2) 命を絶つ本人の消極的行為（不作為，omission）による自殺
3) 命を絶つ本人以外の人の消極的行為による自殺
4) 命を絶つ本人以外の人の積極的行為（作為）による自殺

と，いわゆる患者の自発的な意思による自発的積極的安楽死が自殺に含まれることになる。つまり，ある人が自分の命を絶つことを意図し，その結果絶命した場合は，これをすべて自殺とする立場である。

自殺に厳密にはどのような行為を含めるかについては全く合意がない。例えば，他の人々のために死ぬことや何らかの目的や信念のために死ぬことは，たとえ絶命した本人が死を意図していても自殺から特に区別され，「自己犠牲」や「殉死」と呼ばれる[3]。宗教的な理由によるならば「殉教」とされよう。

以下に広義の自殺について考察し，最も適切と考える自殺の定義と治療拒否との関係を述べる。

❶ 命を絶つ本人の積極的行為（作為，commission）による自殺

人が自分の命を絶つことを意図して，絞首や服毒，飛び降りや入水などで死ぬことであり，恐らく最も広く自殺と認識されている行為であろう。医療従事者が致死量の薬物を処方した場合は自殺幇助に分類される。

❷ 命を絶つ本人の消極的行為（不作為，omission）による自殺

人が自分の命を絶つことを意図して，生存のために必要な水分摂取や栄養補給を断ったり，インスリンや他の薬物など身体機能の維持に必須の薬物の使用をやめることなどである。これは医療従事者を巻き込まない，全く患者だけの消極的行為による治療拒否である。患者がこのときはっきりと自分の命を絶つことを意図している場合，または治療を拒否することによって死に至ることをしっかり予見している場合は，このような治療拒否は自殺と言えよう（詳細は後述）。

❸ 命を絶つ本人以外の人の消極的行為による自殺

　患者が医師に対して延命行為を行わないように依頼・要請し，医師がそれに従った結果として患者が自分の命を断った場合は，他者の消極的行為による自殺と定義される。ここでも患者が自分の命を絶つことを意図していることが最も重視され，患者の自殺に手を貸した医療従事者は自殺する個人の延長，または自殺者の手段と考えられている。

　検討しているOさんのケースでは，Oさんは人工呼吸をしなかった場合は死期が早まることを十分理解した上で，「これ以上の苦痛には耐えられない。これ以上の延命治療は受けたくない。人工呼吸はしないでほしい」と強く希望している。これは自殺であろうか？　患者の一義的な意図のみに焦点を当てるならば，Oさんの治療拒否は自殺ではないと主張することは可能である。「Oさんは耐え難い苦痛から解放されたいだけであり，自分の命を絶ちたいと希望しているわけではない。もちろん，Oさんは人工呼吸をしなければ自分が死ぬことを予見している。しかし，自分の死を意図してはいない。そして，ただ単にある結果を予見していることと意図していることとは全く異なる。したがって，Oさんの治療拒否は自殺ではない」という議論である。このように，意図した結果と予見した結果を区別することを「二重結果の原則（double effect doctrine）」という。しかし，このような意図と予見の区別に基づいた行為の説明には説得力がない。

　第一に，Oさんが治療拒否を希望したときに，本当に何を意図していたかは本人しか知ることができず，かつ確かめることが困難である。Oさんは「苦痛から解放されるなら死んでも構わない」と思っていたかもしれないし，「こんなに苦痛が続くなら死にたい」と感じていたかもしれない。「口の中に挿管チューブだけは入れたくない」と思っている場合もあれば，来世を信じており「死ぬことを何とも思っていない」可能性もある。さらには，これらの思いの間を揺れ動いている可能性もあり，本人にも自分の本当の意図がわからないこともありうる。

　第二に，Oさんの一義的な意図の微妙な違いに関係なく，Oさんは結果

的には自分の治療拒否によって命を絶つことになる。Oさんは自分が結果的に死ぬことを知っていて，それを承知の上で医師が延命行為を行うことを拒否している。Oさんの決断によってOさんは死ぬのである。したがって，Oさんの治療拒否は倫理的観点からいえば自殺に当たる。したがって，自殺を次のように定義してもよいのではないだろうか。

❶ 人が，一義的な意図が何であれ，確実に死ぬとわかっている行為を行うこと（自分の死を引き起こす積極的行為）

または，

❷ 人が，一義的な意図が何であれ，行わなければ確実に死ぬとわかっている行為を行わないこと（自分の死を引き起こす消極的行為）

または，

❸ 人が，一義的な意図が何であれ，行わなければ確実に死ぬとわかっている行為を，他者にやらせないこと

2｜治療拒否は自殺ではない──ジャンセンらの立場

一方，米国の代表的な臨床倫理学の本の著者ジャンセン（Jonsen）らは自殺を「故意に自分の命を奪うこと」と定義し，治療拒否と自殺には大きな倫理上の違いがあるとし，表2のように述べている[4]。自殺と治療拒否を倫理的に区別しようとするこれらの主張は正しいだろうか。それぞれ読

表2　治療拒否と自殺の倫理的差異[4]

1）治療拒否は，当人が生き続けるのを当人以外の者が助けるのを許さないのであって，自分が自分の生命を奪うわけではない。
2）人は治療を拒否することによって死ぬのではない。死因は患者の病気である。
3）自殺と治療拒否では，その意図，状況，動機，希望など道徳的背景が全く違う。
4）ローマカトリック教会は治療拒否を認めているが，自殺は強く禁じている。

者の方々に考えていただきたい。しかし，以下のような議論が可能であろうと考える。

❶ 治療拒否は，当人が生き続けるのを当人以外の者が助けるのを許さないのであって，自分が自分の生命を奪うわけではない。

この主張そのものについては同意するが，拒否の結果として自分が死ぬことを知った上で延命を拒むなら，一義的な意図と予見との非現実的な区別に固執しない限り自殺と治療拒否に差異はない。

❷ 人は治療を拒否することによって死ぬのではない。死因は患者の病気である

Oさんの置かれている状況は確かに致死的である。しかし，致死的状況にある患者を救命あるいは延命するのが医療の役目である。もし，患者が医療従事者の判断ミスで適切な延命治療を受けられず死亡した場合，人は，患者は病気のせいで死んだのではなく，必要な延命が行われなかったせいだと主張しないだろうか。また，Oさんと全く同じ状態の患者がもう一人いて，Oさんは治療拒否をして死亡し，もう一人の患者は人工呼吸を受けて生き長らえている場合，Oさんは病気のために死んだと言えるだろうか。筆者は，Oさんは治療を拒否したために死亡したと考える。

❸ 自殺と治療拒否では，その意図，状況，動機，希望など道徳的背景が全く違う。

この主張は「自殺は道徳的に悪いことである」という前提がある。このような前提は無条件には受け入れられない。

❹ ローマカトリック教会は治療拒否を認めているが，自殺は強く禁じている。

教会が禁じているという事実を，自殺は間違っているという根拠にすることはできない。なぜ，教会が自殺を禁じているかが示され，それが世俗的な立場の人々にも納得のいくものでなければならないだろう。「カトリック教会が禁じていることは，すべて無条件に倫理的に禁じられるべきである」という前提は，当該宗教の信者以外には受け入れられない。

3 | 命を絶つ本人以外の人の積極的行為（作為）は自殺になりうるか？

　予見される結果が同じであれば，他者の行為が積極的なものであるか消極的なものであるかに関係なく，倫理的に同一な行為であると考える立場がある。筆者も基本的に同意する。延命治療の中止にしろ致死薬を投与するにしろ，患者の死を予見して行い患者が死ねば意味のある差は見いだせない。その意味では，命を絶つ本人以外の人の積極的行為による死も自殺かもしれない。しかし，筆者は次の二つの点でこれを他の自殺と区別する。第一に，誰の立場に立って考えるかによって意義が大きく異なる。死ぬことを意図している，または予見・受け入れている患者の立場に立てば，表1の四つの自殺はいずれも同じである。自分の死が唯一の結果である。自発的積極的安楽死では，死を希望している人が最後の一手を他の人にやってもらうというだけである。しかし，最後の一手を行う医療従事者，特に医師の立場に立てば極めて大きな違いがある。患者を苦痛から救い患者の最後の希望を叶えるという倫理的に好ましい行為であるにもかかわらず，医師は殺人を犯すことになる。そしてほとんどの社会において，殺人は人々の良心に反する行為であり，かつ，最も重い犯罪である。したがって，患者を死なせる医師に対する影響や害の大きさから考えて，前述三つの自殺〔表2の1)～3)〕と「命を絶つ本人以外の人の積極的行為による自殺」は異なった行為であり，自殺の範疇に入らないと考える。

　第二に，治療拒否や自殺は患者の自由権（個人が他者や国家の干渉を受けない権利）とプライバシーの自由尊重の主張であり，医師の消極的行為はインフォームド・コンセントの原則に基づいた義務であると考える。患者が希望しない医療行為は医学的な適応はあっても，より包括的な社会的倫理的な枠組みからは適応とは考えられない。一方，患者の要請に従って積極的に患者を死なせることは患者の社会権（個人が他者や国家に求めるもの）を認めることであり，医師が自分の良心に反すると考えた場合それ

に従うという義務は生じないと考える。筆者は自発的積極的安楽死が倫理的に許容される状況がありうるとは考えているが，これに関しては後に論ずる。

以上，延命治療の拒否と自殺は倫理的に差異がないと論じた。次に考えるべき問題は，自殺が倫理的に許容されるか否かであろう。

文献
1) 金田一京助，他(編)：新選国語辞典(第7版)．小学館，1997
2) Fairbairn G : Suicide. In ; Chadwick R(editor-in-chief) : Encyclopedia of Applied Ethics (4 vol). pp259-273, Academic Press, San Diego, 1998
3) Battin MP : Suicide. In ; Reich WT(ed) : Encyclopedia of Bioethics (Revised ed). pp2444-2450, Macmillan Library References USA, NewYork, 1995
4) ジャンセン A，他：臨床倫理学(赤林　朗，大井　玄　監訳)．pp122-124，新興医学出版社，1997

D　自殺の倫理的許容性について

今までの考察では，いったい自殺とはどのような行為で治療拒否は自殺にあたるのかについて検討した。そして，様々な定義づけがあるなか，自殺を表1のように定義した。そして，治療拒否と自殺には倫理的差異は認められないと結論した。以下では自殺が倫理的に許容されるか否かを検討し，O氏の治療拒否の倫理的正当性に関する議論を行いたい。

表1 自殺の定義

1) 人が，一義的な意図が何であれ，確実に死ぬとわかっている行為を行うこと（自分の死を引き起こす積極的行為）
または，
2) 人が，一義的な意図が何であれ，行わなければ確実に死ぬとわかっている行為を行わないこと（自分の死を引き起こす消極的行為）
または，
3) 人が，一義的な意図が何であれ，行わなければ確実に死ぬとわかっている行為を，他者にやらせないこと

1 | 自殺は倫理的に許されないとする立場

　宗教的，世俗的を問わず様々な見地から，自殺は倫理的に許されないという主張がなされている（表2）。

■ 宗教的立場からの意見

　自殺が本質的に，そして例外なく倫理的に許されないという見解は，聖アウグスチン（St. Augustine）以後のキリスト教思想に最も強く結びついている。聖アウグスチンは，自殺はそれ自体として最も重大な罪であり，いかなる状況でも許されないとした。13世紀のキリスト教者トマス・ア

表2 自殺は許されないとする立場

宗教的立場からの意見
- 聖アウグスチン：それ自体として最も重大な罪
- トマス・アクィナス：自己，社会，そして神への三重の罪

世俗的（非宗教的 secular）立場からの意見
- カント：自然が自己矛盾
　　　　　苦痛からの解放という目的のために人格を利用
- 功利主義：他者への深刻な害
- 自殺は精神障害の一症状
- 自殺は助けを求めるジェスチャーやシグナル

クィナス（Thomas Aquinas）は，自殺に対する最も体系的な反論を行った。アクィナスは以下の三つの理由を挙げ，自殺という行為を自己，社会，そして神への三重の罪（a triple sin）と断じた[1]。

❶ 自殺は自然の法（the natural law）に反している。なぜなら，自然法に従えば，あらゆる存在はそれ自身を保ち自己を愛するものだからである。

❷ 自殺は道徳律（the moral law）に反する。なぜなら，自殺者が所属する社会に損害を与えるからである。

❸ 自殺は神の教え（the divine law）に反している。なぜなら，人は神の僕であり，神だけが人の命を絶つ権利を持っているからである。

■ 世俗的（非宗教的）立場からの意見

自殺を倫理的に許されないという主張で最も有名なものは，義務論（いくつかの義務を前提にして，結果の善い悪いにかかわりなく，行為がそれらの義務に違反しないか否かでその倫理的正しさを判断する論法）の哲学者カントによるものであろう。加藤尚武の『現代倫理学入門』によれば，カントは，自殺をしないことが人の自己に対する義務と考える（カギ括弧内は加藤氏の訳文を引用）。普遍的規則（いつでもどこでも誰にでも当てはまる規則）として，ある人が人生に絶望し生きることが嫌になれば自殺を認めるという立場を取ると，「生命を今後しばらく延長しても快適が保証されるよりも，むしろひどい不幸になる場合は，自己愛に基づいて自分の命を切り詰める」という規則が成り立つことになる。しかし，「感覚の役目は生命の促進である。その感覚によって生命そのものを破壊することを普遍的法則とすれば，自然が自己矛盾になり自然として存立しなくなる」ので人の義務に反すると結論する[2]。また，「人格は常に目的である。決して手段として用いてはならない」という立場から考えると，自殺は苦しみから逃れるために自分の人格を消滅させる，つまり，苦痛からの解放という目的のために人格を利用することになり，倫理的には許されないこと

になる。

　行為の倫理的正当性を結果の善い悪いで判断しようとする結果主義 consequentialism（主には功利主義 utilitarianism）の立場からは，自殺が自殺者本人にとって利益になる場合でも，他者に深刻な害が生じる場合には自殺は倫理的に問題があるとされる。そして，ほとんどの場合，自殺は他者に害を与える。自殺者と親しい友人や恋人，配偶者そして親は精神的に極めて重大なショックを受ける。彼らは「なぜ自殺を止められなかったか」，「どうして自殺しようとする気持ちを推し量れなかったか」と罪悪感に悩み，悲嘆に暮れるだろう。自殺者が経済的に支えていた家族には深刻な金銭的問題が生じる。残された子どもたちが，片親を失うことで被る害は計り知れない。自殺を医学的な問題ととらえる立場からは，自殺は精神障害の一症状であり治療の対象ではあっても許容するものではないであろう。つまり，理性的な自殺は存在しないと主張される。さらには，自殺は他者に助けを求めるある種のシグナル（cry-for-help）であり，積極的な介入を行うべきだとの見解もある。

2 ｜ 自殺は倫理的に許されるとする立場

　一方，自殺を倫理的に許容できるという主張は，個人の自由と自己決定を最も重要なものとする世俗的（secular）で価値観の多元性を認める自由主義的立場からなされている。個人は自分の生と死について，他者に害を与えない限り自分で決める権利を持つ。数十年前まで多くの社会において自殺は違法行為であった。しかし，自分自身の価値観に基づいて人生を生きるだけでなく，尊厳を持って死のうとする者を法的に罰するのは愚かであるという価値観が定着し，自殺者を犯罪者扱いする社会は少なくなってきている[3]。

　今までに述べてきたように，物や行為「それ自体」の倫理性を直観的に

判断するのは問題であり，それらが生み出す結果に基づいて判断しなければならない。したがって，自殺はそれ自体として重罪という聖アウグスチンの主張には根拠がない。自殺は倫理的に許されないとするトマス・アクィナスに対しては，英国哲学者デイビッド・ヒューム（David Hume）の，

❶ 神しか人命の存続に介入できないという主張が正しいのであれば，人は人為的な救命行為，つまり医療行為を行ってはならないことになる。

❷ 社会と社会の構成員の関係は相互的であり，個人が社会から恩恵を受けている場合に限り社会に対して義務が生じる。死は人の社会に対する義務を消失させる。

❸ 人が非常に苦しんでいる場合，死ぬことが本人の利益に反するとは言えない，また，耐え難い生から逃れて死ぬことは一概に「不自然」とは言えない。

という主張がある[4]。カントの「感覚の役目は生命の促進」という前提には全く根拠がなく，「自然が自己矛盾に陥る」という主張でも，自然を何らかの目的を持った存在ととらえており説得力がない。他者の人格を利己的な理由で利用するのは，他者に害を与えるため間違っている。しかし，自分の人格を耐え難い苦痛から救うのは，人格の尊厳を保つために正当化される行為であろう。

3｜自殺は倫理的に許容されるか

今まで述べてきた通り，自由とプライバシー，そして自律的な生き方や死に方を大切にしたいという希望を患者が持ったとき，他者に害を与えない限り，その希望を最大限に満足させることが最も倫理的に正しいことと考える。したがって，Oさんの治療拒否，つまり，自殺したいという希望は尊重されるべきだと考える。Oさんのような状況に置かれた医学的判断能力を有する患者が自殺すると決断したとき，その決断は理性的なものと

言える。もちろん，精神疾患や抑うつ状態による自殺については医学的介入が必要であり，患者の精神状態は精神科医によって慎重に，かつ反復して評価されなくてはならない。また，不十分なケアや精神的配慮の欠如のために，患者が助けを求める叫びとして「死にたい」という場合もあり，提供されている医療の質，特に緩和医療の適切さに関しては主治医以外の医療従事者のセカンド・オピニオンが必須である。これらはオーストラリア北準州で用いられた自発的積極的安楽死実施にあたってのセーフガードと共通している（表3）[5]。

　他者危害の可能性についての考察は重要である。他者を苦しませるための「見せつけ的」自殺はもちろん倫理的に受け入れられない。しかし，Oさんの治療拒否（＝自殺）は他者に害を与えるだろうか。経済的な問題は治療中止によっては生じない。家族が1秒でも長くOさんに生きていて欲しいと望んでいるとき，Oさんの治療拒否による死は家族に重大な精神的害を与える。この場合家族の被る害とOさんが延命されることで受ける苦痛を比較する必要が生じる。しかし，医療従事者は誰に対して一義的な義務を持つのか，Oさんの人格や尊厳を家族の希望のために損なってもよいかを考えるべきである。たとえ家族が受ける苦痛がOさんのそれより大き

表3　オーストラリア北準州の自発的積極的安楽死実施に関するセーフガード[5]

1）患者が末期状態で，受け入れ難い苦痛を経験していること
2）治癒不可能であること
3）患者が健全な精神を保持しており，熟考の末，自発的に死を希望していること
4）セカンド・オピニオンを他の経験ある医師から求め，主治医の医学的判断の正しさを確認すること
5）主治医が緩和医療の専門家でない場合，緩和医療専門家の医師が患者に緩和医療についての情報を与えること
6）精神科医が診察し，治療可能なうつ状態でないことを確認すること
7）初めて安楽死希望を表明してから1週間後に，他の2人の医師の立会いのもと，書面で自発的積極的安楽死についてのインフォームド・コンセントを行うこと。その後，さらに2日置いてから，自発的積極的安楽死が施行される。

くても，医療従事者は患者に対して一義的な義務を負っており，患者の人格（人格権）は最大限に保護されるべきで，患者の治療拒否は尊重されなくてはならないと考える。Oさんと同様の状況にある患者の苦痛は，人が感じる最も深刻なものである。

以上，判断能力を持った患者の治療拒否を延命拒否のケースで検討した。延命拒否は倫理的に許容される自殺だと論じた。もちろん，患者が自殺を望むような事態は可能な限り避けたいものである。しかし，あらゆる努力が行われた上でなおかつ他の手段が残されていない場合は，患者の自殺は尊厳ある死として受け入れられるべきであろう。

文献
1) Sidney B, Chodoff P, Green SA : Psychiatric Ethics. 3rd ed. pp441-460, Oxford University Press, Oxford, 1999
2) 加藤尚武：現代倫理学入門．p196，講談社（学術文庫），1997
3) Schuklenk U : Access to experimental drugs in terminal illness—Ethical issues. pp9-15, Pharmaceutical Products Press, New York, 1998
4) Hume D : Of suicide. In ; SINGER P : Applied Ethics. pp19-28, Oxford University Press, Oxford, 1986
5) Kissane D, Street A, Nitschke P : Seven deaths in Darwin : case studies under the Rights of the Terminally Ill Act, Northern Territory, Australia. Lancet 352 : 1097-1102, 1998

E 延命治療の中断と通常治療の中止について

ここまで判断能力が保たれているOさんのケースのような患者が延命治療開始を拒否した場合，医療従事者は延命努力を差し控えるべきであると論じた。しかし，いったん開始した延命治療を中断すること（「消極的」安楽死とも呼ばれることがある）は許されるだろうか。また，一般的に

「通常」とみなされている延命治療（点滴や経管栄養）を差し控えたり中断することはどうだろうか。ここではこの2点について述べる。

1 ｜ 延命治療の中断について

> **ケース　患者の希望にしたがって延命治療を中断するべきか**
> 　Sさんは肺癌が骨を含め全身に転移している男性患者で，末期状態にある。意識や判断能力は明らかに保たれている。大量のモルヒネ投与によっても激しい骨の疼痛があり，経口摂取もほとんど不可能である。骨痛に対する放射線療法や神経ブロックなど可能な限りの疼痛緩和が試みられたが，Sさんの肉体的苦痛は悪化の一途をたどった。肺炎による呼吸不全も急速に悪化し呼吸困難が改善せず，気管内挿管がなされ人工呼吸が行われている。ある日，Sさんは「もうこれ以上の苦痛には耐えられない。延命治療は受けたくない。人工呼吸を中断して欲しい」と筆談によって主治医に希望した。人工呼吸をしなかった場合は死期が早まることも十分に理解していた。主治医と患者の家族は何日にもわたって患者の意思を確認したが，患者の決心は固く人工呼吸中断を要求し続けた。主治医はどうすべきであろうか？

■　〔ケース〕の問題

　Sさんの人工呼吸を中断するという行為と，Oさんの人工呼吸を差し控えるという行為に倫理的に重要な差異があるだろうか。すでに，患者は延命治療を拒否する（初めから受けない，差し控える）正当な権利（自由権，プライバシーの権利）を持っていると述べた。したがって，患者の延命治療の差し控えと延命治療の中断に有意な倫理的差異がなければ，後者も前述した根拠で正当化される。
　延命治療の差し控えと中断には倫理的に重要な差異があるだろうか。患者の立場から考えてみると何ら差はない。自分の希望に基づいて延命効果

を持つ治療を差し控える，または途中で止めることによって患者は死亡することになる。一方，医療従事者にとっては事情がやや異なる。つまり，延命治療の差し控えは「何もしないこと（不作為）」であり，既に開始されていた治療行為を途中で中止するのは「何もしない状態に戻すために，何かを行うこと（作為）」であり，積極的行為と消極的行為の両方の側面を持つ。延命行為の中断を「患者を殺すこと」と考える医師も少なくない[1]。したがって，治療中断の場合は，医療従事者がある意味では積極的な行為を行うことによって患者が死亡すると言える。

　しかし，作為・不作為の区別で行為の倫理的正当性が峻別されるわけではない。意図，方法，そして結果について考えると，作為・不作為は行為の方法に対する区別に過ぎない。どのような結果も自動的に方法を正当化するわけではないが，反対に用いる方法のみによっても行為の正当性は決められない。患者の希望にしたがって患者の苦痛を可能な限り短縮し，患者の医療における理性的な選好を満足させようとする医療従事者の意図は倫理的に正しいものである。その目的を実現するために，患者の置かれている状況に応じた方法が選択される。Oさんのケースであれば人工呼吸を差し控えることであり，今回のSさんの場合ではすでに人工呼吸装置が装着されているため，それを外すことである。いずれの場合も患者の希望する結果は同様に達成される。したがって，医療従事者が倫理的に好ましい意図を持ち，患者が希望する結果を達成しており，かつ，その方法が他者に害を及ぼすことがない場合には，方法の積極性の度合いは行為の倫理性の判断基準にはならない。一方，行為自体が積極的であれ消極的であれ，患者の理性的で安定した希望に反してまたは無視して行われる医療行為は正当化されない。また，医学的にもいったん始めた延命治療は決して中断できないとすると，中断する必要性が出てくることを恐れて患者の利益になる可能性のある治療まで差し控える事態も起ころう。さらには，延命治療の利益が不明確な場合，一度試みて判断することができなくなる[2]。例えば，「1週間だけ人工呼吸を行って，それで状況が改善しなければ中断

してほしい」という患者のリビング・ウィル上の指示は無効になってしまう。

さらには，行為が積極的なのか消極的なのかが必ずしも明確に区別できない場合もある。今まで投与していた抗生物質をこれ以上投与しないと決めた場合，これは差し控えに当たるのか中断に当たるのか明らかでない。1年間にわたって週3回行ってきた人工透析を，次回から施行しないとする場合も同様である。

延命中断に対する反対

このようなケースにおける人工呼吸中断に対する反対論には，

❶ 延命行為を初めから行わない場合に比べて，いったん開始してから中断するほうが医療従事者の感情的な負担は大きい。

❷ 患者を死に至らしめるような行為を行うことは医師の良心に反する。

が主なものだろう。しかし❶のような感情的な負担の違いは，上述したような直感的な作為・不作為の区別のみを根拠にした反応であろう。したがって，患者の自己決定と同意，患者の希望が満足される結果という観点から考えれば，感情的な苦痛はなくなるのではないだろうか。また，感情的に抵抗があることが，必ずしも倫理的に間違っているとは言えない[2]。
❷については，判断能力のある患者の延命拒否（Oさんの人工呼吸差し控えのケース）に対する良心的拒否の議論で行った。「延命治療を中断してほしい」という主張は，患者のプライバシーに対する権利（患者の他者から干渉されない権利）の主張であり，自発的積極的安楽死の場合のように医師の良心的拒否は認められないと考える（後述）。さらに，良心に従って行動するのは好ましいことだが，良心の声が必ずしも正しいとは限らないことに留意すべきである。したがって，これらは必ずしも効果的な反論とは言えず，Sさんに対する人工呼吸を中断することが正当化されると考えられる。

2｜通常治療の差し控え・中断について

　何かをする，何もしないなど行為の性質（積極性）の区別に基づいた判断の他に，治療そのものの性質に基づく倫理性の判断もある。つまり，延命治療を通常（ordinary）のものと通常でない（extraordinary）ものとに区別し，後者の差し控え・中断は許されるが前者は許されないとする主張である。通常治療には水分・栄養補給や抗生物質などが含まれ，それらは基本的治療（または基本的ケア）の一部であるため，判断能力がある患者が納得した上で自発的に通常治療を拒否しようとしても，差し控え・中断できないとされることが多い。このような傾向は日本の医療従事者を対象にした研究でも明確に示されている[3,4]。一方，通常でない治療には人工透析や人工呼吸，手術治療などが含まれる。終末期医療における倫理的判断において，「人工呼吸なら中断してもよいが経管栄養は決してやめてはならない」といった，通常・非通常を区別する立場は倫理的にもっともなもので妥当だと言えるだろうか？

　おそらく，延命治療が通常治療か否かでその治療の差し控え・中断の倫理的許容性を決定することはできないだろう。なぜなら，第一にどのような治療行為が通常的か否かを明確に区別することができないからである。例えば，高カロリー輸液やペースメーカーはどちらに入るだろうか。医療従事者の専門によっても通常・非通常の線引きは異なる。例えば，ICUで働く医師や救急医にとって気管内挿管は基本的手技になろう。第二に通常・非通常の区別に様々な基準が用いられる可能性がある。通常でない治療が著しく高額な治療を指す場合や非常にまれな治療を意味する場合もあろう。さらには，高度な技術を要するものや非常に複雑な医学的介入，または，患者への侵襲が大きな治療のことかもしれない。第三に，このような区別は医療従事者の立場からの一方的なもので，患者や家族の考えが反映されていないことも問題となる。

　最後にこの通常・非通常の区別には，治療の適切性を判断するための重

要な観点が抜け落ちている。つまり，医療を受けている人にとって当該治療がどれだけ必要であり，どの程度の利益と不利益を与え，そして，どのくらい強く希望されているかという点である。例えば，1日500 mlの末梢点滴であっても，治癒不可能な耐え難い苦痛に苛まれていて，これ以上生きることを希望しない患者にとっては全く必要のないものであり，どれだけ「基本的」なものであっても差し控え・中断すべきであろう。反対に患者が生き延びるために人工呼吸が必要な場合に，医師が「人工呼吸は通常あまり使用されない，高価で複雑な治療である。したがって医学的適応があっても患者が希望していても使用をためらう」と考えた場合，そのような態度は明らかに受け入れがたい。

しばしば末梢点滴や経管栄養は「単なる医療行為ではなく人間に対する基本的ケア」であり，無条件に行うべきであるという主張がある。ケアはケアというだけでそれ自体として価値があり必須とする考え方である。しかし，ある治療がたとえ基本的ケアであろうが，患者が希望せず自分自身の人生に必要がないと明言する限り，そのケアを行う価値はないのではないだろうか。

さて，ここまでで医学的に判断能力のある患者の治療拒否（差し控え）も，いったん開始した延命行為を中断することも，治療の種類にかかわらず倫理的に重要な差異はないことを論じた。表1に，治療の「通常性」を

表1 治療の「通常性」を巡る裁判――Herbertの事例（1983）[5]

> 55歳の患者（警備員）がイレウス手術後に心停止を起こし，不可逆性昏睡状態に陥った。患者の「機械によって生かされるような生き方はしたくない」という事前指示と家族の希望に基づいて，2人の主治医は人工呼吸を中断し末梢点滴を抜去した。
> ところが，「人工呼吸は通常的でないが，点滴は通常治療で継続されねばならなかった」という主張を持つ人々に，主治医らは殺人罪で訴えられた。しかし裁判所は「人工呼吸器だけでなく，水分や栄養補給も中断できる」として，医師らは無罪と裁定された。

巡って行われた歴史的裁判を挙げる[5]。

文献
1) Asai A, Fukuhara S, Inoshita O et al : Medical decisions concerning the end of life : A discussion with Japanese physicians. J Med Ethics 23 : 323-327, 1997
2) Lo B : Resolving Ethical Dilemmas : A Guide for Clinicians. pp141-145, Williams & Wilkins, Baltimore, 1995
3) Asai A, Fukuhara S, Lo B : Attitudes of Japanese and Japanese-American physicians towards life-sustaining treatment. Lancet 346 : 356-359, 1995
4) Asai A, Maekawa M, Akiguchi I et al : Survey of Japanese physicians' attitudes towards the care of adults patients in persistent vegetative states. J Med Ethics 25 : 302-308, 1999
5) Lo B : Resolving Ethical Dilemmas : A Guide for Clinicians. pp192-200, Williams & Wilkins, Baltimore, 1995

F 自発的安楽死と医療従事者の良心的拒否について

1 | 安楽死とは何か

　安楽死は本来「善い死」を意味する。しかし，臨床倫理学・生命倫理学の領域では，患者の要請により，医師が致死量の薬物を患者に直接投与するなどして患者を積極的に死に至らしめること，つまり，自発的積極的安楽死（以下，自発的安楽死と記す）を意味することが多い。オランダでは現在，耐え難い苦痛に苛まれている患者が，十分に状況を理解した上で明確に死なせて欲しいと繰り返し要求し，かつ，2人の医師が患者の苦痛は不可逆的で苦痛緩和のための手段が存在しないと判断した場合，医師が合

法的に自発的安楽死を施行することができる。米国オレゴン州では医師による末期患者に対する自殺幇助が認められ，また，オーストラリア北準州では1996年7月〜1997年3月の9か月間のみ，自発的安楽死と自殺幇助が合法的に行われ，4名の末期患者が自発的安楽死による死を選んだ。また，1990年代に行われた自発的安楽死に関する臨床研究は，いくつかの国の医師が違法にもかかわらず，実際に自発的安楽死を行っていることを示唆している[1〜3]。

一方，わが国では現在，1995年の横浜地方裁判所の判決（傍論）はあるものの最高裁判所の判決はなく，医療現場で医師によって行われることを前提とした自発的安楽死に関する法的取り決めは存在しない。また，臨床現場でどの程度，患者の希望に従って医師が自発的安楽死にかかわっているかは不明である。ちなみに刑法第202条は自殺関与および同意殺人を禁じている。このような状況を踏まえた上で自発的安楽死の是非を考える。

> **ケース　自発的積極的安楽死が許される状況はあるか**
>
> Fさんは，肺癌が骨を含め全身に転移している男性患者で，末期状態にある。意識や判断能力は明らかに保たれている。数グラムのモルヒネ投与を行っても激しい骨の疼痛があり，経口摂取もほとんど不可能である。骨痛に対する放射線療法や神経ブロックなど可能な限りの疼痛緩和が試みられたが，Fさんの肉体的苦痛は悪化の一途を辿った。肺炎による呼吸不全も急速に悪化した。Fさんは「これ以上の苦痛には耐えられない。もうこれ以上生きていたくない。薬を打って一気に死なせてほしい」と主治医に訴えた。主治医と患者の家族は何日にもわたって患者の意思を確認したが，患者の決心は固く医師に致死薬投与を要求し続けた。緩和医療の専門家やペインクリニックの医師も，これ以上苦痛緩和の手立てはないと判断した。また精神科医も，うつ病や薬物による精神障害はなく，Fさんの判断能力は保たれていると診断した。主治医Aはどうすべきであろうか？　もしA医師が自発的安楽死を正しいことだと考え実行した場合，道徳的に非難されるべきだろうか？

2│〔ケース〕の問題

　さて，自発的安楽死の倫理的妥当性を考えるにあたって，まずはここまで本章で行ってきた考察を当てはめてみたい。今までの議論の根拠としてきた自由主義的・多元価値的・世俗的立場は，自発的安楽死に関してどのような見解を取りうるだろうか。今までの立場を箇条書きにして確認しつつ考えてみよう。

❶ 医学的判断能力を有する患者の理性的な希望を満足させることが医療の一義的目的である。そして，患者のインフォームされた決断を尊重する。このＦさんのケースでは患者は十分に自分の置かれている状況を理解しており，これ以上生きていたくないという患者の希望は理性的で安定しており，もっともなものと理解される。

❷ 自律的な生き方や死に方を大切にしたいという希望を患者が持ったとき，他者に害を与えない限り，それらを最大限に満足させることが最も倫理的に正しいと考える。そして，「治癒不能な疾患のため，改善不能な苦痛に苛まれながら生き続けるよりも死を選ぶ」と患者が決断したとき，たとえ行為が自殺に当たっても，それは理性的な自殺であり受け入れられるべきである。自発的安楽死実施にあたってのセーフガードについては，オーストラリア北準州で用いられた手順をすでに挙げた（Ｄ項の表3，214ページ）[3]。

❸ 患者の立場から見れば，延命拒否も治療の中断も，自発的安楽死も同じように自殺である。そして，個人の身体や生命に関するプライバシー（無断で他者から触れられない自由）は守られなくてはならない。Ｆさんの場合は，現在行われている延命治療が中断されるだけでは苦痛は緩和されない。したがって，他者からの何らかの助力が必要である。

❹ 前述したように，医療従事者の立場から見れば，Ｆさんが自発的安楽死を行って自殺することは，ただ自殺を助けるだけでなくＦさんを

死なせる，つまり殺人を行うことになる。治療拒否や治療中断による自殺は患者の自由権であり，医師には尊重の義務がある。しかし，自発的安楽死は患者の社会権（個人が他者や国家に求めるもの）を認めることであり，医師が自分の良心に反すると考えた場合，行う義務はないと考える。なぜなら，殺人は最も人の良心に反する行為で最も重い犯罪であり，社会に与える害の大きさは計り知れない。また，医師が直接的に患者を死なせることは医師の職業倫理に反し，かつ，医療行為に属さないと強く信じている場合や，宗教的な理由で決して行わないという信条を持つ場合，これらは尊重されるべきであろう。

❺一方，患者と医師が十分話し合ってお互いに納得し，苦痛解放の手段が他にない場合には，自発的安楽死は認められるべきだと考える。自発的安楽死を行うことは自らの良心に反するという理由で，他の医師がそれを行うのを禁止するのは正当化されない。人間の生や死，生きがいや人生の価値などに対する考え方は，最も基本的な事柄であり，かつ，一人ひとりが多様な信念を持っている。例えば，「どのような人生，どのような生命に価値があるのか」という問いかけに対して，すべての人が同じ回答をするとは思えない。したがって，われわれが採用すべき方針は自発的安楽死に対する国民の合意を形成することではなく，個々人の選択の自由を保障することであろう。そして，自発的安楽死を許容するという選択が決して他者，特に生きることを望んでいる他の患者に害を与えないように保障することであろう。

以上，自発的安楽死が許容される状況があると述べた。さらに安楽死の分類と自殺幇助についての見解を紹介する。表1にオーストラリアの生命倫理学者ヘルガ・クーザ（Helga Kuhse）による四つの症例の比較を挙げる[4]。クーザは4名の医師の行為を比較し，結果主義的な立場，患者の立場から見てこれらの行為はすべて倫理的には有意な差がないと主張してい

表1　四つの症例[4]

- アダム医師の患者（エンジェル氏）は，進行性衰弱性疾患で死に瀕している。ほとんど全身が麻痺しており，人工呼吸なしでは生きていけない状態である。ひどい苦痛があり死を希望している。エンジェル氏はアダム医師に人工呼吸器を外すように頼む。アダム医師はその希望に従い，エンジェル氏は3時間後，呼吸不全で死亡する。
- バーナード医師の患者（ブラウン氏）はエンジェル氏と同様の疾患で死に瀕している。人工呼吸なしでは生きていけない状態で，死を希望している。ブラウン氏は致死薬の注射を依頼し，バーナード医師は塩化カリウムを注射する。ブラウン氏は数分後に死亡する。
- クレメンス医師の患者（チャールズ氏）は頸部の癌に罹患しており，窒息する恐れがある。チャールズ氏はひどく苦しみ，クレメンス医師に死なせてくれるように頼む。クレメンス医師は，それはできないが，痛みと症状を取るための薬の量を少しずつ増やすことには同意する。症状を緩和させるための大量の薬物によってチャールズ氏は1～2日のうちに死ぬだろうと，医師は説明する。クレメンス医師はその薬の投与を始め18時間後にチャールズ氏は死亡する。
- デイジー医師の患者（デイビッド氏）は，チャールズ氏と同じ状況にある。デイジー医師は，デイビッド氏の死にたいという希望に従い，致死量の塩化カリウムを注射する。デイビッド氏は数分以内に死亡する。

る。バーナード医師とデイジー医師が行ったことは通常，自発的安楽死と分類される行為である。一方，アダム医師の行為は延命治療の中断であり「消極的安楽死」と分類され，クレメンス医師の行為は「間接的安楽死」と分類されることがある。筆者も医師の良心に対する影響という点を除けば，バーナード医師以下3医師の行為には差がないと考える。自発的安楽死を施行する場合，患者の苦痛が長引くなどの害がなければ手段が直接的であっても間接的であっても問題はないであろう。さらに，いわゆる「ターミナル・セデーション」は，現行の通常の医療行為の範囲内で受け入れられているが，患者の観点に立てば自発的安楽死と変わりがない。二度と醒めることがない無意識状態に陥った時点で，患者は主観的には死亡しているのである。しかし，「消極的安楽死」や「間接的安楽死」を目的とした行為でも苦痛から解放されない患者がいる場合には，最後の手段として

表2 自殺幇助が許される要件[5]

- 患者は末期または進行性で治癒不能な疾患に罹っている。
- 最適な治療にもかかわらず，激しい苦痛がある。
- 患者の決定は自発的でインフォームされており，持続的なものである。
- 長期にわたる医師・患者関係がある。
- 治療の適否，うつ病の有無などに関してセカンド・オピニオンを得る。

バーナード医師とデイジー医師が行ったような，自発的で積極的な安楽死が許されるべきではないだろうか。

自殺幇助の倫理的正当性についても，自発的安楽死と全く同様の議論が可能である。自殺幇助は医師が患者に，自殺するための知識や薬物などを与え，患者の自殺を助けることであり，行為を行う者（医師）が患者の自殺を助けることと直接的に死なせることに差を見いださなければ，本質的な倫理上の差異はないと考える。表2にローによる自殺幇助が許容される要件を挙げる[5]。

3｜自発的安楽死反対論

自発的安楽死に関する議論は非常に多く，様々な自発的安楽死許容論に対する反対論がある。いくつかは治療拒否や中断に対する反論と共通するものである。主なものを表3に挙げ，簡潔に検討する。

1) 積極性・消極性の区別：換言すれば，作為と不作為を区別する倫理的意義についてはすでに述べた。医師が患者を苦痛から救いたいという倫理的に好ましい意図を持ち，患者が希望する結果が達成され，その方法が他者に害を及ぼさなければ，方法の積極性の度合いは行為の倫理性の判断基準にならない。例えば，延命を強く望んでいる患者に対して適切な対処をせず死ぬに任せることは許されない。

表3 自発的安楽死に対する反論

1) 積極性・消極性の区別：患者を死ぬにまかせることは倫理的に許されるが，直接死に至らしめることは決して許されない。
2) 二重結果原則（意図と予見の区別）：患者を苦痛から解放することを意図して（患者の死については単に予見しているに過ぎない）延命を中止することは許されるが，患者を死なせることを意図した自発的安楽死は許されない。なぜなら，人は意図した行為の結果に対する責任は問われるが，単に予見したことには責任は問われないからである。
3) "滑りやすい坂"論：万が一，自発的安楽死が許されたら，将来，反自発的安楽死や非自発的安楽死が行われることであろう。したがって，自発的安楽死は許されるべきでない。
4) 死ぬ義務：自発的安楽死が社会に受け入れられたら，経済的社会的に他者に頼っている患者に対して，死ぬ権利の名のもとに「死ぬ義務」が課せられる。
5) 生命の尊厳：どのような苦痛があろうとも，生命にはそれそれ自体に価値がある。
6) 自発的安楽死不要論：十分な緩和医療を行えば，安楽死は必要ない。

2) 二重結果原則（意図と予見の区別）は原則として成立し得ないことはすでに述べた。

3) 他者危害の可能性（"滑りやすい坂"論）：いったん自発的安楽死が許容されたなら，将来的に反自発的安楽死や非自発的安楽死が行われることになるという議論は重要である。しかし，患者のインフォームド・コンセントに基づいて患者の希望を満足させることを絶対的原則にする限り，「自発的」が「強制的」になるという主張には理論的一貫性がない。また，絶対そのようにならないように厳密なセーフガードを定める必要がある。オランダの比較調査では，"滑りやすい坂"論には根拠がないことが示されている[1]。

4) 死ぬ権利が死ぬ義務になる：国民皆保険や社会福祉が確立していない社会では，このような事態が起こる可能性が大いにある。しかし，このような事態は不適切な社会体制ゆえであり，他の診療や延命治療の差し控えや中断にも影響を及ぼしているであろう。したがって，自発的安

楽死を否定する理由にはならず，むしろ経済的状態で患者の生命にかかわる基本的治療が左右されないような社会を作るべきだという結論になろう。
5) 生命の尊厳に対する反論についてはすでに述べた。
6) 自発的安楽死不要論：現代の緩和医療では世界中のすべての患者が，あらゆるタイプの肉体的精神的苦痛から解放されることは非常に困難と考えられる。また前述したように，ベストの緩和ケアで1,000人中999名の苦痛が完全に取り除かれるとしても，残りの1名についてどうしたらよいかを考える必要がある。

4｜〔ケース〕における判断

　以上の考察に従って，A医師が自らの個人的職業的かつ宗教的な良心に従ってFさんを死に至らしめたとしても，その行為は倫理的に許容されると考える。しかし，冒頭で述べたようにわが国では現在，自発的安楽死の法的是非は確定していない。実際に自発的安楽死を実施した場合，法的問題が生じる可能性は非常に大きい。今回の議論はあくまでも行為の倫理的許容性についてのもので，法的許容性に関するものでないことは確認したい。

5｜おわりに

　4章の「ケースで考える倫理的ジレンマ」の最初のテーマである終末期医療についての倫理的検討を行った。治療拒否，自殺，そして安楽死の問題を取り上げた。ヒポクラテスの誓いに決して安楽死は行わないと明記されているように，終末期のジレンマは古くて新しい終わることのない問題

だと思われる。今回われわれがここで行った考察をたたき台にして，何がいったい適切な行為なのかをじっくり時間をかけて考えていただきたい。

文献

1) Kuhse H et al : End-of-decisions in Australian medical practice. Med J Aust 166 : 191-196, 1997
2) Ganzini LG et al : Physicians' experiences with the Oregon Death with Dignity Act. N Engl J Med 342 : 557-563, 2000
3) Kissane DW, Street A, Nitschke D : Seven deaths in Darwin : case studies under the rights of the terminally ill act, northern territory, Australia. Lancet 352 : 1097-1102, 1998
4) クーザ H：ケアリング　看護婦・女性・倫理（竹内　徹，竹内弥生 監訳）．メディカ出版，2000
5) Lo B : Resolving ethical dilemmas : A guide for clinicians. pp168-177, Williams & Wilkins, Baltimore, 1995

〈浅井　篤〉

2

判断能力に問題がある患者の診療における倫理的問題

> **ケース1　不可逆的昏睡状態患者の経管栄養を中断してもよいか**
>
> 　重症脳出血のために2年以上前から不可逆的昏睡状態になり，両下肢の広範壊死を合併していた70歳の女性患者の経管栄養が中断され，そのために死亡したという事件が新聞で報道された。経管栄養の中断は，主治医，看護師と親族同然に面倒をみていた男性の合意のもとに行われたという。本人や家族の意思の確認は行われなかったが，経管栄養という延命治療を中断した意図は，「人道的で自然な死」を迎えさせるためであったという。このような判断は倫理的に正しいだろうか。

> **ケース2　認知症患者に対する医療はどこまで続けるべきか**
>
> 　80歳の男性が，ここ2～3週間前よりなんとなくボーッとして活動性が低下した。患者の以前の判断能力は明らかでないが，意識障害を起こして緊急入院し，胸部X線写真で誤嚥性肺炎と診断された。入院後，抗生物質が投与され，5日後にはいったん発熱も収まり炎症反応も改善しつつあった。入院3日後より介護者による経口摂取が再開されたが，食事をすると頻回にむせた。入院7日目に再び発熱がみられ，再度の誤嚥による肺炎と診断された。そして経口摂取を中止し抗生物質の点滴治療をすれば肺炎は改善するが，食事を始めると肺炎併発を繰り返すようになった。患者は発語することもなく寝たきり状態になっているが，特に苦痛はないようだった。家族の顔も判別できない様子だが，人が近寄るとその方向を見る。経管による栄養・水分補給が開始されたが自己抜去を繰り返し，状態は一向に改善しない。主治医はどのような治療方針を取るべきだろうか？

ケース3　精神障害のある患者の治療拒否にどう対処するべきか

25歳女性が全身衰弱と意識混濁を主訴に家族に伴われて来院、緊急入院となった。入院時体重27キロ，身長は160センチだった。10年前より神経性食思不振症を発症し，過去3回の入退院（全身状態悪化と著しいやせ）を繰り返していた。入院時にはショック状態にあり傾眠傾向，著しいやせ，脱水状態が認められた。胸部X線からは肺炎が疑われた。経静脈抗生物質治療と輸液が開始された。入院翌日，バイタルサインは安定し意識は回復したが，患者は「体重が増える」からという理由で一切の点滴治療を拒否し始めた。もちろん経口摂取は全くしない。このままでは脱水と感染症が悪化し敗血症性ショックに陥る危険が大きい。主治医はどうすればよいだろうか。

ケース4　重度障害新生児に対する医療の方針は誰が決めるべきか

1989年オーストラリア，メルボルンで起きたベビーM事件では，重度の二分脊椎症を持ち精神遅滞を起こす可能性が高い新生児に対して，どのような治療が行われるべきかが問題になった。両親や担当医は患児の悲観的な予後に基づいて手術せず緩和治療に徹する決定をしたが，これに対して「生きる権利協会」という中絶反対団体が訴えを起こした。この裁判では生命至上主義的な例外なき治療方針と関係者が予想するquality of life（QOL）に基づく治療方針が対立したといっていい。また，第三者から構成されているグループが，家族という私的な生活に干渉することの是非が大きく問題になった[1]。どちらの判断が倫理的に妥当だろうか。

これまでに論じてきた医療従事者と患者の関係，守秘義務，インフォームド・コンセント，終末期医療における臨床倫理的決断などは，判断能力がある（competent）患者を対象とした倫理的問題を巡るものであった。しかしここでは，判断能力に問題がある（incompetent）患者の診療における倫理的問題を扱う。時に「精神無能力患者」とも表現される患者には，不可逆的昏睡状態，認知症患者，重度障害新生児などが含まれ，社会が高

齢化し延命技術が発達した今日，これらの患者に対する倫理・社会的問題は非常に大きなものになっている。また，精神疾患を持つ患者に対する意思決定もこの範疇に入る。

　判断能力がある患者の診療に関する倫理的問題はいくつか問題点はあるにしろ，基本的には患者の自己決定の尊重によって決着をつけることができる。つまり関係者の合意を得るのが困難な場合には，患者本人が最終的な決定者になることで決断が下されるわけである。一方，自己決定を行う能力と自律性を欠いていることが特徴の患者群では別種の様々な問題が持ち上がり，その多くで解決を見ていないのが現状である。上記の四つのケースを中心に，判断能力に問題がある患者の診療における問題点を明らかにし，筆者の考えを述べたい。

　精神疾患患者の診療には様々な倫理的問題があり，限られた紙面ですべてに言及することはできない。精神科領域の倫理についての成書も多く出版されているので，そちらを参考にしていただきたい。今回は〔ケース3〕のような，「自分の判断能力に問題があることを認識できず，訂正困難な確信を持って，医療従事者にとって受け入れ難い選択をする」患者という点のみに絞って論じたい。

1｜分類

　判断能力に問題がある患者は表1に挙げる三つのタイプに分類できる。もちろん，これらの分類は大まかなものであり，現実にはどの分類に属するか決めがたい患者も少なくない。しかし，分類が困難，各群の境界が不明瞭，または特定能力の有無について明確に判断できないこと自体が，「判断能力に問題がある」患者群の大きな問題点の一つであろう。例えば，高齢認知症患者の場合，判断能力，苦痛を感じる能力，そして意識状態は様々であり，個々の患者においても，判断能力，苦痛を感じる能力，意識

表1　判断能力に問題がある患者の三つのタイプ

- 判断能力だけでなく，苦痛や不快を感じる能力もない。苦痛や不快を判断する主体が存在しない。つまり不可逆的に意識を消失している状態で，〔ケース1〕の不可逆的昏睡状態患者などが当てはまる。
- 判断能力はないが，苦痛や不快を感じる能力は保たれている。しかし，自分の希望や選択を形成し表現することができない。〔ケース2〕の認知症患者のような場合である。
- 判断能力はないと考えられるが，苦痛や不快を感じる能力はあり，かつ，何らかの形で自分の希望や選択を表現することができる。〔ケース3〕の神経性食思不振症患者のような場合である。

状態が変動する。また，活動性，独立の程度，そして家族との関係の持ちようも患者それぞれで変わってくる。このような多様で不安定な状態の患者に対する医療，特に延命のための治療をどこまで行うかを考えることは極めて困難である。また末期状態患者と異なり，予後や回復の可能性についてもはっきりしない点がある。このような「あいまいな部分（twilight zone）」の存在が倫理的判断を一層困難にしている。

2｜判断能力

判断能力に問題がある患者における意思決定では，患者本人が自らの希望や価値観に沿った決断ができないことが本質的な問題になる。判断能力の基準についてはいろいろ提唱されており，その一例としてロー（Lo）によるまとめをすでに紹介した[2]（192ページ参照）。要約すれば，

- 自分が置かれている状況に関連する医学情報を十分理解した上で，
- 自分の価値観や人生観に矛盾しない，一時的でない安定した決断を行い，
- その決断が何らかの方法で他者に伝達でき，
- それが妄想や幻覚に基づいたものでない

ことが基本条件になる。〔ケース1〕の患者は、主観的経験を永久的に喪失しており、どのような治療が受けたい、今後の人生をこうしたいなどの希望も全く形成されないだろう。また、痛みも苦痛も経験されない。このような患者は「自覚的には死んでいるに等しい」と述べる論者もいる[3]。〔ケース2〕の患者は、意識はあっても快・不快を感じる能力しか残されていないと予想される。おそらく「どちらの選択肢が自分の人生観に一致しているか」などの判断はできない状態であろう。〔ケース3〕の場合では、患者は体重増加に対する恐怖や摂食拒否以外の点については判断能力を持っていると言えよう。しかし、水分・栄養補給において患者が異常な認識を持っていることが問題である。したがって、この場合も患者の判断能力には欠陥があると考えられる。〔ケース4〕については、判断が迫られた時点では新生児であり当然、自分の置かれている医学的状況を理解する能力は皆無であり、また将来においても精神遅滞によって判断能力に問題を持つことが予想された。

3 | 根本的問題

判断能力に問題がある患者を診療するときの倫理的問題は、患者の自律尊重を提唱する倫理学的考察が極めて困難な分野である。なぜなら、自律中心の倫理が拠って立つ自己そのものが喪失、変質または不安定になっているからである。例えば、〔ケース1〕と〔ケース2〕の患者においては、自律を支える「価値観」や「人生観」、さらには「尊厳」などの概念が、患者の精神世界においては失われている可能性が大きい。〔ケース3〕の患者の価値観はほとんどの「正常」な人々には理解し難いし、〔ケース4〕の患者は自律なる概念を持つ段階に至っていない。

もちろん、現代の臨床倫理学では、自律のみならず、仁恵(患者が最大限の利益を享受できるようにする)、無害(患者に決して害を与えない)、

正義（どの患者に対しても常に公正，公平に接する），そして，選好充足（患者の医療に関する理性的な希望を他の患者や社会に害にならない範囲で最大限に満足させる）などの原則が一般的に挙げられている。しかし，患者の主観的立場から見た場合，永久的（不可逆的）に昏睡状態患者が経験できる利益や害とは一体どういうものだろうか。また重度の認知症状態で特に苦痛も快も感じていないような場合，生きていることは利益にも害にもなっていないかもしれない。医療従事者は，〔ケース3〕の患者の「一切，栄養・水分補給を受けたくない」という希望を尊重するわけにはいかない。なぜなら，そのような拒否を受け入れることは，患者に明らかな害を与えるからであり，医療従事者は強制治療を行うか否かの選択を迫られる。しかし一方で，自律を中心とする臨床倫理学や法は，宗教的信念に基づく特定の治療拒否を認めている。明らかに救命効果のある治療の拒否と，〔ケース3〕の栄養・水分補給拒否は果たして明快に区別できるのだろうか。「前者は正常な人々の判断で，後者は精神異常者の判断だから」という主張は正しいだろうか。これらの問いに答えるのは容易でない。また非常に重度の障害を持ち，かつ精神遅滞を持つ可能性が高い患者の利益や害は誰がどのように決めることが妥当なのかも真剣に問われなくてはならない。

　生命倫理学や臨床倫理学が誕生・発展した米国では，判断能力に問題のある患者の診療における意思決定の優先順位を表2のように定めている。家族の希望よりも患者の事前指示が優先されている。他の英語圏でも多少の違いはあれ意思決定の手続きは似通ったものである。わが国では，表1の2）と3）が一般的であろう。特に3）が最も使用される意思決定の根拠ではないだろうか。事前指示の哲学的意義については，後述するように議論が分かれている[4,5]。また何が患者の利益なのかは，上記の根本的問題として挙げたように極めて判断が困難であることを忘れてはならないだろう。

　参考までに表3に事前指示の有効性に疑問を投げかける事例を挙げた論

表2　三つの意思決定に関する手続き

1) 事前指示（advance directives）：口頭や書面（いわゆるリビング・ウィル）で，自分が判断能力を失ってしまったときに，どのような医療を希望するかを事前に残しておくもので，法的代理人を立てる場合もある。
2) 代理判断（substituted judgments）：事前指示がない場合に，家族などが「患者がこのような立場になれば，これこれを望んだであろう」と本人に代わって判断すること。
3) 最大利益基準（best interest standard）：現在，判断能力を失っている患者にとって，何が最も利益になるかを考えて，患者の利益を最大化するように判断すること。

表3　事前指示の限界[6]

- シナリオ1：エホバの証人Aが，いかなる状況でも輸血を拒否するという事前指示を書いた。その後，老人性認知症になったAは自分の信仰についての記憶も興味も失った。そして，出血性潰瘍を発症し輸血が必要になった。主治医は輸血すべきだろうか？
- シナリオ2：医療従事者Cが，自分が判断能力を失っても身体的に健康なら腎臓と骨髄を臓器提供したいと事前指示に書いた。その後，Cはアルツハイマー病に罹患し，自分が指示した内容も利他主義的精神も忘れてしまった。レシピエントは見つかったが，この移植は行われるべきだろうか？
- シナリオ3：社会学教授Eが，自分が判断能力を失って社会学の教科書を理解できなくなったら死んだほうがましなので，すべての延命治療をしないよう指示する事前指示に書いた。その後，Eは脳梗塞のために経口摂取不能となり経管栄養が必要となった。現在Eは音楽を聴いていて，何も読めなくなった今も幸せそうである。経管栄養は中断されるべきだろうか？

文を紹介する[6]。また歴史的に重要な不可逆的昏睡状態患者の事例を表4に挙げる[7]。以下に事前指示の意義と限界，医学的無益性，他者判断の倫理性，そして，四つのケースにおける判断について述べる。

4｜事前指示の意義と限界

　事前指示は患者の自律性と自己決定に対する希望の表明である。しかし，

表4　アンソニー・ブランド（Anthony Bland）のケース（1993，英）[7]

> サッカー場での観客暴動事故のため，1989年（17歳）以来，3年以上遷延性植物状態にあった男性患者。家族，主治医，関係者すべてが「彼を生かし続けることが，患者本人にとっても，あるいは患者以外の誰かにとって利益になると思えなかった」ため，人工的栄養補給を中止しようとし，裁判になった。英国裁判所は「患者にとって何が最善の利益になるか」について，「意識が全くない場合や意識を回復する見込みがまったくない場合には，生物学的な意味での生命の単なる継続は患者の利益にならない」と判断し，栄養補給中止を認めた。
> 英国法が「生命は，その質と無関係にそれ自体として，その生命を生きる当人の利益になる」という考えを捨て，患者の利益とQOL，家族の希望に基づいて判決を下した歴史的症例。

それが使用される時点では，すでに失われたもの——患者の自律——を尊重するよう医療従事者や家族に求める結果となることがある。また，事前指示を作成した時点の患者とその後判断能力を失った時点での患者が，価値観や希望そして尊厳性の観点から見ると必ずしも同一な存在でなくなっている可能性も皆無ではない[8]。しかし，事前指示を利用する意義は疑いなくあると考えられる。なぜなら，患者の家族が持つ「患者が希望していなかった治療は受けさせたくない」という希望を尊重できるからである。家族の「患者に本人の価値観や人生観に従った最期を迎えさせてあげたい」という思いを満足させることができるからである。一方，延命治療を拒否する旨を明示した事前指示がなければ，家族も医療従事者も治療を中止することに躊躇するかもしれない。何らかの拠り所がなければ，たとえ関係者の誰もが望まない，好ましくないと考える治療であっても中断するのは心理的に困難だろう。この意味で事前指示は強力な治療中断の理由になる。

また，「自分が残した希望が最期まで尊重される社会と，顧みられない社会のどちらに生きるほうが幸福か」と問うことができよう。例えば医師が患者の事前の希望を無視して延命治療を強行したとしよう。すでに判断能力を喪失している患者本人は，事前指示に書かれた希望が無視されると

き実際にそれを知ることはないだろう。しかし，希望が無視されたことを認識できる人々——その時点で判断能力がある患者の家族など——にとっては受け入れ難いことではないだろうか。患者の家族が自分たちも尊厳ある死に方をしたいと希望し，かつ自分と患者は違うという二重基準を持っていない限り，事前指示の尊重を希望するはずである。しかし一方で，事前指示を無条件に受け入れるという結論には問題があることも認識されなくてはならない。なぜなら，事前指示の尊重が，今現在判断能力を失っている患者に苦痛や不利益を与える可能性があるからである。例えば表3の例にもあるように，毎日テレビを見て幸せそうな認知症患者が肺炎になったとしよう。そして，「認知症状態になったら肺炎になっても治療しないでほしい」という事前指示があったとする。このような状況で抗生物質治療を開始しないことは倫理的に好ましいことだろうか。過去の自己決定と現在の患者の利益が対立したとき，どのような決断が下されるべきだろうか。答えは容易に出ない。〔ケース4〕ではもとより事前指示は存在しえず参考にはならない。

5｜医学的無益性（medical futility）

　無益と訳されることが多いfutileまたはfutilityという用語は目的を遂げることができないという意味であり，医学的無益性は，目指す医学的効果を得ることができないため患者に医学的利益を与えられない状況を指す。表5の分類のように「生理学的に効果が全く期待できない」，または「期待される効果を得る可能性が極めて低い」治療行為を指して使われることが多い[9]。医学的無益性が問題になったケースを表6に紹介する[10]。この症例では，主治医たちが，回復の見込みがない植物状態の患者に対する人工呼吸は患者の利益にならないと治療中止を訴えた。それに対して患者の夫は「妻はどんな状態になっても最後まで生き続けたいと望んでいた」と

表5 医学的無益性の分類[9]

1) 生理学的無益性:
　生理学的に効果が全く期待できない
2) 価値判断が加わった無益性:
　● 期待される効果を得る可能性が極めて低い
　● 達成できる目的に価値がない
　● 患者のquality of lifeがあまりに低い
　● 期待できる利益が,必要とされる医療資源の大きさと釣り合わない

表6 ヘルガ・ワングル (Helga Wangle) のケース (1990,米国)[10]

　87歳の女性。大腿骨頸部骨折の手術後,肺炎から呼吸不全に陥り人工呼吸治療が開始された。その後,5カ月間,患者は意識はあったものの人工呼吸器から離脱できなかった。その後,突然の心肺停止を起こし,無酸素脳症から不可逆的に昏睡状態になった。
　患者が昏睡状態に陥ってから1カ月後,主治医たちは,患者に対する延命治療は患者のためになっていない (not benefiting the patient) と判断し,延命治療の中止を家族に提案したが,患者の家族は治療中止に同意しなかった。さらに半年間人工呼吸治療が継続された後,医師らは裁判所に治療中止を訴え出たが退けられた。患者は昏睡状態に陥ってから,14カ月間,人工呼吸治療を受けた後亡くなった。

反論し,法的判断が求められた。

　医学的無益性の概念は,医療の目的とは何か,どのような医学的効果が利益と考えられるのかなど医療における基本的価値の問題を提示する。また,どのような状態の患者が利益を享受しうるのか,誰の利益が考慮されるべきなのか,そしてそれらを誰が決めるのかなどの問題も投げかける。例えば,ウイルス性上気道炎に抗生物質治療を行うのは無益である。このレベルの無益性は医学的適応がない,つまり何の効果も持たないという議論で解決する。一方,年余にわたって昏睡状態で回復する見込みが極めて小さい高齢患者にとって価値ある医療とは,利益とはどのようなものだろうか。「生命それ自体の維持に価値がある」という前提から出発すれば,延命治療に価値があることに議論の余地はない。しかし,それが本当に

「議論の余地」のない前提か否かは疑問である。

6 │ 〔ケース〕における判断

　今回は判断能力に問題がある患者に関する意思決定の問題点を紹介してきた。今は自律性を失ってしまった患者の過去のある時点での自己決定を尊重することが常によいことかどうか，そのような患者の利益や害はどのように定義されるべきか，そして，患者が主観的な経験をする主体を喪失した状況で患者にとって価値ある医療とは何か，という問いかけがなされなくてはならないことは明らかである。自分にとって価値あるものを決定する自己が喪失，変質または不安定になっているために，これらの問題に明確に答えることはできない。また，今まで一度も自律性を獲得したことのない新生児の生死に関わる判断を，何を拠り所に誰が決めるべきかを突き詰めて行くと，非常に困難な倫理的ジレンマに陥る。
　主体的判断が不可能な状況では，他者による価値判断を行うしかない。患者の家族が診療にあたる医療従事者とともに，患者の以前の思いを考慮に入れ，現状で何が最も患者のためになるかを考えて意思決定を行うしかない。〔ケース4〕では患児の現在の生命の質（quality of life, QOL）と利益，そして将来の利益とQOLを，不確実な手がかりをもとに想像しなくてはならない。しかし，成長した子供が自分の状態をどのように価値づけるかは誰にもわからない。それでも決断は下されなくてはならないだろう。
　一見，この結論は日本の現状そのままかもしれない。しかしだからと言って，その事実は他者による価値判断が倫理的に正当化されるということを意味しない。他に選択肢がないというだけである。下された医療決断の正しさを判断する材料はほとんどないと言ってよい。なぜなら今まで述べてきたように，何が利益か，何が患者に害を与えるのか，何が無益かなどに答えが出ていないからである。もちろん認知症患者が癌性疼痛に苦しん

でいてそれを緩和するというように，明らかな苦痛がある場合は，何が患者の利益になる行為かは明白であろう。しかし，そのような状況は例外的である。したがって，残されたものが患者本人でなく，自分たちの価値判断と希望，想像上の利益・害計算によって，他者である患者の生死を決定するしかないのである。もちろん，決断する者が患者のためにベストを尽くそうという意図を持っていなければならないことは言うまでもない。悪意を持ったり利己的な立場から他者の治療方針を決めたりするのは，倫理的議論以前の問題であろう。これらの問題点を自覚した上で，以下のケースについて考えたい。

〔ケース1〕（不可逆的昏睡状態患者の経管栄養中断）：われわれはケースの患者の診療にあたっていた医療従事者や介護者の判断は正しかったと判断する。なぜなら，このような患者は延命による利益をおそらく享受できないし，患者の延命を希望する家族も存在しないからである。

〔ケース2〕（誤嚥性肺炎を繰り返す認知症患者）：非常に判断が難しいケースである。入院後の認知症状態が一過性で回復の可能性があれば，胃瘻形成術を行って栄養・水分補給を行うべきであろう。しかし重度の認知症状態が改善する見込みがなく，特に大きな苦痛も快も経験していない場合，患者の家族と話し合いながら治療方針を決めるしかないだろう。

〔ケース3〕（水分・栄養補給を拒否する神経性食思不振症患者）：この女性は精神疾患によって判断能力を喪失しているが，はっきりした希望を表明しているし精神的身体的苦痛を経験することができる。強制治療で身体的な苦痛は緩和するだろうが，精神的な苦痛は悪化しよう。神経性食思不振症は予後が悪い疾患であるが，治癒する可能性もある。主治医は精神科医や患者家族と相談し，強制的に治療を継続するべきであろう。しかし表7に挙げたような，患者の拒否を受け入れた事例もある[10]。判断能力に欠陥がある患者の治療拒否についても考慮すべき点は多いと思われる。

〔ケース4〕（重度障害新生児）：このケースも〔ケース2〕と同様に極めて判断が困難である。患児が生き延びることによって経験する利益や苦痛

表7 重度の神経性食思不振症の治療中断例[11]

8年間，神経性食思不振症に罹患している22歳，24キロ（158センチ）の患者。何度も強制入院で拘束されながら，強制的に経管栄養を受けていた。しかし，前回の入院ではチューブ等の自己抜去を繰り返し，ついに看護師が患者の入院拒否を訴える事態にまでなった。32キロで4カ月後退院したが，その後も脱水のために入退院を繰り返す。入院していないときは一切食べない。水すらも「カロリーが多すぎる」と飲まない状態であった。そして今回，再び入院したとき，意識障害でショック状態にあるにもかかわらず末梢点滴の抜去を繰り返した。
倫理委員会，患者の家族，医師は治療方針について協議し，経鼻経管栄養，中心静脈栄養，胃瘻を含め侵襲的なことは危険であり，同時に無益であり施行されるべきでないと決定した。翌日，患者は亡くなった。

表8 1982年の米国のベビー・ドウ（Baby Doe）事件[10]

すでに2人の子供を持つ両親にダウン症の子供が生まれた。この子は食道気管瘻という，手術によって根治できる奇形を有していた。両親と担当した産科医は，患児の将来のQOLと患児を含めた家族全体の利益を考慮し手術をしないこと——これはこの子の死を意味した——を決定した。しかし，これに対して小児科医や病院が意見を異にし裁判となった。この事例では，医療従事者や両親が抱いているダウン症の子が将来持つであろう人生や能力に関する知識や考え方が，最新の十分な証拠にもとづいていないことが指摘された。また，この事例では，患児を死ぬに任せたのは障害者差別だという批判が持ち上がった。

によって判断が下されるべきだが，将来の予後についての不確実性や誰が判断するのかといった問題，さらには障害者差別の問題をも考慮しなくてはならない。しかし，基本的には不確実性を認識しつつも，限りなく〔ケース1〕に近い場合や将来経験するであろう苦痛が大きいと予想される場合は，緩和治療に徹するべきだと考える。一方，患者が将来人生を幸福に過ごす可能性が高い場合，患児は生かされるべきである。生命至上主義的な例外なき延命や，医療従事者が真摯に患者の利益を考えずに家族に判断を一任してしまうのは，極めて問題のある態度だと考える。子供の幸福に関わる問題は親にとって非常に重要であり，基本的にはプライベートな領域の問題だろう。しかし人一人の生命に関わる問題でもあり，医療従事者

も積極的に判断に参与すべきだと考える。類似ケースである1982年の米国のベビー・ドウ（Baby Doe）事件を表8に挙げておく[10]。

文献

1) シンガー P：生と死の倫理学（樫則　章 訳）．pp137-166，昭和堂，1998
2) Lo B：Resolving ethical dilemmas；A Guide for clinicians. pp82-89, Williams & Wilkins, Baltimore, 1995
3) Glover J：Causing death and saving lives. Penguin Books, London, 1977
4) ドウオーキン R：ライフズ・ドミニオン（水谷英夫，小島妙子 訳）．信山社，1998
5) DeGrazia D：Advance directives, dementia, and "the someone else problem." Bioethics 5：373-391, 1999
6) Cantor NL：Testing the limits of prospective autonomy：Five scenarios. Advance directives and the pursuit of death with dignity. Indiana University Press, Indiana, 1993.
7) シンガー P：生と死の倫理—伝統的倫理の崩壊（樫則　章 訳）．昭和堂，1998
8) DeGrazia D：Advance directives, dementia, and "the someone else problem." Bioethics 5：373-391, 1999
9) Lo B：Ethical issues in clinical medicine Harrison's Principles of Internal Medicine. 14th ed. McGraw-Hill, New York, pp73-81, 1998
10) Pence GE：Classic Cases in Medical Ethics. 2nd ed. McGraw-Hill Inc, New York, pp296-334, 1995
11) Hebert PC, Weingarten MA：The ethics of forced feeding in anorexia nervosa. CMAJ 144：141-144, 1991

（浅井　篤）

3 医療資源の配分について

> **ケース　ひとりの患者に高額医療を続けてよいか**
>
> 　55歳，男性。年余にわたり腸骨に巨大な血友病性偽腫瘍が形成された。増大した偽腫瘍は骨盤腔の大半を占め，右腸骨，仙骨を破壊しており，歩行困難であった。この偽腫瘍が自壊して出血し，ショック状態となった。そのために，第Ⅷ因子製剤，アルブミン製剤，赤血球輸血3,000mlを必要とし，ショックの軽快後も手術療法などの根治療法は成功せず，毎日少量ずつ出血が続いた。このため毎日第Ⅷ因子製剤2,000単位の使用が必要であり，また2週に1回の頻度でショックになるため，その都度大量輸血が必要であった。毎月の保険診療報酬請求が100万点を超過した。主治医はこの患者一人に高額の医療費を集中して使い続けることに抵抗感を感じはじめた。

1｜医師の二重の役割のジレンマ

　医師が社会から期待される最も重要な働きは，目の前の患者の健康問題への十分な対処である。しかし同時に，目の前にはいない広く社会一般の患者の健康問題を考慮することも求められる[1]。このように医師には二重の役割があると思われるが，一人の患者に対する集中治療という場面を考えたとき，この二つの課題が矛盾する可能性がある。すなわち，一人の患者に治療を集中し，高額医療という形で保険財源を使用してしまえば，理屈の上では他の患者に行うべき治療が行えない可能性がある。

近年の国民医療費の高騰は大きな問題となっている。老人医療費拠出金の支払い遅延問題なども医療費高騰の結果であろう。医療費の増加は保険料や税金という形で国民一人ひとりの負担となる。この患者のQOL（quality of life）は悪く，いくら輸血を行っても対症療法であり治癒させることはできない。この状況下では，治療の費用対効果は悪い。健康保険の財源をこの患者に使用せず，他の用途に使用したほうがより有効に使えるのではないか？ここではどのように保険の財源が分配されるべきかという問題が存在する。

分配については，国という大きなマクロの視点でどのような医療が重視され選択されるかが問題になるし，また臓器移植においては一つしかない臓器の提供を誰が受けるべきか[2]という個々の診療現場でミクロ的な問題も生じる。

2 | 効率重視の視点

医療費の高騰が大問題である米国では，医療経済学的研究が盛んである。医療技術の評価として効果だけではなく，効果を生み出すのに必要な費用も同時に評価する費用効果分析が普及している。そして小さな費用でより大きな効果を上げる医療技術が選択される。例えば，1年の寿命の延長をもたらすのに15万ドルかかる治療は選択されず，3万ドルで済む治療なら選択される。このような分析を通じて，なるべく小さい医療費でより大きな効果を社会全体にもたらそうとする。

費用効果分析では，「なるべく社会に多くの成果（効用）を生み出すこと」を善としている。そして，政策選択，意思決定においてそのような行為をするべきと考える。このような立場を功利主義（utilitarianism）といい，意思決定における一つの重要な判断基準であろう。このような価値判断基準を採用したとき，一人の患者のあまり有効でない治療に多大な医療

費をかけることはためらわれる。

　社会一般のために財政的配慮をして，患者にとって有益な治療を差し控えることをrationingという。特に，医師が臨床の現場でこのような判断をして治療を差し止めるのをbedside rationingという[3]。医療費の高騰という時代において，rationingはやむを得ない。しかしながら，個々の医師がbedside rationingすることには倫理的問題が多く，状況によりやむを得ないとする者もあるが[4]，反対意見も多い[5]。一つの方法として，診療ガイドラインなどで治療法をあらかじめ定めることで，個々の医師がそのような倫理的葛藤に苦しまなくて済むようにすることができる。

3 | 効率重視，功利主義に対する批判

　効率重視の考えや功利主義は合理的にみえる。これらにより社会全体の幸福は増大する。しかし，これらにはいくらかの問題がある。

　功利主義ではいろいろな人々の幸不幸が加算され合計される。ここに問題が生じうる。例えば，ある治療法は多数の人に利益をもたらすが少数の人には害をもたらし，もう一方の治療法は少数の人にだけ利益をもたらすが害はないとする。そして前者のほうが一部に害を生じるとしても，全体として合計してみると利益は大きいとする。このとき，合計の利益が大きいことを根拠にして前者を選択してもよいであろうか。

　診療ガイドラインが作成されるとき，決断分析や費用効果分析に基づくことがある。これらの分析手法は功利主義的であり，社会の構成員の間で利益や損失が均等に分配されることを暗黙のうちに前提としている。これが事実と異なるとき，ガイドラインが実際の診療現場では受け入れられないということが起こる[6]（図1）。

　また医療経済学では効果の指標としてQOLを考慮した生存年であるquality adjusted life years（QALY）という単位を使うが，この単位を用

3 医療資源の配分について ■ 247

シナリオ

仮に，50歳の男性患者がある癌にかかったとする。放置すれば6カ月しか生存できない。強力な化学療法が有効なことがあるが，副作用も強く危険性を伴う。つまり，化学療法が有効で癌が縮小すればあと12カ月は生存できる。しかし，この治療に失敗すれば副作用で体力も弱り2カ月しか生存できない。化学療法が成功する可能性は今までの結果から50%であるとする。医師としてこの治療を患者に勧めるべきか？ 患者であればこの治療を受けるべきか？

決断分析

決断分析ではある選択をした時に起こる出来事を決断樹に表す。そして出来事の起こる確率とその出来事の価値の大きさから期待される価値を計算し，これが大きいものを選択する。上のシナリオでは放置すれば6カ月しか生存できないが，化学療法では平均して7カ月生存できる。このため化学療法がよいだろうと決断分析では判断する。

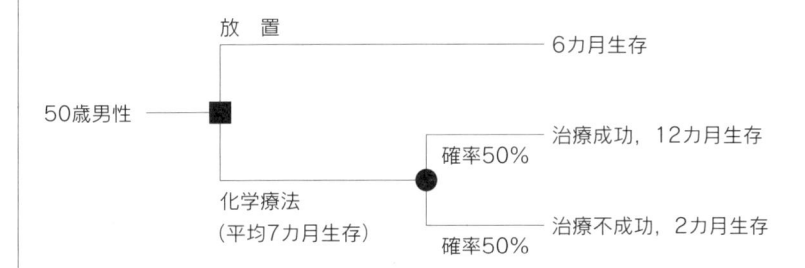

```
                    放　置
                    ─────────────── 6カ月生存
50歳男性 ──■
                                    確率50%
                    化学療法 ──●─── 治療成功，12カ月生存
                    （平均7カ月生存）
                                    確率50%
                                    ─── 治療不成功，2カ月生存
```

決断分析の問題点

ここでは化学療法により平均して7カ月の生存が可能であるが，利益を得る患者と害を被る患者がいる。利益や害が患者の間で均等に起こるわけではない。ある患者の害を他の患者の利益で代償させるような結果である。このような決断分析の結果のみに頼って診療ガイドラインが作成されても実地診療では利用されない。個々の診療現場では恐らく患者個人の時間についての選好（遠い未来に比べ近い未来をどれぐらい重視するか）やリスクに対する態度も問題になり，インフォームド・コンセントを十分踏まえた上で決断される。

図1　決断分析とその問題点

表1　QALY（quality adjusted life years）を使用した効率評価の問題点

1) QALYは，生存年数にutilityという0〜1のQOLを表すweightを掛けて求める。
2) 例えば脳梗塞後に片麻痺がありutility 0.8と考えられる状態で10年間生存するのは10×0.8＝8QALYと計算される。
3) QOLがutility 0.8の患者100人に10年間生存を延長させる予防的治療は，全体で800QALYの成果をもたらす。
4) 一方，同じ費用を使って片麻痺のない健康なutility 1.0の患者100人に同じ10年間生存を延長させる予防的治療をすれば1,000 QALYを得る。
5) これでは，より健康な人に治療をしたほうが同じ費用で多くの効果を得ることができ，効率的ということになる。QOLの悪い患者への治療は望ましくないということになり，不公平にみえる。
6) また，個人個人のutilityが比較可能であるとか加算可能であるという仮定にも問題がある。

いた分析で生じうる問題を表1に記した。

　さらに資源や財が世の中でどのように分配されるべきかという問題を考えたとき，人間が価値をおくのは効率だけではない。

　効率よりは平等が重視されることがある。ある調査では，人々が効率重視の医療政策と平等重視の医療政策のどちらを選択するかを質問した[7]。一方の政策は全人口に癌検診を施行して1,000人が助かるという。他方の政策は効果が優れているが費用が高いため半分の人口にしか適応できないが，それでも1,100人を救えるという。どちらを選択すべきかを質問した時，回答者の41〜56％が，効果は小さいがより平等である，という理由で前者を選択すると答えた。

　一方，最も緊急に必要な人が資源の分配を受けるべきであるという考えがある。Oregon Health Planは，米国オレゴン州の貧困者向け医療保険（Medicaid）で，どのような診断治療技術を健康保険の支払い対象とするか優先順位をつけて決めようとした[8]（表2）。最初にできた優先順位リストは費用対効果の評価に基づいていた。これでは子宮外妊娠や虫垂炎に対

表2 Oregon Health Planの初期原案で問題となった費用対効果[8]

医療技術	治療により得られる効果*	利益を見込める期間(年)	費用($)	費用対効果** ($/QALY)	優先順位
歯科補填	0.08	4	38.10	117.6	371
子宮外妊娠に対する手術	0.71	48	4,015	117.8	372
顎関節症に対する装具	0.16	5	98.51	122.2	376
虫垂炎に対する手術	0.97	48	5,744	122.5	377

*　(治療後の健康状態の質)−(治療を受けない時の健康状態の質)として算出
**　費用/{(治療により得られる効果)×(利益を見込める期間)}

する手術療法が，顎関節症に対するsplintや歯科治療で使う補填物より費用対効果が不良で優先順位が下がってしまった。このリストは多くの批判を受け，Oregon Health Planでは優先順位は最終的には得られる効果の大きさを主に考慮して決められた。最も優先度が高かったのは「急性の生命の危険がある疾患に対して，死を避け以前の健康状態へ完全に回復させる治療」となった。危険が差し迫った人を何とか援助したいという人々の思いが政策レベルで問題になるとき，これをrule of rescueともいう。これらのことはわれわれが資源や財を社会の中で分配するとき，効率だけに価値をおくのではなく，平等や博愛にもおくことを示している。

稀少な医療資源の配分についての原則をまとめると次のようになろう。

❶ 保険財源の制約下で，最大の成果を産むための効率的な運用が重要である。

❷ 効率は重要であるが，効率のみが重視すべき価値ではない。平等な分配や，緊急に必要とされる人への援助にも価値がおかれるべきである。

❸ rationingによる治療の差し止めは診療ガイドラインなど高いレベルでされるべきで，個々の診療現場での適応には問題が大きい。

4 ｜〔ケース〕に対する見解

　このように医師には二重の役割があり，バランスは重要である。社会の限定された資源にも思いを馳せるべきである。しかし医師が社会から第一に期待されているのは目の前の患者の診療であり，個別にrationingを考えなくてはならない場面は少ない。バランスは重要としても目の前の患者にはるかに重きをおくべきであろう。またこの患者の場合，治療の効率は悪いかもしれないがrule of rescueに従うことが正当であると思う。〔ケース〕の患者では必要な輸血，第Ⅷ因子製剤の使用を続けた。半年後に腹膜炎を併発し死亡された。

5 ｜参考

　最後に参考として，医療資源配分に関わるいくつかの倫理的な問いを列挙しておく[9,10]。
- 国民が医療を受ける権利は基本的な人権に属するのか。
- 最低限の医療はどのように定義されるのか。
- 国家は公的な医療保険制度を持つべきなのか。
- 経済的に余裕がある国民は，よりよい医療を受けて当然なのか。
- 商業ベースの個人医療保険はあったほうがよいのか。
- 経済的に恵まれていない人々が必要な医療を受けるために，国家は税金を財源とした経済的援助を積極的に行うべきか。
- 高額あるいは数に限りがある医療資源を使用する場合，年齢制限を設けてもよいのか。
- すべての医療機関を国営化し，すべての医療従事者を公務員としたほうがよいか。
- 経済力，社会的地位，能力に拘わらず，すべての国民は必要に応じて平

等な医療を受けるべきか.
- 高齢者医療と小児・若年者に対する医療の両方を十分に賄う予算がない場合,政府は小児・若年者に対する医療に必要な財源確保を優先しても許されるのか.
- ある人が,有害であるという医学的説明を受けているにもかかわらず大量喫煙や過度の飲酒を続け,わかっていながら健康を害した場合には,その人の医療費に対しては医療保険を用いなくてもよいか.
- 臓器移植のような,生命の危機に瀕している人々を救命する治療を医療保険でカバーする十分な財源がない場合,国家はかぜのような生命に関わらない疾患に対する医療を自費扱いにしても許されるか.
- 個々の医療従事者レベルで医療資源の配分を行ってもよいのか.

文献

1) Beachamp TL, McCullough：医療倫理学—医師の倫理的責任. 医歯薬出版, 1992
2) McKneally MF, Dickens BM, Meslin EM et al : Bioethics for clinicians : 13. Resource allocation. CMAJ 157 : 163-167, 1997
3) Ubel PA, Goold S : Recognizing bedside rationing : clear cases and tough calls. Ann Intern Med 126 : 74-80, 1997
4) Ubel PA, Arnold RM : The unbearable rightness of bedside rationing. Physician duties in a climate of cost containment. Arch Intern Med 155 : 1837-1842, 1995
5) Ethical issues in managed care. Council on Ethical and Judicial Affairs, American Medical Association. JAMA 273 : 330-335, 1995
6) Asch DA, Hershey JC : Why some health policies don't make sense at the bedside. Ann Intern Med 122 : 846-850, 1995
7) Ubel PA, DeKay ML, Baron J, Asch DA : Cost-effectiveness analysis in a setting of budget constraints : is it equitable? N Engl J Med 334 : 1174-1177, 1996
8) Hadorn DC : Setting health care priorities in Oregon. Cost-effectiveness meets the rule of rescue. JAMA 265 : 2218-2225, 1991
9) 浅井 篤,服部健司,大西基喜,他：医療倫理. 勁草書房, 2002

10) 浅井　篤, 河本純子, 大西基喜：医療政策, 医療資源配分に関する患者の態度に関する研究. 日本生命倫理学会, 2002年10月, 名古屋

〈新保卓郎〉

4 看護の倫理

> **ケース　看護者は納得できない医師の指示に従うべきか**
>
> 　卒後 2 年目の看護師 S さんは，主任と一緒の準夜勤の際，夕食の前に，糖尿病の M さんの血糖値を測定した。M さんには，朝夕の血糖値測定とインスリン注射の指示が出されていた。ところが，その日，M さんの血糖は 84 mg/dl であった。昼前から嘔気があって，昼食は 3 割しか食べていない，まだあまり食欲はないが夕食は食べてみる，と言う。S さんはインスリンを注射していいか迷い，主任に相談，主任はすぐに当直医に電話をかけて，指示を仰いだ。すると当直医は，「主治医が指示を出しているのだから，そのとおりにすればいい。血糖値に応じた量のインスリンを指示しなかったのは主治医なんだから。」と言った。主任は S さんに，指示どおりヒューマリン N を注射するように命じた。S さんは，注射器を取り上げながら，これでいいのだろうかとまだ迷っていた。

　看護者は医療従事者の中でおそらく患者と最も長時間，広範な側面でかかわる職である。その長さ・広さをカバーするべく多人数で，時間別にまた役割分担しながら患者とかかわる。その分，患者を巡り他の医療従事者とも接することが多く，協働関係のみでなく，様々な利害や価値観の調節や橋渡しの関係を結ぶことも少なくない。看護の特徴の一つは，そのような多層化した人間関係のうちにある。多様な考え方の交錯する中で患者を「看る」ことの持つ意味は重く，それだけ看護者の倫理的規範も要求される。したがって，患者との関係のみならず，このケースのように医師との関係，また看護者同士でも倫理的ジレンマが生じうる。現実の看護実践

にあっては，治療方針に沿った日々のケアを行いつつ，何が患者にとってよいことなのか，具体的にどう対応したらよいのか，医師や他の医療従事者とどう連携すればよいのか，業務に追われながら悩んでいるのが実情であろう。

本稿では，看護の倫理を歴史的に概観し，看護業務の特殊性からその倫理の特徴を改めて整理し，看護の持つジレンマについても一考する。

1 ｜ 看護倫理の歴史的概観

19世紀後半，ナイチンゲールにより近代看護が確立されたが，当時のよい看護婦はまずよい女性であることが求められた。看護は宗教的天職としてとらえられ，素直，まじめ，誠実，正直，明朗などの道徳的特性を備えていなければならなかった。

1890年代に看護における倫理的な課題が検討されるようになり，1899年，国際看護協会（ICN）が設立された。ロブ（Robb）による看護倫理に関する著作[1]では，看護婦は文化的素養や教養，生まれのよさ，医師への従順さや服従が要求されていた。この考え方は長く続き，1965年の国際看護倫理綱領でも看護婦は医師の指示を知的かつ誠実に実行する責務を負うと述べられている。ただここでは，医師の非倫理的な処置に関与することを拒否する義務があるとも明示されている。

第二次世界大戦後，患者ケアにおける看護の独自の役割や責任が認識されるようになり，それに対応して看護倫理も変化し，1973年のICN「看護婦の規律」で，「看護婦がまず責任を負うべきは医師ではなく，患者－看護ケアを必要としている人々である」と宣言するに至った。これは幾度かの改訂を経て，2000年に「看護師の倫理綱領」となり，多くの国で規範とされている。

日本でもこれにならい，日本看護協会が1988年に「看護婦の倫理規定」

を，そして2003年に「看護者の倫理綱領」を制定，看護婦の基本的責任として健康の増進，疾病の予防，健康の回復，苦痛の軽減を挙げている。現在では，患者の人権の尊重という世界的な流れに沿って，インフォームド・コンセントや尊厳死などの医療倫理における看護の役割，抑制や医療事故など看護実践における倫理，看護研究の倫理など各分野で看護倫理が再検討されている。ただし，看護業務は保健師助産師看護師法などにより規定されており，同法37条において，医師の指示があった場合を除き，医療行為は禁止されている。看護師が医療行為を行う場合は，医師の指示を要し，その実施の範囲は診療の補助の範疇に入るものである。

2 ｜ 看護業務の特殊性

看護倫理とは何か，あるいは看護として固有の倫理があるか，は大きな問題であるが，それを考えるためには看護職の特徴を知る必要があろう。看護業務は医師の業務と重なり合う，また補足し合う部分も多いが，ここでは病院という場をとりあげ，医師と比較しながら概観する。

まず第一に，看護従事者数は医師の約4.4倍にのぼり，女性が圧倒的に多く医師と対照的である。看護業務の範囲は，ほとんど生活上の些事から治療や予防，心理社会的な相談まで，およそ患者の（少なくとも病院内での）全生活にかかわる。この広範性は大きな特徴であろう。

診断・治療上の医療行為という点では，医師にはほぼすべてが認められているが，看護者はそうではない。ただし，両者の境界はやや曖昧で，例えば点滴などの静脈内注射は従来から看護者が行っている病院が多かったが，平成14年9月の厚生労働省医政局長通知による行政解釈の変更で「診療の補助行為の範疇」として取り扱うものとなった。両者の違いを表1にまとめてみた。ほとんどの場合，看護は交代制でチーム主体に行われる。病棟単位のチームでは社会心理学的に，年齢や職歴の長さが重視されるこ

表1　看護職の特徴（医師と比較して）

	看護者	医師
1．従事者の違い		
1）数	多い，740千人*	少ない，167千人*
2）性別	女性が圧倒的。男―4.8％*	男性が多い。男―86.1％**
2．業務内容の違い		
1）業務	生活援助も多い 治療行為に制限あり	診断・治療主体 ほぼ制限なし
2）体制	チーム主体	単独も多い
3）接し方	チームとして長く	個人として深く
4）関係性	受容的・支持的・関係的	指示的も多い
3．勤務状況の違い		
1）時間・条件	勤務時間は明確 交代制・夜勤が多い	請負的(主治医制) 勤務時間不分明，多忙
2）専門科	容易に変わる(勤務交代など)	ほとんど不変

＊「病院報告」及び「医療施設調査」による（平成11年10月1日現在）
＊＊「医師・歯科医師・薬剤師調査」による（平成10年12月31日現在）

とが多くなる。看護界にある厳然としたヒエラルキーを指摘する文献[2]もあるが，こうした集団性が，従来のやり方を無批判に踏襲してしまう傾向を生み出しているとも考えられる。

3｜看護の倫理原則

　看護者はその実践にあたり，行動を倫理的に判断しなければならない。その指標として，フライ（Fry）は善行，正義，自律，誠実，忠誠の五つの一般的倫理原則を挙げている[3]。これに無害を加えて六つとする論[4]もある。
　こうした徳目は確かに重要で，それを巡って看護実践上の問題やジレンマが生じうる。例えば「誠実」は臨床現場の看護者には大きな問題である。

表2 看護に特徴的な倫理的機能

1) アドボカシー (advocacy)
   - 患者の人権や道徳的権利を擁護する。
   - 患者がニーズ，関心，選択を話せるように援助する。
   - 患者の人間としての基本的特性（尊厳，プライバシー，福利）を尊重する。
2) アカウンタビリティ (acountability：責務ある応答性，成果責任)
   - 自らの役割を自覚し，その責任をどのように遂行できるかを明示できる。
   - 看護者が行った選択や行為が道徳的基準に合致していることを示せる。
3) 協働性 (cooperation)
   - 患者に質の高いケアを提供するために，積極的に他の人と協働する。
   - 専門職として看護者同士や他の医療従事者と協力する。
4) ケアリング (caring)
   - 人間の健康に直接関係し，患者看護者関係に道徳的基盤をなす。
   - 患者に関心を持ち，かかわること（そばにいること，共感することなど）

わが国では，患者が致死的疾患や精神疾患の患者には告知しないことも多いが，病状に関して嘘を言ったことのある看護者は96％，それを倫理に適っているととらえる看護者も26％にのぼるとの研究[5]もある。また，医師の方針やチームの方針に意見が合わず，ジレンマを感じることもしばしばみられる。看護の場は集団力学が様々に作用しやすい場であり，こうした倫理原則を実践する際には看護独特の問題が生じうる。しかしこれらの原則自体は，医療従事者あるいはもっと広く職業人全体の道徳律と考えられよう。

さらに，看護に特徴的な倫理的機能として，表2の四項が挙げられる[3,6]。これらは看護実践で紛れもなく大きな課題であるが，アドボカシーにしても，看護は誰からあるいは何から患者を守ろうとするのかという問題がある。一般的に様々な不利益を受けないようにする擁護なら，他の医療従事者や福祉などの職種でも同様に要求される。またケアにしても，現在では医療従事者全体の課題となりつつあり，看護特有の問題とも考えにくい。そうしてみるとビーチ (Veatch) の言うように，看護にのみ特異的な倫

理は存在しない[7]のかもしれない。ただ，看護者として，常に意識すべき項目（アドボカシーなど）があり，業務実践過程を反映した問題（アカウンタビリティなど）を持ち，看護が主たる担い手（ケアリングなど）となる，などの倫理的問題の強調点において他職種との温度差ともいうべき「固有性」はあるように思われる。

4 | 看護者の実践上のジレンマについて

わが国の看護者の地位は，米国など西洋諸国に比較して低い。病院長のみならず，看護学校長も多くは医師であり，看護者医師関係はおしなべて対等とは言い難い。男女の構成比から日本社会におけるジェンダーの問題も重なりやすく，看護が他職種や同僚より医師との関係においてジレンマを多く感じる基盤ともなっている。例えば，終末期医療に携わる看護婦と医師間に生じるジレンマについての魚崎ら[8]の研究では，看護婦の64.3％が医師に対してジレンマを感じている（逆は17.2％）。ただ，医師との価値観の違いよりは，医師との間での疎通性がジレンマの有無に意味を持つとしている。

またティアニー（Tierney）らは，日本では，倫理的なジレンマに陥った看護者は，医師と患者の間で調整や仲介役ではなく，単なるメッセンジャーとなり，医師の指示に逆らうことなく従う，と指摘している[2]。これは，日本の病院に存するパワーバランスと長年の男性優位によるものと考えられている。実際，医師と看護者の両者とも，建前上は役割分担・協力関係を謳っても，最終責任は医師にあると感じている。

看護のジレンマは他に，上記倫理原則などとの関連で患者看護者間，同僚間，医師以外の職種との関係にも当然生じるが，紙数の関係で本書では触れない。いずれにしても，看護の自立や専門性を主張することは，それに伴う責任も自ら引き受けなければならない，ということをも意味する。

最終責任が医師にあるとの立場に安住することは，自らの自立性と責任の放棄につながりやすい。個々の看護行為，実践における責任は看護者自身にある。その自覚のもとに他職種との疎通を図り，協働していくことが重要と考える。

5｜まとめ──〔ケース〕を振り返って

　この〔ケース〕で当直医は，主治医が他の医師の介入を嫌うことを知っていて，面倒を避けようとしていた。また看護主任は，当直医に報告して指示をもらった時点で看護者の責務は終わったと考えていた。新米のSさんは自分がインスリンを注射することでMさんに低血糖が起きるのでは？ と考えたが，自信がなく迷っていた。医師や上司の指示にすぐ従わないのは勇気が要ったが，結局，Sさんはインスリンを注射しても低血糖を起こさないのか，夕食の摂取量を見てからではいけないのか，と主任に質問した。主任もその意見を無視できず，結局，当直医にも来棟してもらい，夕食後，再度血糖値を測定してからインスリンの量を指示してもらうことになった。

　看護は様々な分野と関連し，対象の人やその状況，用いることのできる資源などを総合的に考え，応用していくものである。その場に多様な人間関係が作用する以上，その中で倫理的問いに答えていかなければならない。固有の問題はなくとも看護が直面しやすい問題とその解決の実践上の手順とは看護に特有なものとなるし，自ら探求していく必要がある。今後の医療ではますますその必要性が高まるものと推測される。

　なお，本稿では，看護師・准看護師を問わず看護職従事者一般を表す場合には「看護者」とした。また，歴史的に「看護婦」の語が使用されていた場合や文献からの引用の場合には，そのまま「看護婦」として表記した。

文献

1) Robb IH : Nursing Ethics : For hospital and private use. E C Koeckert, Cleveland, 1910
2) Tierney MJ, Minarik PA, Tierney LM : Ethics in Japanese Health Care : A Perspective for Clinical Nurse Specialists. Clin Nurse Spec 8 : 235-240, 1994
3) Fry ST：看護実践の倫理（片田範子，山本あい子訳）．日本看護協会出版会，1994
4) 片田範子：看護者が倫理について考えること．精神科看護 26：8-12, 1999
5) Konishi E, Davis AJ : Japanese nurses' perceptions about disclosure of information at the patients' end of life. Nursing and Health Sciense 1 : 179-187, 1999
6) Fry ST : Nursing Ethics. In ; Reich WT(ed) : Encyclopedia of Bioethics (revised ed). pp1822-1827, Macmillan Library References USA, New York, 1995
7) Veatch RM : Nursing Ethics, Physician Ethics, and Medical Ethics. Law Med Health Care 9 : 17-19, 1981
8) 魚崎　操：終末期医療に携わる看護婦と医師間に生じるジレンマ．第26回日本看護学会集録看護総合，pp17-19, 1995

（大西香代子）

第5章

エシックス・ケース・カンファレンス

> エシックス・ケース・カンファレンスは，臨床症例に含まれる倫理的な問題を討議・検討する場である。今回は，第1章「臨床倫理学総論」の冒頭で挙げた〔ケース〕に含まれる問題—「DNR指示は何を考えて書くべきか」—について協議する。カンファレンス参加者は，京都大学医学部附属総合診療科の小山弘医師，金容壱医師，京都大学大学院医学研究科社会健康医学系専攻在籍中の武ユカリ看護師，そして本書の共著者の倫理学者である板井孝壱郎氏である（所属は当時）。
>
> 司会・文責　浅井　篤

〔出席者〕 小山　弘　　　金　容壱　　　武　ユカリ
（発言順）　（医師）　　　（医師）　　　（看護師）
　　　　　板井孝壱郎　　浅井　篤
　　　　　（倫理学者）　（司会/医師）

ケース　細菌性肺炎を併発した進行期肺癌の70歳代女性

　進行（第4期）肺癌のためにほとんど寝たきりになっている70代の女性が，細菌性肺炎を併発した。長期にわたる抗生物質併用療法にもかかわらず難治性である。意識は清明だが，全身状態はかなり悪化している。痛みは十分にコントロールされており，経鼻カニューレによる酸素補給で会話もできる。食事摂取は可能だが体重は減少してきている。患者は病名および原疾患に対して根治的な治療がないことを理解している。
　肺炎が悪化して呼吸不全に陥り心肺停止が起きた場合，担当医は心肺蘇生術（CPR）を施行すべきか否かを判断しなくてはならない。担当医はDNR指示（心肺蘇生術を行わないという指示．do-not-resuscitate orders）を出すべきだろうか。どのような手順で決めるべきであろうか。

浅井（司会）「エシックス・ケース・カンファレンス」というのはいわば「臨床事例の倫理的問題を討議する」ことですが，今回は呈示症例についてDNRのオーダーを出すか否か，話し合っていきたいと思います。
　Ⅳ期の肺癌で，寝たきりになった70歳の女性です。肺炎を何回も起こして難治性になっています。現在は小康状態を得ているものの，この人に心肺停止が起きた時に蘇生術をすべきかどうか。もししないという判断をするのであれば，DNRオーダーを出すべきか。出すのであればどういう手順，何を考えた上で出さなくてはいけないのかといった点を考えていきたいと思います。
　まず最初に，このケースについて何かここだけはというご質問はありま

すか。

　小山（医師）　率直に言えば，これだけの情報で判断するのはかなり難しいと思います。例えば，この患者さんに現在どれぐらい身体的な苦痛があるのか，生活環境，家族環境がどうか，この人は精神的に安らかなのか，それともかなりの葛藤なり不安なりを抱えたままここに至っているのか，こういったことがわからないと判断は難しいですね。DNRのオーダーを出すか出さないかを単純に考えろということだけであれば，これだけの情報でも可能なのかもしれませんが，それまでにこの患者さんに何をさせてもらえるのかを考えるためには，いま申し上げたような情報が必要です。DNRをオーダーするかどうかも，この患者さんへのさまざまな対応の一部として考えますので。

　金（医師）　特殊な事情がない限り，まず本人にDNRのことを話して，それを家族にも話し，コメディカルを含めた医療者側にその情報を流すという手順だと思います。特殊な条件というのは，例えばお孫さんがいらして，患者さんもその子の進学をすごく楽しみにしていたので，合格発表が出るまで何とか生きていたいといった強い希望があるならば，CPRを施行した後の脳蘇生の可能性を含めてお話をすることになると思います。

　浅井　いま臨床医のお二方にうかがいましたが，ナースの立場からはいかがでしょうか。

　武（看護師）　患者さん本人は意識がクリアで，病名に関してご自分で理解できるということですよね。そうなるとやはり，普通は患者さんの意思を尋ねて，そこで自分の予後といったCPRを含めた話をしていきます。それと，今回のケースには家族の背景がありませんが，やはり患者さんの意思をふまえて，家族の方の意向がどうなのかという点に配慮が必要だと思います。

　浅井　それでは，医学部で倫理学，哲学，生命倫理を教えていらっしゃる板井先生はどうお考えですか。

　板井（倫理学者）　医学的な適応の問題についていくつか伺いたいので

すが，第一にCPRを施行すべきか否かについて，特段問題がなければこのケースではDNRオーダーが出せるというお話だったと思いますが，CPRの成功率が何％であればDNRオーダーを出すという判断が可能になるのでしょうか。医学的適応として，そうしたスタンダードが存在するのでしょうか。

　もし仮に60％以上であればやる，あるいは逆に30％，20％と確率が低くなれば行わないということになるのだと思うのですが，例えば，この患者さんの容態が急変し意識混濁に陥って危篤状態になったとき，家族が遠方におられて，スタッフナースが電話連絡したら，どうしても死に目に会いたいと家族がおっしゃった。そして，患者さん本人もできれば家族に看取られて死にたいという希望を意識が清明な状態のときに出されていた場合，医学的な適応としては成功率が10％にも満たなくて，やっても無益だけれども行うのかどうかという点が，倫理的な観点からみると大変気になります。

　浅井　ここまでで，この患者さんにもたらされているかもしれない苦痛，ご家族との関係，不安などの心理状態，あとはCPR後の生命の質，生活の質の両方を含めたQOLといった問題が指摘されました。次にCPRの成功率と患者さん，ご家族の希望という問題が出てきました。これらをクリアしなければDNRオーダーを出すかどうかを確定できないと思いますので，一つずつディスカッションしていきましょう。

　まず最初に，先ほど板井先生からご指摘のあった，心肺蘇生術施行が医学的に適応と考えられるのは成功率がどの程度かという点についていかがでしょうか。

　小山　それもまた状況で変わると思います。たとえばVF（心室細動）のように，蘇生できれば完全にもとに戻る可能性が高いのであれば，たとえ成功率が1％でもやるかもしれない。しかし，末期癌で一時的に心肺蘇生が得られても，数時間以内にまた止まるというケースでは，それが10％の成功率だとしても私はしないかもしれない。仮に一日生きるかな

と思われるときは，10％でもすることがあるかもしれませんが，要するにCPRもその後の状況の予測によるわけです．例えばのどに何か詰まったときの簡単な吸引，もしくは叩打法ぐらいは，可能性が少なくてもするかもしれない．でも，挿管して心マッサージを開始するといったことであれば，またこれは変わってくると思います．だから，この設問はおそらくその場で医師が経験的に推定していることで，数字として出せと言われても出せないものだと思います．

浅井　CPR成功率のmeta-analysisを文献的に見ると，今回のようなケースでは，心肺停止が起きて蘇生をして一時的に心肺機能が戻るのが40％ぐらいだそうです．ただ，歩いて退院される可能性は140人に1人だったと記憶しています．つまり数字的に言えば，70代で寝たきりになった癌の患者さんが心肺停止を起こすと，一時的にしろ，CPRによって心肺や呼吸が再開する可能性は40％，退院できるまでに回復する可能性は0.7％ぐらいということです．これは米国のデータですが，その後のQOLなどについては勘案されていません．

状況判断として，いろいろな問題を一緒に考えないといけないという小山先生のお話でしたが，金先生はいかがでしょうか．成功率だけで決めるのはやはり難しいですか．

金　仮にpalliative careが非常にうまくいっていて，「もう私の一生は幸せだったんだ」とおっしゃっている患者さんが心肺停止に陥った場合，CPRを施行してたとえ50％の患者さんで一時的に心拍が戻るとしても，それはするべきではないのかなと思います．根治可能な疾患なら別ですが，必ず死の転帰を迎える疾患となると，数字だけでは決められない気がいたします．

武　私も金先生と同じようなことを思っておりまして，患者さんがその状態になるまでにどのように生きてこられたかまで全部含めて考えなければ，成功率の高さだけでは一概に判断できませんし，医学的適応がこうだからこうしましょうと，臨床の場で機械的に進めてはいけないように思い

ます。

　小山　一方で，このケースのように比較的安らかな状態になって最期の時を迎えているのではなくて，とても苦しんでいる患者さんの心肺がとまったのをまた回復させますか？

　金　私はしませんね。

　小山　苦しい現実に引き戻すことになるかもしれないということをどうしても考えてしまいますね。

　浅井　成功率という数字的なものはありますが，私の考えでは，蘇生術をしても可能性がゼロであれば純粋に無効ということで適応はないけれども，1％でも可能性が出てくるといったときに，それだけで決めるのは難しいということになっているのだと思います。板井先生，臨床の哲学者の立場からはいかがでしょうか。

　板井　医学的適応だけで判断できないとなると，このケースの場合も，どの程度まで急変期以前に患者さんの希望を聞けていたか，また聞くという状況がつくれるのかということにかかってくると思います。CPRといってもいろいろなレベルがあるわけですから，気管切開までするのか，昇圧剤レベルで済むのか，あるいはアンビューバッグによる補助呼吸で済むのかといったことを患者さんに情報提供して，どこまでならしてもいいかという話ができるかどうかです。もちろん，実際にはそこまで詳しく話すことはなかなか難しいとは思いますが，それでもやはり，できれば，もし容体が急変して心肺停止という状況になった場合には「あなたは蘇生術を受けますか」ということを事前に聞いておく。そしてまた，「できれば家族に看取られたい」という希望があれば，できるだけそれに沿うようにしていかなければならないと思います。

　ただし，これまでの議論の中にも出てきましたが，どんなに頑張ってCPRを行っても，明らかに数十分後にはもう一度心肺停止になるということがわかっているケースでは，以前に患者さんからとにかくCPRをしてほしいと言われていたとしても，これはまた別のジレンマが生じてくる

と思います。数時間単位で心肺停止が繰り返されるとしてもCPRを施行し続けるのかといったことになった場合，これは浅井先生も『医療倫理』という著書のなかで指摘されていましたが，「儀式的な死の演出」ということも医療機関がやらなくてはいけないのかという，別の意味の問題も出てくるように思います。つまり，患者さんやその家族が希望すれば，医学的適応としては明らかに無益だと思われることでも，行わなくてはいけないのかという問題です。

いずれにしても，患者さん本人，そして日本ではとくに必要なのかもしれませんが，そのご家族にもDNRオーダーについての希望を聞くことをどう考えるかがポイントになってくる。私自身としてはそれを聞くようにする，聞けるようなシステム，状況をつくっていくことが今後の大きな課題になってくるのではないかと思っています。

浅井　成功率という数字だけではなかなか決められないというお話で，患者さんは苦痛のない状態なのか，逆に苦痛にさいなまれているのかというQOLの問題があります。

もう一つは，患者さんの利益という観点から，非常に苦しんでいる人を蘇生してその苦痛をもう1回味わせるのかという，小山先生からのお話がありました。ここからは患者さんの蘇生前のQOLと蘇生後のQOL，それによって患者さんが得られる利益について，ご意見をお聞かせ願えればと思いますが，小山先生，いかがでしょうか。

小山　正直なところ，私は最近ではほとんどのケースで蘇生を試みませんので，蘇生するという状況を考えるのはかなり困難です。そういった場合に何を考えているかというと，その患者さんが蘇生した後充実した生活を取り戻せるかどうかを考えているわけです。今この段階でとまって，そして戻って，それはおそらく今の段階よりも症状が改善することはなかろうと。病気の性質上常に進行性なら，最善は今であると。最善の今の状態をその患者さんがどう受けとめていたか，もう十分に生きたということが前もって私たちとの雑談で出てきている場合は，おそらくあまりためらわ

ずに蘇生を試みないことを選択すると思います．そうではなくて，まだfighting spiritsであったり，否認であったりする方の場合には悩むかもしれません．幸いなことに，と言っていいのかわかりませんが，そういった状況にはあまり出くわしていないようです．

浅井　70歳代のⅣ期の肺癌の方で，心停止が起きたので何かを試みるというのは，10年前，15年前には少なくなかった．もちろん意識は戻りませんが，ほんの数時間，心肺機能だけ，血圧もほとんど触れるか触れないかぐらいで戻ることはあったような気はするのですが……．

小山　結局，それは本当に儀式で，日本の文化ではなくて，日本の医療の文化として，家族の方を死に目に合わせないのは申しわけないという，おそらく家族だとか，患者さんの希望とは関係なく，医師の間で受け継がれてきた伝説に基づいてやっているのではないでしょうか．それは蘇生と違って，われわれがそういったものだと教え込まれてやっていただけであって，それ以上のものではないでしょう．10年あとの金先生の時代はどうですか．

金　そうですね．あまりそういうことは上級医師からは言われませんでした．むしろ，昔から仕事をされている婦長さんクラスに強く言われたことがあります．「死に目に会わなくてもいいからDNRだということを，家族に確認してくれましたか」という言い方です．医師の間では，死に目に会わせるという儀式は，今は重要視されなくなりつつあるのかもしれません．

浅井　これは15年前に比べると変わってきているわけですね．

武　このケースのようにDNRの可能性が高い患者さんですと，死の間際に家族がいるかいないかは，家族にとっても大きいことだと思います．家族が，その時にいなくてもいい，それでも蘇生をしないでくれという意向であれば，それは，ご家族が患者さんの死を覚悟している，ある程度受け入れられているという意思表示になるのではないでしょうか．主治医の先生としては，そういった確認や説明を行って意思疎通を図っておくのが

大事なことだと思います。

浅井　要するに，本人とも家族とも，そういった話し合いを事前にしたほうがよいということですね。

武　かなり高齢になった人に，死に際に家族がいなくてもいいかと聞ける状態はあまり多くはない気がします。今の話の流れからいうと，本人というよりも，ご家族が本人との別れを覚悟されているかどうかという確認ということで考えています。

浅井　板井先生，いかがでしょうか。

板井　患者さん本人に DNR オーダーについて希望を聞くことは，今のお話ではおそらく状況としては想像しにくい，あるいは「縁起でもない」ということが障害になる。だから，家族の側の意向をうかがうほうが現実的だというニュアンスも込められているわけですよね。

武　先ほど聞き損ねたことですが，こういうケースでは，患者さんと主治医の先生の関係もたいへん重要になると思います。ずっとこの患者さんをみてこられた先生で，家ではかかりつけ医だったとか，長年関係がある先生であればそういう話もしやすいと思います。そうではなくて，たまたま運ばれてきた病院であるとか，家族の住む近くの病院に来たという場合なら，主治医の先生が患者さんにそういう話をすることに積極的かどうかで変わってくるのではないでしょうか。

個人的な考えを言わせていただくと，患者さんの希望を確かめながらすすめていく。つまり，まず患者さんがどう思われているかというのが前提になると思います。

板井　今のお話は，患者さん自身が意向を誰に伝えるか，あるいは誰に伝えやすいかということを考えたとき，必ずしもドクターである必要はないということも意味していると思います。それは金先生のお話にもあったように，ナースが患者さんに近いところにいて，患者さんにしてもナースならば話しやすいということであれば，その意向を聞くのはドクターでなくてもいいと思うのです。今の臨床現場の流れからすると，プライマリ・

ナース（ひとりの患者さんを専属して担当する看護師）がずっとみてきているのであれば，その意向を聞くタイミングを推し量りやすい位置にいるのではないかと考えます。

　しかしその上で，患者さんが以前にCPRは施行してほしいという意向を示されていても，実際には病状が悪く，意識レベルが低いまま，いわゆる"低空飛行"を続けられていて，CPRを施行すると非常に苦しまれる可能性があるようなケースでは，家族の方が本人がCPRを施行してほしいという意向ならばそうしてくださいと言ったとしても，この段階で実際にCPRを施行したら患者さんはどういう状態になるかということをもう一度家族に伝えなくてはならないと思います。たとえ数週間前，あるいは数日前に本人とCPRの話ができていたとしても，それを決めたときの状態と，実際にCPRを施行することになったときの状態とでは変動があるはずです。家族の方も元気な，ある意味ではCPRの意向を聞けるような状態の患者さんをみられた上で判断されている可能性があるので，一度CPRをしてほしいという意向が聞けたからといって，それを固定的に考えるのは問題ではないでしょうか。CPRをやって，患者さん本人が苦悶されているような表情になったら，家族の方は，「どうしてこんなことをしてくれたんだ」と気持ちが揺らぐと思います。臨床の現場というのは，医療従事者にとっては日常空間で，努めて冷静でいられますが，患者さん，あるいは患者さんの家族からすれば，常に心が揺り動かされ，変動する場です。決断が固定的になりにくい状況にあるわけですから，患者さんやご家族の意向があらかじめ明確になっていたとしても，その次のステップとして，実際にその状況になったときにはまた，医学的適応の問題も含めて，どういうことが予測されるかという情報提供は必ずしなくてはならないと思います。

　浅井　先ほどから問題になっている患者さんの希望ということですが，このケースではもちろん病名告知はされているし，基本的に不治の状態で少しずつ悪化していくということはある程度わかっている。こういったま

だ意識ははっきりされている方にDNR，CPRの希望について聞いたほうがいいのか，もしそうであればどう聞くのかということを，臨床の場に即して考えていきたいと思います。まず聞くべきかどうかについて，小山先生，いかがでしょうか。

　小山　先ほどの現場のお話は重要なことで，まず家族の方の準備ができているかどうかということと関連します。医師の側からは十分に時間をかけて現状を話して，家族の方がそれを理解される状況まで持っていく，それがわれわれの務めだと思います。それがきちんとできてさえいれば，よほど急速に，1ヵ月，2ヵ月で亡くなるような稀なケースを除いて，癌のたぶん9割はその時間があるはずですから，家族の方もDNRの指示の意味を理解して，それを受け入れるにあたっての心理的な抵抗はかなり減るはずです。

　それと同じように，医師が患者さんと会話ができていたら，患者さんのほうから，「もう十分に生きたんですよ」とか，「もういいんです」ということを主治医におっしゃることがあります。そうすると，私どもは「よくわかりました。承りました」というふうに言います。そこはもうそれ以上細かい話はせず，「承りました」で終わります。

　正直なところ，米国の教科書などを見ますと，息が詰まったときには，こうするか，ああするかと聞けと書いてありますが，とてもできないと思います。私は一度だけ試みたことがありまして，「参考に読んでみられたらどうですか」と言って，「こういうときには，こういう治療をしてほしい，してほしくない」というように日本語訳で列挙されている紙を渡したところ，患者さんはそれを受け取られたものの，その後どこかにしまってしまわれました。患者さんもそれを見るのはつらかったのではないでしょうか。日本の文化には，あうんの呼吸というのがあって，患者さんがもう十分に生きましたということを言われたら，私自身は，医師としては「承りました」の一言で済ますほうが良いのかもしれないと思います。

　ただ，そうも言ってられないこともももちろんありまして，そのときに医

師は何を聞くべきかということになります。エンド・オブ・ライフのディスカッションは多くの患者さんがしたいと思っていて，それは医師のほうから切り出すべきだと考えているという米国のデータを以前浅井先生から紹介していただき，それを読んで確かにそうだなと納得しまして，私自身はなるべくお話しするようにしています。それも，先ほど板井先生のお話にありましたが，死ぬまでの時間が十分にある段階で切り出すわけです。もちろん「いつ変えてもいいのですよ」ということでお話しします。ただ，患者さんは差し迫った問題として感じていない面もあって，一般論になってしまう。「そうですか」という話になり，そこで話が続いていけばいいのでしょうが，大抵続かないのです。

浅井　いま小山先生が言われたように，患者さんのほうから言い出してくれて，それでメッセージが伝わればある程度はいいと思うのですが，そうならない場合，患者さんに「どうしましょうか」と聞いたほうがよいのでしょうか。

金　正直なところ，状況によっては逃げてしまいたい気持ちになることもあります。

浅井　一般論では難しいと思いますので，どういう状況だったらそういう問いをしたほうがよくて，こういう状況だったらしないほうがいいということはありますか。

金　そういう話を患者さんとできれば，楽という言い方はおかしいですが，最後になって「ああ，いいケアができたな」という実感が沸くのです。それができない状況にしたくないということは，まず基本的なスタンスとしてあります。悪性腫瘍で死を覚悟されているケースはよいのですが，慢性疾患で，でも治癒する可能性がない，例えば肝硬変，肺気腫といった疾患の場合にいつエンド・オブ・ライフの話をするのかというのは，私自身やり方がまだよく見えてきていません。ただ，患者さんとの関係ができ次第，その話は切り出したほうがいいかなとは思っています。

浅井　でき次第というのは具体的にどういう状況でしょうか。

金　主治医として，その人がひとり住まいか，家族と一緒に住んでいるのか，自分の病気をどう受け止めているかというようなことを知らない状態では，そんな話はとても切り出せません。外来でしたら，何回かお会いした後で，一般的な世間話もできるようになった段階で切り出していけるのかなとは思います。

浅井　患者医師関係が非常に大事になるということですね。それでは看護の立場からいかがでしょうか。

武　今お話を聞きながら私も記憶の糸をたどっていて，以前ある先生からお聞きした話を思い出しました。よく娘さんと病院に通っておられた男性の患者さんで，癌という診断がついているものの，その告知はされていませんでした。娘さんとしては，先生の口からやんわりと伝えてほしいという意向があり，通院先の先生に「あまり長くないかもしれないことをやんわりと伝えてほしい」とお願いしたところ，その先生はストレートに言われたようなのです。患者さんは，その言われ方にショックを受けられたそうです。娘さんは，その先生とは意思の疎通ができないのではないかと心配して，違う先生のところに連れていって事情を説明したところ，今度の先生はその患者さんに，「マッカーサーがフィリピンあたりかな」という表現をされたらしいのですね。いろいろな話をされた後にそういう説明があったということですが，これに患者さん本人はたいそう感動されたそうです。

患者さんがどういうふうに自分の病状を知りたいと思っているのかというのはたいへん重要で，健康な方を選挙名簿から無作為に選んだ『朝日新聞』のアンケートの調査でも，対象になった方の80％ほどが治療方針を自分で決めたいという結果でした。ただそう答えた人についても，自分の病状を詳細に知りたいと思っているのか，何となくでいいから知りたいと思っているのか，できれば前から話し合ったほうがいいと思っているのか，どういうふうに話したらその人が納得する形で伝えられるのかという点は，非常に難しいだろうと感じています。

小山　私は実際には2通りの方法を使っています。一つは先ほどもお話ししたように，浅井先生がつくられたものをもとにして，「エンド・オブ・ライフのディスカッションを主治医としたいか」というアンケートを入院時に取っています。そこに「イエス」と書いてある場合，それをきっかけにして，「ここに，はいと書いていますが，これについてちょっと今お話ししましょうか」という感じで利用しています。ただ，これは実際上はなかなか使いにくくて，稀に使えるかなという感じです。もう一つは，最初にいろいろなオプションを提示するわけです。例えば「ホスピスというものがあって，そこではこんな治療をするのです」と言っておく。要するに「苦痛を取るために専門家として最善の治療をします。そして，無理な延命のようなことは目的にしません」という情報を渡して，そのついでに，「ホスピスに行くのも方法ですし，われわれのところでそういったことに準じた治療をするのも選択肢の一つです」というオプションを示します。そのときに患者さんが「それがいいですね」とおっしゃれば，一応私の心の中では，ご本人がDNRの希望を示されているという理解をします。

　そういった話を事前にしておいて，病状がかなり進んだ頃に，「前にこんなお話をされていましたけれど，今はどうですか」という形で聞くことが何回かありました。これは比較的最期に近い時期で使えた方法なのですが，それでも，まだそれほど死期が迫っていない段階でのエンド・オブ・ライフのディスカッションと同じような感じで，抽象的な一般論というか，よもやま話で終わってしまうようなこともあり，実際の決断になかなかつながらない場合もあります。

　癌であれ，肺気腫の末期であれ，エンド・オブ・ライフのディスカッションはしなければいけないと思っています。とはいえ，やはり難しいですね。私自身言いよどみながら，患者さんの顔を見たり見なかったりしながら，そういった話をしているのが現実で，なおかつ全例にできているわけではありません。

浅井　小山先生として言いづらいことをあえて言葉にするとどういった

点でしょうか。そういう話をすると，患者さんが，マッカーサーが引き合いに出されたケースの，前のドクターと同じようなことになるということでしょうか。

　小山　私自身は，それを縁起でもない話だと思う患者さんは少数だと思っています。10人のうち1人か2人は「縁起でもない」と思うかもしれませんが，おそらく8割は大丈夫でしょう。以前，その1人か2人というケースに近いことがありました。他のところから紹介されてきた患者さんで，一応癌だと聞かされているということでしたし，事前にいただいていたアンケートでも，「全部教えてほしい」，「エンド・オブ・ライフ・ディスカッションもしてほしい」というところに○がしてあったのです。患者さんに，「今の状況をどういうふうに聞いていますか」と聞くと，本人はおそらくかまをかけたのかもしれないけど，あまり聞いていないという返事だったので，2〜3日かけてこういう状況であるとお話ししたところ，突然「まだ検査もしていないのに，癌，癌と言うな」と怒り出したのです。そこで「わかりました。おっしゃる通りです」とお返事して，「専門家の先生にもう一度みてもらって，これは検査をしなければいけないのか，それとも検査するまでもなく，癌としての治療を始めたほうがいいのか，ちょっと聞いてみましょう」とお話ししました。その結果を，遠回しに「どうだったのか」と聞いてこられるので，「専門の先生も今治療を始めたほうがいいとおっしゃっています」と言ったら，「ああ，そうですか，わかった」と納得されました。結局，そこで否認が全部なくなったわけではないものの，一つ減ったわけです。

　要するにマッカーサーのケースでも，まず最初の医師に癌と言われて，準備ができて，そして次にきたからスーッと理解できたのであって，私がいまお話ししたケースも，私が「癌，癌」と言って，その人は最初は「縁起でもない」と思ったけれども，それが次につながっているのだと思います。だから，「縁起でもない」と思う人は少数でも確実にいて，でも，その人がそう思うから話してはいけないということではなくて，やはり話し

たほうがいいのではないかという気がするのです．とは言っても，医師の側からするととても巨大なエネルギーが要る．やらなければいけないとわかってはいるんですが．

浅井　今までの臨床の方々のお話を聞かれて，板井先生，いかがでしょうか．

板井　小山先生が示唆されている最も大切なことは，患者さんとエンド・オブ・ライフのディスカッションを行うことは一つのプロセスとして，あるいは段階としてとらえなくてはいけないということだと思います．先ほど紹介された『朝日新聞』のデータについても，80％はエンド・オブ・ライフ・ディスカッションをしたいと感じていても，すでに議論があったように，それは健康な段階で回答しているのであって，本当にいざ死が間近に迫っているときにアンケートを取れば，きっとその数値は変動すると思います．

いま小山先生のお話にあった，「癌，癌，言うな」と怒りをぶつけられた患者さんのケースも，最初は"怒り"という形で自分が癌であるという事実に向き合った．そして，そのプロセスを経て，事実を受け入れていくという段階的な流れがある．有名なキューブラー・ロスの名前をあげるまでもなく，怒りとか，拒絶とか，そういうプロセスも含めてのエンド・オブ・ライフ・ディスカッションだと考えないといけない．最初からスムーズに意思疎通が図れると，そういうことを前提としてしまうことがそもそも間違いなのだろうと思います．

ただし，8割の患者さんが縁起でもないということを乗り越えられていて最初から受け入れられるとしても，あるいは2割の患者さんが自分の状態を受け入れられず，周りの人に強く当たってしまうことになるとしても，いずれにしても，臨床の現場では莫大なエネルギーを常に1人1人の患者さんにかけなくてはいけないという現実があります．それは日常診療の中での医師の務めなのだということで頑張ってもらうしかないのか，あるいはチームということをもう少し柔軟に考えて，エンド・オブ・ライフ・デ

ィスカッションを専門に扱うスタッフを，臨床の現場に入れていくことが可能なのかどうか，こういうことも含めて考えるべき問題ではないでしょうか。

　というのは，ご存じのように，米国などでは宗教的な立場にある方がエンド・オブ・ライフ・ディスカッションにおいて大きな役割を果たしています。神父さんや牧師さんといった方々が医療の現場に入っていくことについて，日本ではそれをそのまま導入することにならないにしても，何らかの形で積極的にエンド・オブ・ライフ・ディスカッションを進めていかなくてはならない。そのためには，「縁起でもない」という意識を患者の側も医療者の側も乗り越えていく必要があるだけでなく，それを可能にする現実的な体制づくりが求められているということが，これまでのお話の中心的なテーマの一つになっていたように思います。

　浅井　これまでの話を踏まえて，このケースの方について具体的にどうすればよろしいでしょうか。今はそこそこ安定しているようですが，いつ急変してもおかしくない状態だと想定されると思います。心肺蘇生術，またはDNR指示を最終的にどう決めたらいいのかということで，表1にいくつか問題点が書いてあります。患者さんの希望がそこに反映されるべきなのか，家族の希望だけで行っていいのかどうか。医療者側だけの判断，回復の可能性が出る場合は話は別だと思うのですが，少しでもある場合はどうかということも含めて，この患者さんにDNR指示を出したほうがいいのかどうか，それぞれの方のご意見を聞かせていただきたいと思います。

　板井　いま浅井先生がまとめられた3点にそれぞれ答えさせていただくと，まず患者の希望はDNR指示に反映されるべきかは，「されるべき」。家族の希望のみに従ってDNR指示，または心肺蘇生施行を決定してもよいかは，「のみはだめ」。DNR指示の是非は医療従事者だけで決定してよいかは，「だめ」というのが私の立場です。

　今回のケースをいまの三つの立場から考えるならば，「縁起でもない」という意識をはじめ，乗り越えていかなければいけないたくさんの壁や山

表1 DNR指示を巡る倫理的問題

1) 心肺蘇生術施行が医学的に適応と考えられる成功率の高さはどの程度か。
2) 患者にDNR指示についての希望を聞くべきか。
3) 心肺蘇生術を受けることで，この患者は利益を受けることができるだろうか。
4) 心肺蘇生術の適応を最終的に決めるのは誰か。
   - 患者の希望はDNR指示に反映されるべきか。
   - 家族の希望のみに従ってDNR指示，または心肺蘇生施行を決定してもよいか。
   - DNR指示の是非は医療従事者だけで決定してよいか。
5) 患者のQOLは心肺蘇生術の適応を決める際に勘案されるべきか。
6) 成功率や患者の状態に関わりなく心肺蘇生術を行うべきか。
7) 家族や親類に見せるための心肺蘇生術は行われるべきか。
8) DNR指示が下された患者における他の治療のあり方はどうあるべきか。

があるとは思いますが，このケースの場合もまずは患者さんの意向を聞くということが大前提になるでしょう。そしてDNR指示について，患者さん本人がそれを望まないというのであれば，CPRを施行すべきだと思います。反対にDNRを希望されるのであれば，それを実現できるように進めていく。けれども，CPRにせよDNRにせよ，いずれにしてもその指示が出た段階をよく考えなくてはならないと思います。いざ本当にそれらを実行しなければいけない段階になって，患者さん本人が意識混濁に陥ってしまっておりご本人に再確認が取れない場合には，これはご家族にお話を聞くことにならざるを得ないと思います。そして，ご家族に対して，例えばご本人はCPRを施行してほしいとおっしゃっていましたけれども，この段階で改めて医学的適応を考えた場合，患者さんに対する負担がきわめて大きいということが予測されるのであれば，そのことをきちんとご家族に伝えるべきでしょう。その上で，もし最終的にご本人とは違うご意向，この場合はDNRということになったら，私はそうすべきだと考えます。本人の意向がすべてだとする「自己決定至上主義」あるいは「自律至上主義」のように，患者さんの自己決定だけですべてを押し通す，ということが必ずしも適切ではない状況もあると思います。

武　私も三つのクエスチョンについては板井先生と同じ答えを持っています。臨床で出会う場面で一番思うのは，例えば患者さんがDNR指示に同意していて家族もその時点ではDNR指示を何とか納得していても，状況に応じて対応する必要があるということです。いま板井先生は意識混濁とおっしゃいましたが，意識レベルが急速に，あるいは徐々にでも落ちていくと，もうその時には患者さん本人にはDNRの希望を聞くことができません。でも，家族がその時やはりCPRをしてほしいと判断をした場合，医療者は心肺蘇生をしたらどうなるのか，しなかったらどうなるのかという説明も十分にしなければならないと思います。

　今回のケースでは癌でしたが，先ほど金先生もおっしゃられたように，慢性疾患でそういう状態になられた場合には，家族がその状態を冷静に判断できるかどうかわからないと思います。家族の立場からすれば，心肺蘇生すれば生き返るかもしれないのに，自分たちはしないと判断したことで，罪悪感を感じることもありえるのではないかと思うので，このような場合，意思疎通をどの段階で取っていくか，どう説明するかによって非常に変わってくると思います。理想的には，いろいろな段階に応じて，家族と本人と医療者の立場からみたことを話し合っていければ一番いいと思います。

　金　私も異議を差し挟むまでもなく，患者さんの意向は反映されるべきで，医師だけでも決定してはだめだということだと思います。以前のことを振り返ってみても，あまり患者さんとお話をせずに，家族の方だけで決めてしまったこともあって，たぶん今でも家族の意見を尊重しすぎるきらいはあるような気がします。たぶん訴訟のことが絡んでくるから，本人よりも家族のことを重視してしまうのではないかとも思うのですが，それはちょっとどうかなと最近考えています。

　2番目の，家族の希望のみに従ってDNR指示，または心肺蘇生施行を決定してもよいか。これは明らかにだめなのですが，実際には家族のみの希望に引きずられている場合が割に多いのかなという気はするのです。最終的に臨終の場が近づいてきたら，家族の方というのは本人の代弁はなか

なかしづらい状態かと思います。家族によっては今まで何もしてあげられなかったという罪の意識から，患者の意思を無視する形でより強い治療を望まれる方もいるでしょうし，疎遠な家族であったら逆になると思うのです。

　小山　パターナリスティックととられると困るのですが，蘇生術の適応を最終的に決めるのはどうしても医師になると思うのです。それを何に基づいて決めるかが問題だと思います。例えば患者さんのDNRという希望，これは私はよほどの事情がない限り，要するに単なるアクシデントで息が止まったという場合を除いて守ると思います。たまたま何か間違って迷走神経反射が起きて止まってしまったらアトロピンを打つでしょうし，何かがのどに詰まったりすると取るでしょう。一方，今まで経験したことはないですが，患者さんが蘇生をしてくれと言ったとします。その時に医学的状況から無益であると考えられる。要するにいったんここで蘇生しても2〜3日以内に亡くなるであろうとか，心臓が動き出しても意識は戻らないといった状況では，患者さんの希望は必ずしも反映しないと考えます。

　蘇生を試みることが無益であるという判断をすれば，しないと思います。でも，そこは100％の世界ではないのです，医学というのは不確実性を含むわけですから。そこは私の判断が入ってくるわけです。家族の希望のみに従うか，という点についてはこれは全面的に他の先生方と一緒です。家族の方にまず本人に告知するかどうかから聞き始めるというのは全く間違っていると思うのです。その意味では，家族の方の希望だけでどうするかを決めることは，私自身は可能な限り避けます。

　DNR指示の是非を医療従事者だけで決定していいかという点については，1人でしたらいけないとは思うのですが，チームとして，少なくとも2人以上の人間が合意すれば，ある状況では許されざるを得ないのかなという気はします。本人の希望が全くわからない。家族は決められない。「本人の希望は私にはわからない」最近そういった反応をされる家族の方がいらっしゃいました。「彼（もしくは彼女）が意識があればどう思うの

か，私にはわかりません」という話ですね。その時にはやはり医師が決めるのだと思います。

　正直なところ，かなり恣意的になってしまうのですが，本人の希望がわからないときに，家族がDNRを希望されたら，私はそれが医学的に非常識でないかぎり，そのままDNRにしてしまいます。でも逆に，家族がDNRは嫌だとおっしゃったとき，そのままCPRをやるかどうかは難しい判断です。それは医師という職業が持つ義務と責任ではないかと思います。

　浅井　裁量権ですか？

　小山　裁量権かな。裁量権という言葉が存在するとは思っていないので，義務ですね，きっと。そこで判断をするという義務を負わされていると思うのです。

　板井　医師の職業倫理的な責務ということですね。

　浅井　今小山先生がおっしゃったのは，こういったものは可能な限り勘案してという意味でよろしいのですか。

　小山　勘案して，でも，医師が最終的に決めているのだと。

　浅井　皆さんのご意見を聞かせていただいて大変ためになったと思います。最後に，私が表1で示している問題点の他に，こういった点を考えなければいけない，ここがすごく大事だということがあれば教えていただきたいのですが。

　板井　いま小山先生がおっしゃったことが一番残ってしまった課題だと思います。医師は患者の言うがままに決定に盲従したり，あるいは家族の決定につき従うのではないというのは，私も同感です。その意味で最終的に医師が判断していると言えると思います。けれども，今までの議論を踏まえてもう一度あらためて強調させていただきますと，まず患者の意向を聞く努力をすることが前提です。それでもなお患者の意識混濁等の理由で意向を聞けなかった。今小山先生がおっしゃったように，家族も決められないというケースの場合，医師の側から「ああ，そうですか，そちらで決められないなら，こちらで勝手に決めます」というふうなことには決して

ならないし，最後の最後まで「患者さんは今こういう状況です，どうなさいますか」という問いかけをし続けて，それでもなお，ご家族には決め切ることができないということになったら，その段階で初めて，医師の職務として私の判断で行いますがよろしいですか？ということをきちんとご家族に情報提供する。その提案に対してご家族が同意されたことをふまえて，"医師が決定する"ということであって，決して医師が勝手に独断で決めることではない，そういう意味だと理解してよろしいのですよね。

小山　そうですね。少なくとも了解が必要だと思うのです。ただ，了解を得られない状況というのは，それは反対だという明確な意思があるわけですから，これはもう必要最低限のこととして家族の方にもそうならないよう前もって医師が十分説明しなくてはならない。医師の仕事の中に，それが常にできるかどうかは別にして，患者さんにも，家族の方にも状況を説明するというのがあるわけですから。

板井　一歩医療の現場から距離を置きつつも，しかし医療現場に入っていこうとする姿勢を持った「伴走者」のような立場の人物が臨床の現場にいれば，いろいろな問題が多角的に見えて，医師あるいは医療従事者の方が倫理的なジレンマに対して，何らかの意思決定をしなくてはならないときに，いわばサポーターのような役割を果たせるように思います。あくまでもサポーターですから，医療の現場にどのような形で入っていくことができるのか明確には言えませんけれども，今の医療現場の状況をみると，一つの確立した職種になれるのかどうかわかりませんが，そういう役割を果たす人材が今の医療現場には必要なのではないかという気がします。

小山　本当にその通りです。我々は患者さんを治療するという教育を受けてきているわけですが，最近はさらに死を看取る責任を持てと言われているわけです。それは当然だと思うのですが，ヨーロッパでは非悪性腫瘍患者の安楽死についても医師がしろと言われる。でも，それは本当に医師の仕事なのか。医師という職業は本来患者さんを治すために発生した職業で，病気を治すのが無理であれば，苦痛を取る，そこまでは受け入れるの

ですが，苦痛が取れないならば，「君，最後のワンショットを撃て」となると，これは本来医師の仕事ではないように思います。でも，同時に，そういったものが必要な状況であれば，医師の仕事そのものではないものの，そうしたら医師以外にふさわしい職業があるのかと言われた時に，今のところは思い浮かばないので，そういう責任が医師に負わされるのはやむを得ないかなと思う面もあります。でも，やはりそれは医師の本来の仕事だとは基本的には思っていません。それと同じで，先ほども言ったように，終末期の延命の是非にかかわる問題には医師はエネルギーを非常に使うのです。少なくとも私はそうです。ですから正直なところ，他の人がしてくれたらとても楽だと思います。それをしているのは，先ほども言った医師の責任感でやっているのであって，喜んでやっているわけではありません。だからこの点をサポートしてくれるシステムがあればとてもありがたい。

　板井　喜んでやれる職種になるかどうかわかりませんが，あえて表現するならClinical Ethicist（臨床倫理士）のような，そういう役割ですね。

　浅井　医療の現場にもこういった倫理的問題を考えてくれる哲学者の方なり，プレーヤーが入ってくると，医療従事者はもちろんですが，最終的に患者さんとか，ご家族のためになるのではないかということで，本日のエシックス・ケース・カンファレンスを終わりにしたいと思います。

〔2002年4月18日，於京都〕

資料 ▍病名告知に関するアンケート

京都大学医学部附属病院総合診療科では，入院時の患者さんに，病名告知に関するアンケートを行っている（表）。

1999～2001年の2年間に入院した23名の癌患者さん（平均66歳，男性14名，女性9名）から回答が得られた。その結果を表の各項目右側に示す。

表 病名告知に関するアンケート

患者さんへのご質問

私たちは患者さんと担当の医師，看護師がいろいろなことを十分に話し合うことが，医療の基本であると考えています。そこで，私たちは患者さん全員に年齢や病状に関わりなく，医療および病気についてのお考えをお聞きし，皆さんのご希望に沿った診療をすすめていきたいと考えています。つきましては下記の質問について，よくお考えの上ご回答願います。

後日，回答された内容についてお考えが変わることがありましたら，いつでも変更が可能ですので，担当医にお申しつけください。新しい質問用紙をお渡しします。なお，本質問用紙と回答内容は，主治医および総合診療科の責任者が慎重に保管いたしますのでご安心ください。

総合診療科にかかっていらっしゃる患者さん全員のお考えを知りたいと考えておりますが，質問に答えたくない方もいらっしゃるかと思います。そのような場合は回答していただく必要はありません。

1) あなたはご自分の病気の検査内容，結果，現在の病状，今後の予測などについて，どの程度，医師から説明を受けたいと思いますか？ <u>1つだけ選んで</u>○をつけてください。

　ア）わかったことはすべて説明してほしい。
　イ）医師が必要と判断したことを説明してほしい。
　ウ）家族，知人が必要と判断したことを説明してほしい。
　エ）家族，知人と医師が話し合って，必要と判断したことを説明してほしい。
　オ）その他（具体的にお書きください。）

結果
ア）73.9％
イ）8.7％
ウ）4.3％
エ）8.7％
オ）0％
未回答 4.3％

2）あなたの病気の診断，治療について医師から説明を受けるとき，どなたが同席されることを希望されますか？ 何人でも選んで○をつけてください。
　　ア）配偶者　　イ）子供　　　ウ）兄弟　　エ）父親
　　オ）母親　　　カ）友人　　　キ）親戚
　　ク）その他の方（　　　）　　ケ）ひとりで聞きたい

ア）	44.8%
イ）	34.5%
ウ）	6.9%
エ）	0%
オ）	3.4%
カ）	0%
キ）	0%
ク）	3.4%
ケ）	6.9%

3）もし，あなたの病気が癌を含む悪性のもの（命に関わり治療のむずかしいもの）であった場合，本当の病名を知りたいですか？ 1つだけ選んで○をつけてください。
　　ア）たとえ治る見込みがなくても，本当の病名を知りたい。
　　イ）治る見込みがあれば，本当の病名を知りたい。
　　ウ）主治医の判断に任せる。
　　エ）家族，知人と医師が話し合って決めてほしい。
　　オ）悪性のもの（癌を含む）であれば知りたくないので，家族，知人に説明してほしい。
　　カ）その他（具体的にお書きください。）

ア）	77.3%
イ）	4.5%
ウ）	9.1%
エ）	9.1%
オ）	9.1%

　3）でオ）に回答された方は4），5）をとばして，
　6）から回答してください。

4）もし，あなたの病気が悪性のもの（癌を含む）であった場合，どの程度詳しく病状の説明を希望されますか？ いくつでも選んで○をつけてください。
　　ア）病名
　　イ）今後の病状のおおまかな見通し。
　　　　（その病気の患者が一般的にどの位生きられるかの予測）
　　ウ）どのような治療があるのか。
　　エ）治療が効く確率はどのくらいなのか。
　　オ）主治医の判断に任せる。
　　カ）その他，説明を希望されることをお書きください。

ア）	30.5%
イ）	23.7%
ウ）	22.0%
エ）	13.6%
オ）	10.2%
カ）	0%

5）もし，あなたが悪性疾患（癌を含む）の病名を知りたいと希望しているにもかかわらず，ご家族が病名を告げることに反対してお

られるとき，主治医はどのようにすればよいでしょうか？ 1つだけ選んで○をつけてください。
 ア）家族が反対したとしても，私自身に病名を説明してほしい。
 イ）家族の意向に従う。
 ウ）主治医に任せる。
 エ）その他（具体的にお書きください。）

ア） 61.9％
イ） 9.5％
ウ） 28.6％
エ） 0％

6) 本当の病名を患者さん本人に告げない場合，主治医はその後の治療法や今後の見通しの説明，治療方針の話し合いをご家族とすることになります。それでよろしいでしょうか？ 1つだけ選んで○をつけてください。
 ア）それでよい。
 イ）その他（具体的にお書きください。）

ア） 75.0％
イ） 25.0％

7) 人間として尊厳を失わない医療をいざという時に受けられるよう，前もって希望する治療を決めておくこと（事前指示）が話題になっています。この件に関して主治医と話をする時間をご希望ですか？ 1つだけ選んで○をつけてください。
 ア）話し合いたいので，話し合う時間を設けてほしい。

 特に希望しない（以下から1つ選んでください）
 イ）主治医の判断に任せる。
 ウ）医師が家族と話し合って決めてほしい。
 エ）その他（具体的にお書きください。）

ア） 62.5％
イ） 25.0％
ウ） 0％
エ） 12.5％

8) 現在あなたは，ご自分の病状についての医師からの説明に満足されていますか？ 1つだけ選んで○をつけてください。
 ア）満足している。
 イ）満足していない。

ア） 86.7％
イ） 13.3％

9) 現在あなたは，ご自分が受けていらっしゃる医療について満足されていますか？ 1つだけ選んで○をつけてください。
 ア）満足している。
 イ）満足していない。

ア） 94.1％
イ） 5.9％

10) 最後に，あなたにとってこのような希望調査を入院時に行うことは，好ましいことだと思われますか。
　　ア）思う
　　イ）わからない
　　ウ）思わない

ア）　85.7％
イ）　14.3％
ウ）　　0％

ご氏名　　　　　　　　　　　平成　　年　　月　　日

ご回答ありがとうございました。

　とくに，8割弱の患者さんは不治の病であっても病名を知りたいと思っていること，病名を患者さんに伝えることを家族が反対したとしても6割強の患者さんは知りたいと思っていること，そして，このアンケートのような意思確認の手順を踏むことを8割以上の患者さんが好ましいと思っていること，などはわれわれにとって重要な知見となった（なお，このデータは対象患者数が少なく，選択バイアスの可能性は排除できないことを指摘しておきたい）。

付録 ▌ 推薦図書

　生命倫理や医療倫理，医の倫理関係の優れた出版物は数多い。日本人著者によるものも英語圏のテキストの翻訳物も豊富で入手は容易である。それらの多くは他の出版物ですでに紹介されている。しかし，内容がやや哲学的過ぎる，一つの項目が長すぎる，英語が難解，臨床現場の具体的な問題が扱われていないなどの問題点があり，医療関係者がすぐに役立てることは難しい。医療従事者になるために長時間勉強をしている学生や医療現場で日々問題に直面している看護師や医師が，持ち歩いて重すぎず，勉強や臨床業務をこなしながらの眠い頭でもある程度読み進むことができ，短時間で知りたい項目の問題や考え方を把握でき，最終的に患者ケアに役立つ書籍はあまり多くないと思われる。

　したがって，ここでは実用的で，本書を読み終えた読者のさらなる問題意識や知的好奇心を満足させることができるテキストを紹介したい。日本人の著者らによる著書，英文テキストの翻訳書，そして，米国人によって英語で書かれたテキストを一つずつ簡単に解説する。

❶　浅井篤，服部健司，大西基喜，大西香代子，赤林朗：「医療倫理」（Health Care Ethics）．勁草書房，2002年

　この本は本書「臨床倫理学入門」の応用編である。時期的には本書のもととなった雑誌「病院」の連載原稿の執筆が終了してから新たに書き下ろされた本である。本書でも執筆にかかわっている3名を含めた5名の，生命倫理学・哲学・倫理学の訓練を受けた医療従事者が医療現場の問題を中心にかなり厳密な議論を行っている。したがって決して入門書ではない。本書では直接的には扱っていない精神科や高齢者医療における問題，DNR指示，結合双生児の分離手術，倫理委員会についても一章ずつ割かれている。また，本書では問題提示で終わっている問題を各々の筆者がじ

っくり考察している．問題点を一覧し，「読者の皆さん，考えてください」と読者にいっしょに考えることを促している．本書を読んで，臨床倫理の問題をもっと深く掘り下げて考えたいと思われた方，別の角度から考えてみたい方には是非とも読んでいただければと思う．

❷ アルバート・R・ジャンセン，マーク・シーグラー，ウイリアム・J・ウインスレイド：「臨床倫理学」(Clinical Ethics)．赤林朗，大井玄（監訳），新興医学出版社，1997年

英語版は現在，第5版が出版されている．米国で評価が定まっている代表的な臨床倫理学テキストの一つである．訳語も非常に読みやすい．最も普及している臨床倫理的問題解決法（四分割法）を提唱しているテキストでもある．内容はここで紹介している他の2冊と同様，具体的な問題がケースを利用しながら明解に解説されている．米国の臨床倫理的な考え方の一端を日本語で知りたいという読者にはお勧めする．著者はそれぞれ宗教家・歴史学者，法学者，そして医学者であり，バランスが取れた議論が展開されている．

❸ Bernard Lo : Resolving Ethical Dilemmas: A Guide for Clinicians. 2nd edition. Lippincott Williams & Wilkins, Baltimore, 2000

この本は本書「臨床倫理学入門」の著者の一人（浅井）が，臨床倫理学・医療倫理学を学ぶために初めて読んだ本（正確にはセミナー，講義のためのハンドアウト原稿）の第2版である．そして，10年たった今も座右の書である．本書の引用文献をざっと見ていただければ，臨床医であり臨床倫理学者であるBernard Lo教授によるこの本がいかに頻繁に引用されているかわかる．議論は明解で英語は平易でとても読みやすい．約350ページの本が45のセクションに分かれており，それぞれの項目に関係するケースが提示され，具体的に倫理的問題が議論されている．英語でclinical ethicsの本を読んでみようという読者に強くお勧めする．

索引

欧文

act utilitarianism　141
Anthony Blandのケース　237
autonomy　91

Baby Doe事件　243
Beauchamp　117, 151
bedside rationing　246
beneficence　91

case-based approach　153
casuistry　156
Childress　117, 151
clinical ethicist　195
cognitivism　130
compassion　117
confidentiality　61
conscientiousness　117
consequentialism　140, 212
consumerモデル　28
contextual features　158
contextualism　154
contractualモデル　29
CPR　2, 126, 262
　――, 儀式的な　11
cultural relativism　155

Daxのケース　202
deliberativeモデル　29
deontology　144
descriptive ethics　129
discernment　117
DNR　2, 126, 262
DNRオーダー　10
DNR指示を巡る倫理的問題　278
Do not resuscitate ☞ DNR
double effect doctrine　205

Elizabeth Bouviaのケース　181
emotivism　133
empathy　23
Engelhardtのコメント　202
enhanced autonomyモデル　29
ethical objectivism　156
ethical theories　127
ethics　147
　―― consultation　5

FINER　88
four topics　157

Georgetown mantra　152

Helga Wangleのケース　239
Herbertの事例　220

HIV　107
HIV感染（患）者　58, 89
──に対する人権侵害例　12
HIV感染症　56, **109**
──の医学的特徴　109
──への無知・誤解　109
HIV抗体検査　33
human rights　180
humanistic　116
──qualities　115
Huntington病　33

integrity　117
interpretiveモデル　29
intuitionism　130

justice　91

Karen Ann Quinlanのケース　195

legalism　154

maxime　148
maxims　157
meta-ethics　130
moral　147
──reasoning　137
──reflection　138

naturalism　130
naturalistic fallacy　131
non-cognitivism　132
non-naturalism　130
nonmaleficence　91
normative ethics　127

Oregon Health Plan　248

patient-centeredのアプローチ　29
person　83
presumed consent　73
principle-based approach　139
principlism　140, 152

QALY　246
QOL　6, 24, 30, **173**, 240
──に関する倫理的問題点　177
QOL判定, 他者による　175
quality of life ☞ QOL

rationing　246
RCT　91
reproductive rights　83
rule of rescue　249
rule utilitarianism　143

Tarasoffのケース　57
teleology　140
trustworthiness　117

utilitarianism　141, 212
virtue　117

WHOガイドライン, 遺伝医学の　101

索引

あ

アドボカシー　257
アルツハイマー性認知症　33
アルツハイマー病　236
悪性腫瘍の遺伝子診断　105
安楽死　10, **221**
　　——, 間接的　225
　　——, 自発的積極的　204, 208, 214, 221
　　——, 消極的　215, 225
　　——, 反自発的　227
　　——, 非自発的　227

い

1患者1カルテ制　50, 54
インフォームド・コンセント
　　　　　　　10, 21, 33, **34**, 101, 198, 255
　　——, 医学研究における　92
　　——, 検査における　110
生きる権利, 胎児の　84
医学研究
　　——における倫理原則　92
　　——における倫理的問題　87
医学的価値　30
医学的決断　29
医学的効果　10, 238
医学的適応　19, 24, 239
医学的無益性　11, **238**
医学的利益　238
医学倫理　3
医師
　　——の殺人　208
　　——の使命　200
　　——の職業倫理　3
　　——のパターナリズム　27
　　——の法的義務　8
　　——の良心　208, 224
医師患者関係　**18**, 36, 52
　　——の阻害因子　22
　　——の代表的モデル　28
　　——の多面性　20
医師患者関係モデル　27
医の倫理　3, 8
医療関連QOL　173
医療経済　144, 245
医療資源　**244**
　　——の適切な配分　11
医療資源配分　250
医療者の診療拒否　12
医療従事者
　　——が持つべき人間性　116
　　——の警告義務　56
　　——の自律性　200
　　——の道徳観　200
　　——の良心　200
医療訴訟　26
医療の効用　52
医療の目的　11, 87, 200
医療費　245
医療倫理学　3
意向　24, 45, 158
意識障害患者　26
意思決定, 精神疾患を持つ患者に対する
　　　　　　　　　　　　　　　232
意志の自律　145
遺伝医学・遺伝医療に関するガイドライン
　　　　　　　　　　　　　　　100
遺伝カウンセリング　101, 105

遺伝子検査　99
　——, ハンチントン病の　106
遺伝子差別　106
遺伝子疾患の発症前診断　46
遺伝子診断　33, **98**
　——, 悪性腫瘍の　105
　—— がかかえる倫理・社会的問題　104
　—— の種類　99
遺伝子治療　99
遺伝性疾患の保因者　104
遺伝性脊髄小脳変性症　98

え

エイズ　12, 25, 108
エシックス・ケース・カンファレンスの目的　168
エピステーメ　157
エホバの証人　182, 236
疫学研究　88, 94
疫学研究倫理　90
延命　10
延命治療　197, 216
　—— の中止　208
　—— の中断　216

お

オーダーメイド医療　100, 105
おまかせ医療　27
応用倫理学　5

か

カズイストリ　156

カトリック　145
カトリック教会　81, 207
カルテ開示　22
カルテ制度　50
カントの義務論　145
ガイドライン, 遺伝医学・遺伝医療に関する　100
価値観
　——, 患者の　24, 193
　—— の調節　253
価値判断　10, 136
　——, 他者による　240
　——, 倫理的　132
家族　26
家族性大腸癌　105
家族性乳癌　105
快楽主義的功利主義　141
格率　148, 157
神　199
　—— への三重の罪　211
看護業務の特殊性　255
看護に特徴的な倫理的機能　257
看護の倫理原則　256
看護倫理　161, 253
患者
　—— の価値観　24, 193
　—— の権利　9
　—— の権利宣言　145
　—— の権利擁護者　170
　—— の社会権　208
　—— の自由権　208
　—— の自律　51, 198
　—— の人格の尊厳性　149
　—— の同意能力　89
　—— の判断能力　35, 38, 193, 197, 219, 233

——のプライバシー　51
——の利益　10, 29, 199
患者基準
　——, 合理的　41
　——, 個別　42, 43
間接的安楽死　225
緩和医療　214, 228
癌の告知　44

き

キリスト教思想　210
気遣いの倫理　160
帰結主義　140
記述倫理学　129
規則功利主義　139, 143, 149, 183
規範的アプローチ　127, 139
規範倫理学　127
基本的ケア　220
基本的治療　219
義務, 一見自明な　58
義務論　139, 144
　——, カントの　145
客観基準　41
共感　23, 167
強制治療　235, 241
強制的検査　109
強制力, 患者同意における　36

く

クリニカル・エシシスト　**169**, 195
クリニカル・エシックス　3

け

ケア（の）倫理　160, 161, 167
　——における五つの中心概念　163
ケース・アプローチ　153, 156, **164**
ケース・メソッド　157
ケースの倫理　153
刑法第134条　61
刑法第202条　222
経管栄養中断　241
警告義務, 医療従事者の　56
血友病患者　110
決疑論　156
決断分析　246
結果主義　212
結果主義的立場　84
研究倫理　39
健常ドナーの臓器摘出　74
権利　21
　——, 医療における　179
　——, 患者の　9
　——の定義　180
権利保持者　183
権利擁護者, 患者の　170
権利論　145
原則主義　140, 152
原理・原則に基づくアプローチ　139
厳格主義　146

こ

個別患者基準　42, 43
個別主義　157
公衆衛生　144

公正　91
公正原則　152
公正さ　151
公平　91
功利計算　142
功利主義　140, 212, 245
行為功利主義　139, 141
行為指針　140
行為の倫理的正当性　217
効用　245
———, 医療の　52
高額医療　244
高次脳死基準　67
興奮状態の患者　35
合理的医師基準　40
合理的患者基準　41

さ

最大化原理　141
最大多数の最大幸福　141
作為　10, 217, 226
錯乱状態の患者　35
殺人　224
———, 医師の　208
暫定的な原理　151

し

ジェンダー　258
ジョージタウンの呪文　152
ジレンマ
———, 医師の二重の役割の　244
———, 遺伝子診断への　103
———, 看護者の実践上の　258

———, 道徳的　140
———, ハインツの　161
死ぬ義務　227
死ぬ権利　202
死の定義　63, 69
使命, 医師の　200
知らない権利　100, 103
知る権利　100, 103
自然主義　130
自然主義的誤謬　131
自己決定　10
自己決定権　25, 27
———, 女性の生殖に関する　81
自己決定尊重の原則　33
自殺　11, 203
———, 精神疾患による　214
———, 見せつけ的　214
———, 抑うつ状態による　214
———の定義　210
———の倫理的許容性　209
自殺幇助　10, 222, 224
———が許される要件　226
———の倫理的正当性　226
自発呼吸　67
自発性
———, 患者自身の　36
———, 研究参加同意への　94
自発的告知　111
自発的積極的安楽死　204, 208, 214, 221
自由権　181, 195, 199, 224
———, 患者の　208
自律　72, 234
———, 患者の　51, 198
自律性, 医療従事者の　200
自律尊重　150, 151

―― (の) 原則　11, 33
事実命題　136
事前指示　10, 76, 193, 235, 238
　―― の意義　236
　―― の限界　236
質問票を用いた研究　88
社会権　181, 224
　――, 患者の　208
社会的合意　69
社会的状況　30
主観基準　42
守秘義務　6, 12, **51**, 110
　―― の境界　55
　―― の限界　56
　―― の放棄　58
受精卵　82
受容能力　**47**
周囲の状況　158
宗教上の理由　11
終末期医療　**188**
　―― における医療決断　190
　―― における倫理的問題　189
重度障害新生児　175, 231, 241
出生前診断　99
遵法主義　154
女性
　―― の生殖権　83
　―― のプライバシー　55
消極的安楽死　215, 225
消極的功利主義　141
障害者差別　242
状況倫理　153
情緒主義　133
情報開示　33
情報開示基準　33, 40, 43

植物状態　67
　―― の患者　11, 238
職業倫理, 医師の　3
心臓死　65
心臓死臓器移植　71
心理的傾向性　145
心理的状況　30
心理的負荷の緩和　24
神経性食思不振症　231, 241, 242
神経難病　99, 105
信仰の自由　182
真実告知　10, 33, **44**
新生児の生死　240
診療ガイドライン　246
診療拒否　109
　――, 医療者の　12
人格　83
　―― の尊厳性, 患者の　149
人格権　215
人格死　67
人格性　85
人権　12, 180, 255
人権侵害　112
人権侵害例, HIV感染者に対する　12
人工呼吸の中断　216
人工妊娠中絶　**80**
人生の質　173
人体実験　89
仁恵　150, 234
仁恵原則　151

す

推定同意　73
"滑りやすい坂" 論　227

せ

セーフガード　214
セカンド・オピニオン　22, 214
生活習慣病　105
生活の質　173
生殖権，女性の　83
生体臓器移植　36, 71, 74
生命至上主義　11
生命至上主義的医療　65
生命の価値　198
生命の質　6, 173, 240
生命倫理学　3
生命倫理学者　170
生命倫理上の倫理原則　8
正義　91, 151, 235
性行為感染症　110
精神障害の患者　35
精神分裂病 ☞ 統合失調症
精神無能力患者　231
脊髄小脳変性症　98, 101
積極的功利主義　141
専門家基準　40
専門家支配　20
専門的慣行基準　40
遷延性植物状態患者　67
選好　24, 30, 45, 201
　――，患者の理性的な　217
選好充足　235
全脳機能の不可逆的喪失　64
全脳死基準　66

そ

臓器移植　**71**
臓器移植法　63
臓器提供，脳死　63
臓器摘出　179
　――，健常ドナーの　74
臓器売買　74
臓器配分　74
尊厳死　11, 67, **197**

た

ターミナル・セデーション　225
タブー　13
他者危害　227
他者による価値判断　240
胎児　82, 85
　――の生きる権利　84
　――の潜在性　81
　――の道徳的地位　81
大脳死　67
代理合意　92
代理人　26
代理判断　11
第三者への害　58
竹内基準　64
魂の離脱　67
男性の原理　160

ち

チーム医療　53
チルドレス　117, 151

治験薬のアクセス　111
治療拒否　197, 202, **203**, 206, 235, 241
　──, 判断能力のある患者の　220
　──の倫理的正当性　209
中絶　80
中絶反対論　81
中絶擁護論　82
直覚主義　131
直観　132
直観主義　130
直感的価値観　137

つ

通常治療　219
　──の差し控え・中断　219

て

定言命法　145
適法性　146
徹底的個別主義　157
伝統の差異　44

と

トリアージ　144
ドナー・カード　63, 68, 72
等価性研究　93
統合失調症　33, 35
同意
　──, 患者自身の　34
　──, 個人の自発的な　94
同意殺人　222
同意能力, 患者の　89

同性愛　110
動機主義　146
道徳　147
道徳観, 医療従事者の　200
道徳性　146
道徳的QOL　176
道徳的ジレンマ　140, 153
道徳的権利　181
道徳的信念　137
道徳的推論　137
道徳的反省　138, 147
道徳哲学　6
徳　117

な, に

ナイチンゲール　254
ニュルンベルグ綱領　91
二重結果の原則　205
二重盲検　92
乳児　26
人間性
　──, 医療従事者が持つべき　116
　──, 善い　115
人間的紐帯への配慮（ケア）　167
認識説　130
認知症　236
認知症患者　175, 230, 238, 241

の

脳死　**63**
脳死臓器移植　71, 72
　──の倫理的問題　74
脳死臓器提供　63

脳死臓器摘出の条件　73
脳死判定　179
脳死判定基準　64

は

ハインツのジレンマ　161
ハンチントン病　33
　── の遺伝子検査　106
バイオエシックス　3, 169
パートナー告知　111
パートナーシップ　24
パターナリスティック　199
パターナリスティック・モデル　40
パターナリズム　11, 18, **25**, 199
　──, 医師の　27
　── の超克　30
パラノイア　13
発症前診断　99, 105
　──, 遺伝子疾患の　46
反自発的安楽死　227
判断能力　10, 26, 34, 201
　──, 患者の　35, 38, 193, 197, 219, **233**
　── に問題がある患者　231, 240
　── の判定法　36, 192

ひ

ヒトゲノム・遺伝子解析研究に関する倫理指針　106
ヒトゲノム計画　103
ヒューマニスティック　116
ビーチャム　117, 151
比較考量　12, 151
非快楽主義的功利主義　141

非規範的アプローチ　127, 129, 137
非自然主義　130, 134
非自発的安楽死　227
非認識説　132
非倫理的研究　89
秘密保持　50, 61
　──, 現代医療における　52
費用効果分析　245, 246
費用対効果　245
美徳　117
人の尊重　91
平等　248
病院倫理委員会　5

ふ

フェミニスト・アプローチ　160
フロネーシス　157
プライバシー　6, 12, **50**, 85, 100, 182, 199
　──, 患者の　51
　──, 決定に関する　51
　──, 情報に関する　51
　──, 女性の　55
　──, 身体に関する　51, 201
　── の権利　195
プライバシー保護, 遺伝情報の　106
プラシーボ　87, 91
　── 投与　89
不可逆的意識障害患者　175
不可逆的昏睡状態　69
　── 患者　230, 236, 241
不可逆的昏睡の定義　64
不可逆的喪失, 全脳機能の　64
不確実性
　──, 診療行為の結果の　37

——, 医学の　19
不作為　10, 217, 226
不治の病　200
父権主義　25
普遍化可能性　147
文化相対主義　155
文化の差異　44
文脈主義　154
分析哲学　130

へ

ヘルシンキ宣言　91
ベビー・ドウ事件　243
ベルモントレポート　91

ほ

保因者　103
——, 遺伝性疾患の　104
母体保護法　80
法的義務, 医師の　8
法的権利　181
本質的価値　199

み〜め

見せつけ的自殺　214
無益, 臨床検査における　19
無益性, 医学的　11
無害　234
—— 原則　11
無危害　150
—— 原則　152
無作為化臨床試験　91

無作為割り付け　92
メタ倫理学　130, 134

も

モラル　147
目的論　140

ゆ, よ

4大倫理原則　6
輸血拒否　11
善い人間性　115
四つの原則　150, 158
四つの項目　157

り

リビング・ウィル　76, 193, 218
利益　91
——, 患者の　29
利他主義　72, 77
理解　23
理性的人間の基準　41
理想論的功利主義　141
律法主義　154
良心
——, 医師の　208, 224
——, 医療従事者の　200
良心的拒否　218
倫理　147
倫理学　**127**
倫理学教育　3
倫理原則
——, 4大　6

——，医学研究における　92
　——，看護の　256
　——，研究を行うにあたっての　91
　——，生命倫理上の　8
倫理原則・倫理的ガイドライン，一般に受
　け入れられている　196
倫理コンサルテーション　5
倫理相対主義　154
倫理的意思決定　3
倫理的価値判断　132
倫理的機能，看護に特徴的な　257
倫理的考察　10
倫理的ジレンマ　60, 120, 188, 198, 240, 253
倫理的正当性
　——，行為の　217
　——，自殺幇助の　226
倫理的普遍（客観）主義　156
倫理的問題
　——，DNR指示を巡る　278
　——，医学研究における　87
　——，遺伝子診断の　104
　——，医療従事者の人間性を考えるにあ
　たっての　119

　——，疫学研究における　95
　——，質問票を用いた研究の　95
　——，終末期医療における　189
　——，生体臓器移植のはらむ　75
　——，脳死臓器移植の　74
　——，判断能力に問題がある患者の診療
　における　230
倫理的問題点，QOLに関する　177
倫理理論　127
臨床的ケア　30
臨床的中立性　93
臨床倫理学　2
　——の構築　168
　——の重要項目　4
　——の役割　5
臨床倫理学教育　13
臨床倫理学者　195
臨床倫理的問題に対するアプローチ法　7

れ，ろ

レシピエント選択　74
連結不可能匿名化　106
論理実証主義　133